Otto Benkert
StressDepression

Otto Benkert

StressDepression

Die neue Volkskrankheit
und was man dagegen
tun kann

Verlag C.H.Beck

Mit 8 Abbildungen, 20 Checklisten und 10 Aufgaben

© Verlag C.H. Beck oHG, München 2005
Gesetzt aus der Sabon im Verlag C.H.Beck
Druck und Bindung: Ebner & Spiegel, Ulm
Gedruckt auf säurefreiem und alterungsbeständigem Papier
(hergestellt aus chlorfrei gebleichtem Zellstoff)
Printed in Germany
ISBN 3 406 53639 5

www.beck.de

Inhalt

Einleitung

Das wichtigste Anliegen dieses Buches ist es, dem Leser zu zeigen, dass es neue Möglichkeiten gibt, sich aus der Depression zu befreien oder sie gar zu verhindern. Dazu muss der Faktor Stress, genauer: Dauerstress, stärker berücksichtigt werden; denn das ist bisher bei der Suche nach den Ursachen und bei der praktischen Therapie der Depression zu wenig geschehen. Um dieses wichtige Anliegen zu untermauern, formuliere ich die Stresshypothese der Depression. Dazu sind theoretische Erläuterungen auf der Basis der wissenschaftlichen Literatur nötig. Ich möchte zeigen, wie eng Stress und Depression auf vielen Ebenen verbunden sind. Auf diese Weise eröffnen sich neue Perspektiven sowohl zur besseren Diagnostik und Therapie der Depression als auch zum Erkennen und Verhüten von Dauerstress. Der Leser mag hier und dort Bekanntes aus anderen Empfehlungen auch in diesem Buch wiederfinden, vieles ist aber so noch nicht gesagt worden.

Natürlich wurde schon von anderen Disziplinen ein Zusammenhang zwischen Stress und Depression gesehen – aber immer aus der spezifischen, eigenen Forschungsperspektive, meist ohne das so dringend nötige interdisziplinäre Cross-over. Der Verhaltensforscher zeigt uns am Tiermodell, wie Depression und Stress zusammenhängen; der Neurobiologe erklärt uns die gleichsinnig gestörten neurobiologischen Achsen beim Dauerstress und bei der Depression; der Soziologe sieht Stress als Bedingung für psychische Störungen und Krankheiten; der Psychiater kennt zwei wichtige stressbedingte Diagnosen: die Anpassungsstörung und die posttraumatische Belastungsstörung; der Psychologe und der Psychotherapeut arbeiten mit ihren Patienten am besseren Umgang mit Stressoren; und der Internist beschreibt uns die körperlichen Krankheiten, die infolge von Dauerstress auftreten können.

Alle diese Zusammenhänge, besonders die neurobiologischen mit der strikten Ableitung der fatalen Krankheitsfolgen bis hin zu Herz-Kreis-lauf-Erkrankungen, legen es nahe, die enge Verknüpfung von Stress und Depression auch begrifflich und orthographisch als eine Art Warnruf deutlich zu machen: StressDepression!

Weiterhin möchte ich die Aufmerksamkeit nicht nur auf diesen Zu-sammenhang an sich, sondern auch auf die Häufigkeit des Auftretens der StressDepression lenken. Mir scheint es gerechtfertigt, angesichts ei-ner veränderten Arbeitswelt und zunehmender Zukunftsängste von ei-nem neuen Massenleiden zu sprechen. Das ist vielen Menschen in der Regel noch gar nicht bewusst, nicht in seinen Zusammenhängen und auch nicht mit all seinen Konsequenzen bis hin zum Herzinfarkt. Aber dieses Massenleiden hat uns längst erreicht, und wir müssen uns dem stellen.

Ich zeige zahlreiche Wege auf, wie man sich schützen kann. Die ge-zielte Prävention und der Abbau von Dauerstress sollten heute systema-tisch und obligatorisch zur Behandlung der Depression gehören.

Ich danke allen, die mir mit ihrem Rat halfen: Prof. Dr. med. Frank As-beck, Birgit Berg-Block, Dieter Broska, Prof. Dr. Dipl. psych. Martin Hautzinger, Prof. Dr. med. Manfred Heuser, Dietrich Kellersmann, Prof. Dr. med. Hans-Jürgen Rupprecht, Prof. Dr. med. Günter K. Stalla, Prof. Dr. med. Lutz Vollrath und meiner Familie. Dr. med. Dipl. psych. Mechthild Graf-Morgenstern hat mir bei der Korrektur des gesamten Manuskripts wertvolle Hinweise gegeben. Dr. Raimund Bezold hat die-ses Buchprojekt im Verlag C.H.Beck auf den Weg gebracht. Die Lekto-ratsarbeit von Petra Rehder war eine stimulierende Stütze.

Teil I
Das neue Massenleiden StressDepression

1. Kapitel | Was ist eine StressDepression?

«Es ist zu viel»

Das waren ihre ersten Worte bei meiner Begegnung mit Anna K. Dann brach sie in Tränen aus. Ich saß ihr gegenüber und wartete, bis sie anfing zu erzählen. Anna K war eine attraktive Frau: fünfzig, brünetter Typ, offene Haare, modisch gekleidet. Sie machte einen ernsten, sehr bestimmten Eindruck.

Sie war langsam bereit zu sprechen, anfangs noch sehr stockend, dann eher gereizt, so als wollte sie sich an das Zuhause gar nicht gerne erinnern. Zwischendurch weinte sie immer wieder. «Und nun war ich auch Weihnachten mit den Kindern allein. Mein Mann hatte uns versetzt. Wir leben zwar getrennt, aber er kam sonst wenigstens an den Feiertagen zu uns. Die Kinder hatten sich so darauf gefreut.»

Sie kam in meine Sprechstunde, weil sie Hilfe gegen ihre zunehmenden Schlafstörungen suchte. Schon im ersten Gespräch erfuhr ich viel aus ihrem Leben. Sie arbeitete als Internistin in einer großen Klinik, hatte spät geheiratet. Erst mit Ende dreißig bekam sie zwei Kinder, die nun dreizehn und elf Jahre alt waren. Früher hatte sie mehrere Partnerschaften gehabt, die über Jahre andauerten, dann aber wieder beendet wurden, weil sie einer intensiveren Bindung nicht gerecht werden konnte. Der Beruf nahm sie zu sehr in Anspruch.

«Ich hatte viel Power, in jeder Hinsicht», sagte sie. «Auch wenn die Arbeit schon damals viel zu viel war, habe ich es irgendwie gepackt. Ich habe eben doppelt soviel wie die anderen gearbeitet. Oft hatte ich zweimal in der Woche Nachtdienst und war doch am nächsten Tag fit. Als Oberärztin hatte ich später einmal im Monat eine ganze Woche lang Bereitschaftsdienst; das war zu viel für mich. Ich brauchte oft eine ganze weitere Woche, um wieder richtig schlafen zu können; erst dann fühlte ich mich wieder wohl. Man kann sich leicht vorstellen, dass meine Partner und Freunde nicht viel von mir hatten.»

Sie wurde sehr unruhig, fasste sich mit beiden Händen an den Kopf, strich sich mehrmals die Haare nach hinten, wollte aufstehen und blieb schließlich doch sitzen.

«Dann sollte es ganz schnell gehen. Ich glaubte, endlich den richtigen Mann gefunden zu haben. Er kam aus einer angesehenen Familie, hatte ein gutes Einkommen. So ganz habe ich mich damals selbst nicht verstanden. Mir war nicht klar, warum ich diesen Schritt gewagt hatte; vielleicht war es die berühmte Torschlusspanik. Er war Statiker in einem Architekturbüro. Ich war ziemlich ehrgeizig und wollte unbedingt in der Klinik weiter arbeiten. Anfangs war das Familienleben zu dritt mit unserer Tochter sogar harmonisch, aber als unser Sohn ein Jahr alt war und ich wieder den ganzen Tag über in der Klinik war, ist mir alles über den Kopf gewachsen. Ich war müde und leer.»

Ich möchte es vorweg nehmen: Anna K war für mich der Anlass, dieses Buch zu schreiben. Ihre andauernden Belastungen in der Familie und am Arbeitsplatz, ihre Hilflosigkeit und Nervosität, das häufige Absinken in eine depressive Stimmungslage, ihre körperlichen Krankheiten und dann doch die Suche nach neuen Lebenszielen – all das passte in kein Lehrbuch. Anna K war fast ein Jahr lang meine Patientin, und ich hatte Gelegenheit, ihren privaten und beruflichen Werdegang zu verfolgen. Sie litt nicht nur unter seelischen und körperlichen Problemen, sie wurde vor allem auch mit dem gesellschaftlichen Druck als allein erziehende Mutter nicht fertig.

Immer mehr Männer und Frauen, denen ich begegne, halten dem Leistungsdruck im Beruf und in der Familie nicht länger stand. Die Belastungen verdichten sich in vielen Familien zu einem unauflösbaren Knäuel, Druck und Ängste wegen fehlender Perspektiven und der Unsicherheit am Arbeitsplatz nehmen rapide zu. Die heutige Alltagswelt mit ihrer Forderung nach ständiger Flexibilität hat sich so geändert, dass viele dem hilflos gegenüber stehen (> Kapitel 5, Zukunftsängste). Oft stemmen sich die Menschen erstaunlich lange dagegen, doch dann resignieren sie, werden müde und depressiv. Und erst viel zu spät suchen sie Hilfe.

Auch Anna K war über eine lange Zeit sehr vielen Belastungen ausgesetzt. In den ersten Gesprächen klagte sie noch nicht über ausgeprägte Stimmungstiefs, aber es wurde deutlich, dass neben der fehlenden Lebensperspektive und einer geistigen Müdigkeit immer häufiger Zeiten von Hoffnungslosigkeit und Verzweiflung auftraten. Das sind zwar wichtige Zeichen einer Depression. Aber sie waren bei ihr eher flüchtig, nie so tief und typisch, dass ich als Psychiater die Diagnose einer Depression hätte stellen können. Im Vordergrund standen bei ihr zunächst die Stress-Symptome, erst später nahm die Depression überhand. Anna K entwickelte eine StressDepression.

Sie erzählte hastig, ohne Punkt und Komma. Ich konnte mir gut vorstellen, wie ungeduldig sie zu Hause war. «Ich hatte nie Zeit. In meiner Arbeit wollte ich nie negativ auffallen; ich gönnte mir kein Kranksein, obwohl es mir häufig nicht gut ging; ich nahm mir Arztbriefe mit nach Hause, weil ich die tägliche Routine in der Klinik einfach nicht schaffte. Mittagspausen gab es nicht, ich aß mein geschmiertes Brot am Computer. Es gab keine Minute Ruhe. Die Termine lagen übereinander, manchmal habe ich sie auch einfach vergessen. Ich konnte eigentlich keinem Patienten gerecht werden. Vor der Tür drängte immer schon der nächste. Ein ruhiges Gespräch gab es nicht. Und ständig das Telefon zwischendurch. Und die Bürokratie: Ich brauchte mehr Zeit zum Ausfüllen der Formulare als für die Untersuchung des Patienten.»

Ich versuchte, etwas Ruhe in das Gespräch zu bringen, und fragte, wie der Alltag zu Hause aussah.

«Ein Kindermädchen versorgte früher die beiden Kinder, aber es war immer die Hölle los. Oft hatte ich nicht mehr die Kraft, die Schularbeiten durchzusehen, ich war zu erschöpft. Und gerade, wenn es am schlimmsten war, traten, zwar in großem Abstand, dann aber doch sehr stark, für zwei, drei Tage Schwindelattacken auf. Ich schleppte mich dann nur noch in die Klinik; eigentlich hätte ich im Bett bleiben müssen. Mein Mann kam abends spät nach Hause. Er war auch erschöpft und weigerte sich, auch nur das Geringste im Haushalt zu tun. Wir schrieen uns immer häufiger an. Gemeinsam ging fast gar nichts mehr. Er blieb immer häufiger nachts weg. Ich glaube, er hatte eine Freundin. Aber es störte mich nicht. Ich war ganz froh, dass ich dann meine Ruhe hatte.»

Ich wollte noch mehr über ihren Mann wissen, aber sie unterbrach mich schon beim Ansetzen der Frage. Sie sprach schnell und angespannt weiter, oft in kurzen Sätzen, fast abgehackt. «Es war zu viel, es war einfach zu viel.

Alles musste ich gleichzeitig tun. Nichts war mehr koordiniert. Ich vergaß die Verabredungen mit meiner Freundin und den wenigen Bekannten. Zu Hause war Chaos, und im Klinikzimmer sah es nicht besser aus. Ich hatte schon morgens das Gefühl, nie fertig zu werden. Es wurde über die Jahre immer schlimmer. Meinem Mann machte ich nur noch Vorwürfe. Es waren oft lächerliche Kleinigkeiten, wegen denen wir aneinander gerieten. Schließlich trennten wir uns.»

Später sagte sie mir einmal, dass sie heute verstehe, warum er sich von der Familie gelöst habe. Sie war damals einfach nicht mehr in der Lage, ihr Verhalten zu steuern. Wie konnte sie nur immer wieder so aus der Haut fahren? Von Natur aus sei sie eigentlich friedfertig und sensibel, so gar nicht aggressiv.

In einem der nächsten Gespräche berichtete sie weiter: «Jetzt mache ich mir große Sorgen um meinen Sohn. Nachdem mein Mann nicht mehr zu Hause ist, wird er immer schweigsamer. Er sitzt schon nachmittags vor dem Fernseher oder lädt sich bis in die späte Nacht Spiele aus dem Internet herunter. Er ist zu häufig allein und schläft zu wenig. Das Kindermädchen, das ihn früher umsorgt hatte, ist nicht mehr bezahlbar. Das Geld wird jetzt knapp. Und er ist zu wenig mit anderen Kindern zusammen, aber wie soll ich es nur machen? Und Bücher müsste er doch mal lesen? Ich habe das früher so gerne getan.» «Und Ihre Tochter?», unterbrach ich. «Sie hat viele Freundinnen, sie kommt mit allen gut aus, ich glaube, sie vermisst mich gar nicht; das tut mir auch manchmal weh.»

Ein ganz anderes Thema rückte bei den weiteren Gesprächen immer mehr in den Vordergrund: Sie fühlte sich trotz aller Hektik einsam zu Hause. «Werden Sie weiter so alleine leben?», begann ich vorsichtig. «Nein, ich brauche einen Partner», sagte sie wie erlöst, zwar etwas beschämt, aber doch selbstbewusst. «Ich weiß, dass ich in meinem Alter nicht alles haben kann, aber es muss mir jemand helfen. Ich will mit jemanden reden, gerade über die Kleinigkeiten. Ich brauche Wärme. Wer hilft mir, meine Kinder zu erziehen? Ich brauche einen familiären Rahmen; als Single mit Kindern ist man von der Gesellschaft wie abgeschnitten. Ich sehe keinen Ausweg mehr. Manchmal möchte ich einfach nur schreien.»

Anna K stand unter Dauerstress.

Der Druck in der Familie und im Beruf führte bei ihr zu einer Lebenskrise. Sie zeigte die typischen Symptome, die bei Stress auftreten: die hastige

Sprache, die Auffälligkeiten im Verhalten, ihre ungeduldigen Handlungen, ihre fehlende Übersicht, ihr gereizter Umgang mit Menschen und dann die zunehmende Erschöpfung. In letzter Zeit hatte sie auch Rücken- und Nackenschmerzen. Hinzu kamen die Schwindelattacken und Schlafstörungen. Sie war zu Hause und im Beruf überfordert.

Bei dem nächsten Gespräch berichtete sie mir über ihre «Hauptsorgen», die Schlafstörungen. Sie wache jetzt jeden Morgen ganz früh auf und könne nicht mehr einschlafen. Schon beim Einschlafen kreisten ihre Gedanken manchmal panisch um das viel zu frühe morgendliche Erwachen; diese Gedanken ließen sie nicht los und hielten sie gänzlich vom Einschlafen ab.

Schlafstörungen sind ein wichtiges Zeichen für das Aufkeimen einer psychischen Krankheit, besonders einer Depression. Aber wir kennen das Symptom des gestörten Schlafs auch bei ständiger Arbeitsüberlastung. Was waren die Gründe für die Schlafstörungen bei Anna K?

Sie weinte jetzt häufiger und wunderte sich, dass sie gerade am Wochenende gar nichts mehr unternahm und die für sie so wichtige freie Zeit nicht sinnvoll nutzte. Während bei unserer ersten Begegnung eher nur ein Anflug einer depressiven Verstimmung deutlich war, bemerkte ich, wie sich ihre Gefühle bei einem der nächsten Gespräche jetzt mehr und mehr zu einer richtigen Depression verdichteten. Wir verabredeten einen neuen Termin in kurzem Abstand.

Unsere nächste Sitzung verschob sie aber, und als auch der folgende Termin nicht eingehalten wurde, bestand ich auf einem baldigen Gespräch. Das, was ich vermutete, war leider eingetreten. Anna K war in eine tiefe Depression hineingeraten. Ihr fehlte bereits die Kraft, etwas dagegen zu tun.

Beim folgenden Treffen erschien eine gänzlich andere Anna K in meiner Sprechstunde. Ihr Äußeres wirkte ungepflegt. Ihre Befindlichkeit hatte sich verändert. Die anfängliche Nervosität war einer großen Gleichgültigkeit und Leere gewichen. Ihre agile Unruhe war in eine antriebslose Lähmung umgekippt. Traurigkeit klang in jedem Wort mit. Sie hatte sich von der Außenwelt zurückgezogen und wollte nicht mehr arbeiten. «Es ist alles so sinnlos», sagte sie.

Bei Anna K hatte sich jetzt aus dem Dauerstress heraus eine Depression entwickelt.

Ich versuchte mich in dem Gespräch an die aktuellen Auslöser heranzutasten. Vor einigen Tagen hatte sie eine herbe Enttäuschung einstecken müssen, denn ihr Mann bestand darauf, dass die Kinder ihn von nun an nur noch in seiner Wohnung besuchten; er lehnte weitere Besuche in der ehemals gemeinsamen Wohnung ab.

Lange zögerte ich damals, ob ich sie wegen der Tiefe der Depression in die Klinik einweisen sollte. Besonders die Anflüge von Selbstmordgedanken machten mir Sorgen. Aber sie lehnte einen Klinikaufenthalt entschieden ab. Wir einigten uns auf einen Kompromiss: Ich verzichtete auf die Einweisung, und sie kam zunächst jeden zweiten Tag in meine Sprechstunde und war auch bereit, ein Medikament gegen die Depression zu nehmen. Ihr Zustand besserte sich nach vierzehn Tagen. Damit war natürlich die Therapie nicht beendet. Auch wenn sich eine Depression durch Medikamente akut gelöst hat und der Patient sich wieder frei fühlt, kommt es erst durch eine sorgfältige Nachbehandlung zu einem langfristigen Genesungsprozess (> Kapitel 12).

Bei Anna K mussten zusätzlich die Ursachen der Depression behoben werden. Was konnte sie gegen den Dauerstress tun? Nach den Erfahrungen der letzten Wochen stimmte sie bereitwillig einer längerfristigen Therapie zu, und wir stellten gemeinsam ein Programm zur Stressbewältigung auf, das sie in den folgenden Monaten konsequent und erfolgreich umsetzte.

Zunächst lernte sie, wie wichtig es ist, in den Tagesablauf Zäsuren zu setzen. Sie schaffte es, die Untersuchungsliege in der Klinik für einen kurzen Mittagsschlaf auch für sich selbst zu nutzen. Endlich hatte sie erfahren, dass ein kurzer Mittagsschlaf *(nap)* den Tag psychologisch in zwei Teile teilt und man für Stunden wieder so frisch wie am Morgen ist. Gelernt hatte sie auch, nach Dienstschluss pünktlich nach Hause zu gehen. Diese Zeit konnte sie bei ihren Kindern gut gebrauchen, und in der Klinik gewöhnten sich die Kollegen daran, dass sie abends nicht mehr zu sprechen war. Es ist eine der ersten wichtigen Aufgaben beim Stressmanagement, den Tag zu strukturieren. Das hatte Anna K eingesehen (> Kapitel 11, Zäsuren setzen; Zeitmanagement).

Dies waren die ersten Schritte zur Stressbewältigung und der Beginn einer Verhaltenskorrektur. Die möglichen weiteren Schritte, denen auch Anna K gefolgt ist, werden später in > Kapitel 10, S. 163 beschrieben.

Anna K war zunächst über viele Jahre von körperlichen Beschwerden verschont geblieben; dann traten aber mit der Zeit Schwindel und Schmerzen im Kopf- und Nackenbereich immer häufiger auf. Als die Depression hinzu kam, rückten die Schlafstörungen ganz in den Vordergrund.

Schon in einem früheren Gespräch berichtete mir Anna K, dass sie bei sich einen erhöhten Pulsschlag bemerkt habe. Jeder kennt diesen schnellen Puls bei Anspannung oder Ärger – eine typische Reaktion bei akutem Stress –, aber er sollte nicht über eine längere Zeit erhöht sein. Nachdem die Wissenschaft in den letzten Jahren so viele Studien über den Zusammenhang von Stress, Depression und Störungen der Herzfunktion veröffentlicht hat (> Kapitel 8), beobachte ich die Funktion des Herzens bei meinen depressiven Patienten besonders sorgfältig. Tatsächlich hatte Anna K zusätzlich zum schnellen Pulsschlag noch einen erhöhten Blutdruck. So erfüllte sie nicht nur alle Kriterien einer StressDepression, sondern blieb auch von deren möglichen Folgen nicht verschont.

Dass Rauchen die Gesundheit gefährdet, ist ein Allgemeinplatz. Aber auch heute noch wissen viel zu wenige Menschen, dass Dauerstress und Depression ein ähnlich hohes Risiko für die körperliche Gesundheit darstellen. Beide verändern nicht nur viele Körperfunktionen, sondern führen auch zu nachhaltigen Schäden. Besonders häufig ist die Herz-Kreislauf-Funktion betroffen: Arteriosklerose, Bluthochdruck, Herzinfarkt. Zu den weiteren Folgekrankheiten von Stress und Depression gehören auch die Schmerzsyndrome (> Kapitel 6 und 8).

Die drei Phasen der StressDepression

Die StressDepression beinhaltet drei Phasen:

- In der Vorphase entwickelt sich der Dauerstress.
- In der Kernphase entsteht die stressbedingte Depression, die StressDepression.
- In der Folgephase treten körperlichen Krankheiten hinzu.

Wie alle drei Phasen miteinander verwoben sind, haben wir aus der Krankengeschichte von Anna K erfahren. Wie aber sieht die Wissenschaft die Zusammenhänge dieser drei Phasen? Warum kommt es zu körperlichen Krankheiten nach Dauerstress und Depression? Wie sehen die biologischen Verknüpfungen zwischen Stress, Depression und besonders dem erhöhten Risiko, an einer Herz-Kreislauf-Störung zu erkranken, aus? Für diese Zusammenhänge gibt es jetzt eine Vielzahl von wissenschaftlichen Belegen. Kürzlich hat S. Yusuf von der McMaster-

Universität im kanadischen Hamilton in der Zeitschrift «Lancet» eine Studie über die Risikofaktoren für Herzinfarkte veröffentlicht |222|; 30 000 Personen wurden untersucht. Bisher sind acht Risikofaktoren für Herzerkrankungen erkannt, an oberster Stelle steht das Rauchen. Seine Arbeitsgruppe hat dann in einer weiteren Analyse bei 25 000 Fällen bestätigt, dass Stress und Depression ebenfalls hohe Risiken für Herzerkrankungen sind – ähnlich hoch wie Bluthochdruck und Übergewicht |164|.

Stressoren und ihre Folgen

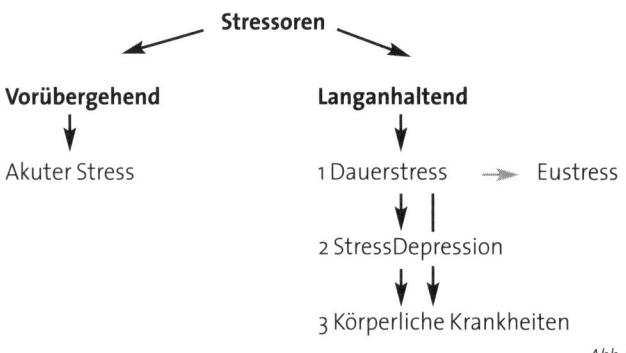

Vom Dauerstress über die StressDepression zu den körperlichen Krankheiten

Stressoren

Vorübergehend	**Langanhaltend**
↓	↓
Akuter Stress	1 Dauerstress ⟶ Eustress
	↓	
	2 StressDepression
	↓ ↓
	3 Körperliche Krankheiten

Abb. 1

Wichtige Erkenntnisse über den Zusammenhang von Dauerstress, Depression und körperlichen Krankheiten stammen auch aus der Grundlagenforschung. Diese Ergebnisse werden in > Kapitel 7 ausführlich beschrieben.

Bleiben wir zunächst beim akuten Stress. Wenn wir in Erwartung einer schlechten Nachricht einen Brief öffnen, pocht das Herz, die Muskeln sind angespannt, der Blutdruck steigt, und der kalte Schweiß steht uns auf der Stirn. Der Adrenalinstoß führt zu einer typischen akuten Stressreaktion. Bald stellt sich aber ein biologisches Gleichgewicht wieder ein. Es bleiben keine nachhaltigen Folgen für die Gesundheit, und die Körperfunktionen pendeln sich wieder in den Normalzustand ein.

Wenn Stressoren – dies ist der Begriff, den Psychologen für die Belastungen, denen wir ausgesetzt sind, verwenden – mit wechselnder Intensität und über eine lange Zeit auf den Menschen einwirken, können Stress-Symptome auftreten (> Checklisten 1 bis 3, S. 24f), und es kommt zum Dauerstress (> Abb. 1). Anders als beim akuten Stress kann der Körper unter Dauerstress das in Unordnung geratene biologische Gleichgewicht nicht wieder herstellen.

Der Dauerstress bewirkt erhebliche Stoffwechselverschiebungen, besonders eine vermehrte Ausschüttung des Stresshormons Kortisol und Störungen der Funktion des autonomen Nervensystems. Diese Veränderungen des Stoffwechsels können zu körperlichen Krankheiten führen und sind Mitauslöser von Depressionen. Die Depression ihrerseits aktiviert weitere Stoffwechselschritte, so dass das Risiko für körperliche Erkrankungen weiter zunimmt: Herz-Kreislauf-Erkrankungen, Diabetes und Osteoporose etwa sind mit der Depression eng assoziiert. Wer nach einer schweren Krankheit noch zusätzlich depressiv wird, stirbt nachweislich früher an einer körperlichen Erkrankung |67|.

Für viele Patienten mit einer StressDepression ist es schwierig, sich diese Zusammenhänge klar zu machen. Weil sie sich schon im Rahmen ihrer Depression «körperlich» krank fühlten, können sie sich nicht vorstellen, dass neben der Psyche auch noch der ganze Körper durch spezifische Krankheiten bedrohlich in Mitleidenschaft gezogen werden kann. Ich erläutere den Patienten jedes Mal anhand der Graphik (> Abb. 1) die Kaskade der drei Phasen der StressDepression und merke, wie wichtig eine allgemeine Aufklärung darüber ist.

Naturwissenschaftliche Forschungen geben uns heute die Möglichkeit, Stress und Depression in einer biologischen Reihe zu sehen (> Kapitel 7). Dadurch wird klar, warum beide das Risiko für körperliche Erkrankungen erhöhen können. Auch Dauerstress allein führt sehr häufig, ohne den Umweg über die Depression, zu körperlichen Krankheiten (rechter Pfeil in Abb. 1). Dann entwickeln sich ganz eigenständige Krankheiten, zum Beispiel psychosomatische Erkrankungen wie Magen-Darm-Beschwerden oder Hautprobleme (> Kapitel 8).

Einige Menschen fühlen sich unter phasischem Stress, manchmal sogar unter Dauerstress aktiviert und motiviert, man spricht dann von Eustress (> Kapitel 3, S. 34 f und Abb. 1).

Oft wird Wissenschaftlern der Vorwurf gemacht, nicht über die Grenze ihres Faches hinaus zu schauen. Diesen Vorwurf musste ich mir früher auch selber machen. Ich habe viele Jahre als Psychiater ganz gezielt, aber dadurch eben auch in gewisser Weise eingeengt, über die Depression geforscht. Erst eine erweiterte Perspektive auf die Forschungen der Psychologie und der Inneren Medizin zum Thema Stress ermöglichten mir, die Logik der StressDepression zu erkennen. Als äußerst wichtig erwies sich auch der soziologische Blickwinkel. Der enorme psychosoziale Druck, der auf vielen Menschen heute lastet, erzwingt ein Cross-over von Medizin, Psychologie und Soziologie (> Kapitel 5, Zukunftsängste).

Ich möchte hier nicht eine neue Krankheit beschreiben, sondern vielmehr das Augenmerk auf eine neue Sicht des Zusammenhanges zwischen Stress und Depression und deren Folgen lenken. Dauerstress ist – neben einer genetischen Disposition (> Kapitel 7, S. 99 f) – die wichtigste und häufigste Ursache oder der Auslöser der Depression.

Dass sowohl Stress als auch Depression zu den gleichen schwerwiegenden körperlichen Krankheiten führen können und – auf Grund ihrer Häufigkeit – somit zu unserer Gesundheitsgeißel Nr. 1 werden, lässt die StressDepression zu einem gesellschaftlichen Problem anwachsen. Nach einer Untersuchung der WHO wird allein die Depression im Jahr 2020, neben den Herz-Kreislauf-Beschwerden, zu den häufigsten Krankheiten überhaupt gehören (> Kapitel 6, Wie viele Menschen sind depressiv?). Eine Umfrage aus dem Jahr 2002 ergab, dass jeder dritte Erwachsene in Deutschland unter Stress leidet |2|. Die finanziellen Aufwendungen des Staates allein für die Depression sind gewaltig, für die möglichen Folgekrankheiten sind sie kaum abzuschätzen. Das Gleiche gilt für die Stressfolgekosten. Die StressDepression muss – auch wenn sie zur Zeit noch nicht in unser gängiges medizinisches Krankheitskonzept passt – von unserer Gesellschaft endlich wahrgenommen werden: Sie ist ein verkanntes und gefährliches Massenleiden.

Aber zwei Dinge möchte ich mit diesem Buch klar machen:
- Die StressDepression ist heilbar.
- Es gibt gute Strategien, dem Stress und der Depression vorzubeugen.

2. Kapitel | Wie erkenne ich die StressDepression?

Bei so manchem Leser wird sich jetzt die Frage aufdrängen, ob er nicht selbst betroffen ist. Wie wirkt sich Stress bei mir aus? Wie merke ich, ob ich depressiv bin? Und liegen die Ursachen meiner Herzerkrankung oder meiner Nacken- und Rückenschmerzen in einer StressDepression? Drei Stufen sind hier voneinander zu trennen:

Stufe 1: Stressreaktionen erkennen

Die vielfältigen Stressoren, die auf uns einwirken können (> Kapitel 4), führen zu einem bestimmten Muster von Symptomen; die Psychologen sprechen auch von «Stressreaktionen». Jeder von uns kann solchen Stressoren ausgesetzt sein und hat dann auch die Bereitschaft, mit typischen Symptomen – jeder auf seine Weise – zu antworten. Die Stress-Symptome werden zunächst als die eigentlichen Beschwerden und Sorgen wahrgenommen.

Stressreaktionen können sich auf drei Ebenen zeigen |100|:

- auf der körperlichen Ebene
- auf der Verhaltensebene
- auf der Ebene der Gedanken und Gefühle («kognitiv-emotionale Ebene»).

Die Symptome auf der Verhaltensebene sind auch für den Außenstehenden sichtbar; anders die Symptome der verdeckten Ebene der Gedanken und Gefühle, die der Betroffene nur selbst empfinden kann.

Die Stress-Symptome spielen sich häufig zunächst auf der körperlichen Ebene ab (> Checkliste 1). Ein besonders wichtiges Symptom ist das Erschöpfungsgefühl, das ganz dominant werden kann, wenn die Stressoren zu lange anhalten; es steht im Mittelpunkt bei einer speziellen Form des Dauerstress, dem Burnout-Syndrom (> Kapitel 8).

Die folgenden Listen zeigen die wichtigsten Symptome, die durch übermäßige Belastungen entstehen können.

☒ **Checkliste 1**

Die Stress-Symptome auf der körperliche Ebene

☐ Übermäßiges Erschöpfungsgefühl

☐ Schnellerer Pulsschlag

☐ Erhöhter Blutdruck

☐ Schnellere Atmung oder Atembeschwerden

☐ Trockener Mund und trockener Hals

☐ Feuchte Hände

☐ Hitzegefühl

☐ Erhöhte Muskelanspannung, besonders im Rücken- und Nackenbereich

☐ Gereizter Magen, Sodbrennen, Durchfall oder Verstopfung

☐ Unruhe

☐ Muskelzuckungen

☐ Kopfschmerzen

☐ Schwindelgefühle

☐ Ein- und Durchschlafprobleme

☐ Fehlendes sexuelles Verlangen

Wie gerade diese Körperreaktionen entstehen, wird in > Kapitel 3 erklärt. Natürlich kann das eine oder andere Symptom auch ohne Stress auftreten, etwa bei einer Erkältung oder bei einer Darmgrippe. Wenn aber eine andere Ursache nicht gefunden wird und diese Symptome immer wieder zusammen auftreten, muss an Stress als Grund für die Beschwerden gedacht werden.

☒ **Checkliste 2**

Die Stress-Symptome auf der Verhaltensebene

☐ Nervosität nach außen:

Hastiges Sprechen; keine Muße beim Essen oder Unterhalten; insgesamt aktivierter und ruhelos; reizbarer, manchmal aggressiv

☐ Mangelnde Leistung im Berufsleben:

Weniger Energie; verminderte Kreativität; weniger entscheidungsfähig; gestörte Kommunikation mit Mitarbeitern; fehlende Konzentration auf das Wesentliche

☐ Unkoordiniertes Arbeitsverhalten:

Mehrere Dinge gleichzeitig bearbeiten; «sich in die Arbeit stürzen»;

mangelnde Planung; Übersicht auf dem Schreibtisch und bei der Zeit-
planung verlieren; ungeduldiges, ruheloses Arbeiten ohne Pausen;
«nicht fertig werden»; Arbeit mit nach Hause nehmen
☐ Unfähigkeit abzuschalten:
Nachts an die Berufsarbeit denken; Verzicht auf Urlaub; keine Freizeit;
keine Bewegung; weniger private Kontakte
☐ Betäubungsverhalten:
Unkontrolliertes Essen und Rauchen; vermehrter Alkoholkonsum;
übermäßiger Kaffeegenuss; gegen sonstige Gewohnheiten Einnahme
von Schmerztabletten, Beruhigungs- und Schlafmitteln oder sogar
Aufputschmitteln

☒ **Checkliste 3**
Die Stress-Symptome auf der Ebene der Gedanken und Gefühle
☐ Nervosität nach innen:
Angespannt; weinerlich; sorgenvoll; sich gehetzt fühlen; sich selbst
unter Druck setzen
☐ Unzufriedenheit und Ärger
☐ Gefühl der Hilflosigkeit und Minderwertigkeit; Angst zu versagen
☐ Selbstvorwürfe
☐ Blockiertes Denken:
Grübeln; Denkblockaden (black out); Leere; Vergesslichkeit
☐ Missstimmung und Traurigkeit

Bei Patienten mit Ängsten und Depressionen hinterfrage ich besonders
sorgfältig dieses Muster von Störungen auf den verschiedenen Ebenen.
So erfahre ich schnell, ob Stress – manchmal schon lang anhaltend als
Dauerstress – eine Ursache für die Depression sein könnte. Wenn das
der Fall ist, versuche ich, neben der akuten Behandlung der Depression
oder der Angsterkrankung immer auch eine Strategie zur Stressbewältigung zu finden (> Kapitel 10).

Das (Er)Kennen der Stress-Symptome ist nicht nur für den Arzt und
Psychologen wichtig – jeder kann anhand dieser drei Checklisten sein
persönliches Profil von Störungen bei Stress selbst erstellen. Es ist später
hilfreich, darüber nachzudenken, wie man sich in früheren belastenden
Situationen gefühlt und verhalten hat. Diese Checklisten sind keine wis-

senschaftlichen Tests, die nur Experten auswerten dürfen, es sind Fragen zur Selbsteinschätzung, die von jedem individuell beantwortet werden können.

- Füllen Sie jetzt die Checklisten 1 bis 3 aus.
- Merken Sie sich die Symptome. Sie wissen nun, wie Sie bei Stress reagieren.
- Wenn wieder einmal solche Symptome auftreten, können Sie sich daran erinnern, dass es sich um Stress handelt; Sie müssen dann nicht beunruhigt sein.
- Je früher man den Stress richtig erkennt, um so schneller kann man auf ihn reagieren und ihn bewältigen.

In meine Sprechstunde kam vor einiger Zeit die junge Sekretärin Bea S, die für einen leitenden Angestellten in einem mittelständischen Unternehmen der Baubranche arbeitete. Ihre Stimmung war seit Wochen getrübt und depressiv. Sie hatte die Stelle vor einigen Monaten angenommen; aber gleich von Beginn an fühlte sie sich an ihrem neuen Arbeitsplatz «gestresst». Sie grübelte viel, war angespannt und arbeitete oft gedankenlos vor sich hin. Sie merkte, dass ihr Chef mit ihr nicht zufrieden war. Am meisten litt sie unter Kopfschmerzen, die immer am Wochenende auftraten.

Ich versuchte herauszufinden, warum sie schon gleich nach der Einstellung so «gestresst» war und ob die Ursachen der jetzigen depressiven Stimmung und der Kopfschmerzen in einem vorausgegangenen Dauerstress zu finden waren. Es stellte sich bei dem ersten Gespräch heraus, dass sie bei der Einstellung bewusst verschwiegen hatte, dass sie sich mit der Anwendung von Graphikprogrammen schwer tat. Sie wurde den Anforderungen ihres Chefs nicht gerecht.

Nach der ersten Stressphase schlichen sich bei ihr depressive Symptome ein. Bea S hatte eine StressDepression entwickelt.

Ich wollte gleich zu Beginn der Behandlung eine Zäsur setzen, um den Teufelskreis aus Ängsten und Stressreaktionen zu unterbrechen. Wir sprachen eine Strategie ab: Bea S sollte sich den Mut nehmen und mit ihrem Chef sprechen. Sie würde ihm den Fehler bei der Einstellung beichten und ihm gleichzeitig eine Bescheinigung über die Belegung eines Computerkurses zeigen. Sie setzte den Plan tatsächlich um. Als ihr Chef die Fortschritte sah, herrschte Frieden im Vorzimmer. Sie wurde aber noch weiter belohnt. Die Depression verschwand, und ihr Arbeitsverhalten war tadellos.

Das ist eine häufige Beobachtung bei Stressreaktionen: Eine Zäsur auf einer Ebene – hier war es die Verhaltensebene – führt zu weitreichenden Entlastungen auch auf anderen Ebenen; Entspannungsübungen unterstützen diesen Effekt (> Kapitel 10 und 11). Plötzlich ist der Kopf wieder frei und kann geeignete Lösungen für Probleme finden.

All diese Beschwerden unter zu hohem Druck haben noch etwas Heimtückisches: Sie zeigen sich nicht unbedingt direkt unter der Belastung, sondern können Tage und Wochen später auftreten, wenn man an die akuten Sorgen gar nicht mehr denkt und vorübergehend entlastet ist. Auch Bea S hatte ihre Kopfschmerzen meistens in der Entlastungsphase am Wochenende.

Stufe 2: Die Depression erkennen

Jeder sollte sich selbst prüfen, ob er besonderen Belastungen ausgesetzt ist und ob der Körper oder die Psyche darauf schon mit Symptomen reagiert haben. Anhand der Checklisten kann man sich selbst einen guten Überblick verschaffen. Aber natürlich gibt nur das ärztliche oder psychologische Gespräch über die Bedeutung der Stressreaktionen bei jedem einzelnen Gewissheit.

Bei Angst und Depressionen sieht es anders aus. Zwar treten Angst und Traurigkeit auch in Stress-Situationen auf, aber es ist wichtig zu erkennen, wann eine Traurigkeit in die Krankheit Depression umschlägt; das kann nur der Arzt oder der Psychologe. Ein schwer depressiver Mensch ist häufig so in seiner Gedanken- und Gefühlswelt eingeschlossen, dass er selbst gar nicht mehr den Weg nach außen findet, noch nicht einmal den Weg zu ärztlicher Hilfe (> Kapitel 12). Es ist dann gut, wenn Partner oder Freunde das Bild einer Depression richtig einordnen können und gemeinsam mit dem Betroffenen den Arzt aufsuchen. Nachfolgend finden sich die wichtigsten Symptome für eine Depression:

⊠ Checkliste 4

Depressionssymptome

☐ Niedergeschlagenheit, Hoffnungslosigkeit oder Traurigkeit
☐ Angstgefühle
☐ Keine Freude an Dingen, die sonst Spaß machen
☐ Fehlender Antrieb, keine Energie
☐ Ungewohnt rasche Ermüdung
☐ Kein Selbstvertrauen; das Gefühl der Wertlosigkeit; alles schwarz sehen
☐ Sich abkapseln
☐ Keinen Sinn im Leben sehen; an den eigenen Tod denken
☐ Eingeschränktes Erleben von Gefühlen; Teilnahmslosigkeit
☐ Mangel an Konzentrationsfähigkeit; Merkschwäche; ständiges Grübeln
☐ Durchschlafstörungen
☐ Kein Appetit
☐ Fehlendes sexuelles Interesse

Wenn solche Symptome, über den Zeitraum eines ganzen Jahres gesehen, zwei Wochen lang jeden Tag hintereinander aufgetreten sind und so gar nicht zum sonstigen Verhalten und der Persönlichkeit passen, sollte man Hilfe suchen. Höchster Alarm ist natürlich dann gegeben, wenn jemand darüber klagt, dass ihm alles sinnlos erscheint oder er sogar Selbstmordgedanken hat.

Jeder aber, der dieses Buch liest und feststellt, dass er das eine oder andere Symptom aus den Checklisten an sich selbst bemerkt, sollte sich in jedem Fall abschließend folgende Frage stellen:

Habe ich mich im letzten Jahr mindestens zwei Wochen lang ununterbrochen depressiv, interesselos oder ohne Antrieb gefühlt?

Man kann mit dieser einen Frage gut abschätzen, ob man zur Zeit depressiv ist oder im Laufe des Jahres schon einmal depressiv war. Wenn die Frage mit «JA» beantwortet wird, muss sofort Hilfe gesucht werden. Die Depression ist eine sehr ernste Erkrankung.

Die Angst habe ich bisher nur beiläufig erwähnt. Der Grund dafür ist einfach: Angst begleitet uns überall, sie schwingt überall mit. Wir finden sie als Symptom bei der Depression und als ängstliches Verhalten bei den Stressreaktionen. Wir alle kennen diese begleitende Angst aus vielen Situationen: bei einer unangenehmen Aufgabe, die uns bevorsteht, bei der Begegnung mit einem neuen Arbeitgeber, bei der Auseinandersetzung mit einem Freund oder einer Freundin oder bei einer ernsthaften Erkrankung. Angst moduliert zwar die StressDepression, sie prägt die Symptomatik aber nicht so typisch wie die Depression. Jeder depressiv Erkrankte, der auch die Angst kennt, weiß darüber zu berichten, wie die Depression – viel mehr als die Angst – einen Bruch zwischen Normalem und Krankhaftem in Gang setzt. Ein weiterer Grund, weshalb die Angst nicht im Mittelpunkt dieses Buches steht: Es fehlen Studien, in denen gezeigt werden konnte, dass auch die Angst, ähnlich wie die Depression, das Risiko für körperliche Krankheiten in dem Maße erhöht, wie es die Depression vermag.

Eigenständige Angsterkrankungen wie Panikattacken oder die Posttraumatische Belastungsstörung werden in > Kapitel 5 beschrieben.

Stufe 3: Körperliche Krankheiten erkennen

Es ist ein allgemeines Prinzip des Körpers, dass organische Krankheiten ihre Ursache in psychischen Problemen haben können. Das medizinische Fach der Psychosomatik kennt eine ganze Reihe von so genannten funktionellen Störungen, bei denen eine erkennbare Ursache in dem gestörten Organbereich nicht gefunden wird. Beim Reizdarm etwa lässt sich keine organische Ursache im Darm feststellen. Psychosomatische Erkrankungen sind ein Sammelbecken für viele körperliche Beschwerden in den verschiedensten Körperbereichen; genauere Erklärungen hierzu folgen später (> Kapitel 8, Schmerzen; Psyche und Soma). Der Allgemeinarzt kennt dieses Problem: Bei jedem dritten Patienten spielen bei körperlichen Beschwerden psychische Komponenten eine entscheidende Rolle. Aber es dauert immer noch viele Jahre, bis ein solcher Zusammenhang erkannt und die richtige Therapie begonnen wird. Zu häufig auch werden seelische Leiden nicht ernst genommen oder der Arzt denkt nicht an sie oder sie werden als vorgetäuschte Leiden abgewertet.

Die Zusammenhänge zwischen Körper und Seele sind bei der Stress-Depression ganz offensichtlich. Wir kennen heute nicht nur ihre Auswirkungen zum Beispiel auf die Funktion des Herzens, sondern wissen

auch immer mehr über die biologischen Ursachen dieses Zusammen-
hangs (> Kapitel 7). Früher konnte man sich den Einfluss der Psyche auf
Fehlfunktionen der Organe nicht richtig vorstellen, die biologische Verknüpfung zwischen Körper und Seele war eine *Black Box*. Bis in die
siebziger Jahre hinein galten die psychoanalytischen Theorien über die
Beziehungen zwischen Körper und Seele als wegweisend. Die medizi-
nisch-naturwissenschaftliche Forschung heute dagegen erweitert ständig das nachweisbare Wissen über die Zusammenhänge zwischen Körper und Seele. Besonders wichtige Fortschritte sind in letzter Zeit auf
dem Gebiet der Auswirkungen der StressDepression auf die einzelnen
Körperfunktionen gemacht worden.

**Krankheiten, bei denen Dauerstress und Depression
die Ursache sein können:**

▪ Herz-Kreislauf-Erkrankungen mit Arteriosklerose und Bluthochdruck
▪ Asthma bronchiale
▪ Übergewicht
▪ Diabetes Typ 2
▪ Osteoporose
▪ Nacken- und Rückenschmerzen, Kopfschmerzen, auch Schmerzen in
  anderen Körperbereichen
▪ Tinnitus, Schwindelgefühl und Migräne
▪ Psychosomatische Erkrankungen

Liste 5

Jeder, der unter körperlichen Krankheiten der obigen Liste leidet, sollte
sich zunächst allein und dann gemeinsam mit seinem Arzt folgende
Frage stellen:

Können die Ursachen meiner körperlichen Erkrankung im Dauerstress oder in einer Depression begründet sein?

Wem die Logik dieser Frage jetzt einleuchtet und wer sich diese Frage
ehrlich stellt, hat schon halb gewonnen.

Teil II
Die vielen Ursachen der StressDepression

3. Kapitel | Stress – die klassischen Grundlagen

Der gute und der schlechte Stress

«Ich bin im Stress», klagen wir bei zu viel Arbeit, bei fehlender Freizeit, bei finanziellen Schwierigkeiten, bei Ärger in der Partnerschaft oder einer Krankheit in der Familie. Alle negativen Aspekte unseres Alltags und unserer Arbeitswelt werden im Wort «Stress» gebündelt. Stress ist ein Modewort. Es muss aber nicht nur für die Unzufriedenheit der Menschen in der heutigen Zeit herhalten, sondern drückt auch den Wunsch nach psychologischen Erklärungsansätzen bei allen möglichen Gesundheitsproblemen aus.

Um die Ursachen der StressDepression verständlich zu machen, müssen die Begriffe, die ich in diesem Buch verwende, eindeutig sein. Im Folgenden sollen zunächst die psychologischen und physiologischen Grundlagen zum Phänomen Stress dargestellt werden.

Wie in > Kapitel 1 dargestellt, spricht man in der Psychologie von Stressreaktionen, wenn es nach Einwirkung von Stressoren zu negativen Reaktionen des Körpers und der Psyche kommt. Stressreaktionen können auf drei Ebenen in Erscheinung treten: auf der körperlichen Ebene, auf der Ebene des Verhaltens und auf der Ebene der Gedanken und Gefühle (> Checklisten 1 bis 3, S. 24 f). Im allgemeinen Sprachgebrauch verwendet man für den Begriff Stressreaktion verkürzend gerne das Wort Stress.

«Stress tritt dann auf, wenn die Anforderungen aus der Umgebung oder die inneren Anforderungen die Reaktionsmöglichkeiten einer Person überfordern.» So der englische Stresspsychologe R. Lazarus |126|. Der Begriff Stress ist aber nicht nur ein Sammelbecken für negative körperliche und psychische Reaktionen. Stress definiert einen Prozess, nämlich die Beziehung, die so genannte Transaktion, zwischen der Person und der Umwelt. Die Stressforschung um Lazarus hat seit den achtziger Jahren die subjektive Seite im Umgang mit einem Stressor in den Mittelpunkt gestellt: Wir können durch die richtige subjektive Bewertung einer Stress-Situation und die anschließende Bewältigung in diesen Prozess eingreifen. Dies ist die theoretische Grundlage der Stressbewältigung, die Lazarus formuliert hat – das heute in der Wissenschaft gültige «transaktionale Stressmodell» (dazu ausführlich > Kapitel 10; siehe auch > Kapitel 4, Abb. 3, S. 44). Wir haben die Chance, den Stress nicht als gegeben hinzunehmen, sondern uns mit ihm positiv, aber auch realistisch auseinanderzusetzen.

Wie entscheidend diese subjektive Bewertung ist, zeigt ein einfaches Beispiel: Zwei Personen müssen vor einer größeren Gruppe in ihrem Unternehmen einen Vortrag halten. Beide bereiten sich gründlich vor. Person A hat ein zugewandtes soziales Verhalten; sie nutzt die Gelegenheit, sich gut darzustellen und hat Spaß an einem solchen Vortrag; in der Diskussion lebt sie auf. Person B ist eher zurückgezogen, unsicher; es macht ihr Angst, sich vor einer Gruppe zu erklären; sie kommt beim Reden ins Schwitzen, der Mund wird trocken, sie verspricht sich mehrfach und wird immer nervöser. Das gleiche Ereignis erzeugt bei zwei verschiedenen Menschen ganz unterschiedliche Reaktionen. Für die Person A ist der Vortrag stimulierend, für die Person B stark belastend.

Hans Selye, der Begründer des Internationalen Stressinstituts in Montreal, gilt als Vater der modernen Stressforschung. Die ersten Ergebnisse veröffentlichte er schon 1936 |187|. Er trennt den gesundheitsschädlichen Stress – den Distress – vom «anregenden Stress» – dem Eustress |188|. Bewegung in der Natur oder beim Sport zum Beispiel ist ein «anregender Stress» und führt zu einer optimalen Stimulation des Körpers und der Seele.

Wir alle kennen Menschen, die von ihrem anstrengenden Beruf erfüllt sind und sich den Stressoren gern aussetzen, ja sie sogar suchen. Stressoren führen bei ihnen zu Eustress (siehe auch > Kapitel 9, S. 140f). Kreative Menschen erbringen ihre Hochleistung oft erst unter Zeitdruck. Ich kenne einen Maler, der seine besten Bilder immer dann schuf, wenn die Terminnot für eine Ausstellung am größten war. Aber Eustress ist auch oft ein Alibi für Menschen im Dauerstress – solange sie erfolgreich sind. Ich habe viele überarbeitete, aber sehr erfolgreiche Menschen kennen gelernt, die sich lange im Eustress wähnten, dann aber doch zusammengebrochen sind.

All jene, die sich sicher sind, im Eustress zu sein, sollten sich trotzdem folgende Fragen stellen:

- Treten bei mir nicht doch schon über einen längeren Zeitraum mehrere Symptome der Checklisten 1 bis 3 auf?
- Falls «JA» – ist vielleicht Dauerstress die Ursache dafür?

Für die Entwicklung von Dauerstress und später dann der StressDepression sind besonders solche Stressoren bedeutsam, die ganz unvermutet auftreten, sehr lange anhalten, sehr intensiv sind und sich gar nicht mehr verändern lassen (> Abb. 3, S. 44). Viele fühlen sich immer dann im Stress, wenn sie die Kontrolle über ihr eigenes Handeln verloren haben, wenn sie das Gefühl haben, nur noch von außen bestimmt zu werden und hilflos den Forderungen Dritter gegenüber stehen. Diesen Kontrollverlust hat M. Seligmann in einem Tiermodell nachgestellt und «erlernte Hilflosigkeit» genannt (> Kapitel 8).

Für höchste Leistungsfähigkeit ist immer ein mittleres Aktivitätsniveau erforderlich. Daher wirken sich nicht nur zu viele, sondern auch zu wenige Anforderungen negativ aus und können zum Stress führen. Langeweile, ein Statusverlust oder ein Scheitern schädigen das Selbstkonzept. Stressoren, die in der eigenen Person liegen (> Kapitel 4 und 9), bilden sich oft durch die Diskrepanz zwischen hohem Leistungsanspruch und zu geringen Anforderungen.

Bei aller Theorie bleibt die Klage «Ich bin im Stress» ein sehr einfach zu verstehendes Warnsignal: Ich werde den verschiedenen Anforderungen des Alltags nicht mehr gerecht! Ich kann meine Wünsche nicht mehr verwirklichen! Ich kann mein Leben nicht mehr sinnvoll gestalten! Ich fühle mich nicht wohl!

Die Schriftstellerin Kathrin Röggla hat in ihrem Roman «*wir schlafen nicht*» Originalinterviews von höheren Angestellten verschiedenster Berufsgruppen aufgezeichnet |162|. Einige Textstücke habe ich zusammengeschnitten. Die Zitate sind ein Aufschrei aus der Arbeitswelt: Stresswarnsignale.

«arbeitssüchtig nennt man nur den, bei dem etwas schiefläuft, bei dem die projekte nicht mehr klappen, arbeitssüchtig nennt man jemanden, der übermüdet aussieht, der schweißausbrüche kriegt, wo man eben schon sieht: der packt es nicht mehr. der hat das typische herz-kreislauf-syndrom, der kriegt bald ein lungenkarzinom, so wie der kette raucht, so wie der kaum noch schläft.»

«er sei ja aufgrund seiner allergien, die er sich so erworben habe in den letzten jahren, ohnehin gezwungen, sich hin und wieder eine auszeit zu nehmen, aber er müsse sagen, seine auszeit verbringe er dann auch komplett in der medizin. man habe bei ihm ja eine erhöhte infektneigung festgestellt, was naheliegend sei. denn schließlich sei sein immunsystem lädiert.»

«und freitags landest du dann um halb elf in deiner stadt, dann schreibst du dein reporting am wochenende, und du machst auch deine reisekostenabrechnung, also noch mal acht stunden am wochenende.»

«ein wenig geistesgestört seien die arbeitszeiten schon, das sei ihm klar, wenn einem die arbeit nicht über alles gehe, dann könne man das auch nicht machen, das verstünde sich von selbst, man mache ja locker 14 stunden, wenn nicht gar 16 oder mehr. und das sei natürlich ein riesenunterschied, gerade diese zwei stunden mehr, die einem von der freien zeit noch abgeknappst würden, die könnten sie einem irgendwann nicht mehr bezahlen, diese letzte stunde freizeit, die sie einem wegnähmen, die sei einfach die teuerste, müsse er zugeben: die wenigsten könnten so was auf dauer durchhalten.»

«alle nägel kurz und klein gebissen, auf die wände gestarrt, die haare raufen, ‹was kann ich ihnen sonst noch anbieten?› und rund um die uhr telefoniert, ja, andauernd gespräche geführt, termine ausgemacht, telefonlisten sei sie durchgegangen, also im prinzip auch nichts anderes.»

«nein, meist gingen die leute dann weniger aus moralischen gründen, sondern weil der life-style sie total ankotze: all das short-sleeping, quickeating und diese ganzen nummern. und das hotelgeschlafe, das businessclass-gefliege, das first-class-gewohne.»

Stress als gesunde Alarmreaktion

Selye, von dem eben schon die Rede war, kam bei seinen Untersuchungen zu zwei grundlegenden Aussagen:

- Durch eine akute Belastung kommt es zu ganz bestimmten körperlichen Reaktionen; dies ist das so genannte Anpassungssyndrom (Adaptationssyndrom) |188|.

- Der Mensch kann durch Stress körperlich krank werden.

Seyle hat deutlich gemacht, wie sich der Organismus des Tieres und des Menschen an die Art der Belastung anpassen kann. Wenn wir in Gefahr geraten, ist diese Anpassung lebensrettend. Bei akutem Stress schlägt der Körper Alarm. Es kommt zu einer gesunden Alarmreaktion; wenn die Gefahr vorüber ist, ebbt sie ohne negative Folgen für den Organismus wieder ab (> Kapitel 1, Abb. 1, S. 20).

Wir kennen die wunderbaren Tierfilme mit den aufregenden Nahaufnahmen. Eine Antilope grast friedlich in der ostafrikanischen Steppe. Dann plötzlich ein Sekundenschlag der absoluten Aufmerksamkeit ... sie rast davon. Der Kameramann hat schon längst die vorsichtig heranpirschende Löwin ausfindig gemacht. Sie setzt zum Sprung an, doch der Antilope gelingt die Flucht, dieses Mal.

Fight or flight sagen die Amerikaner dazu. Stress gehört zu unserem Leben. Schon Charles Darwin hat darauf hingewiesen, dass die *fight or flight*-Reaktion ein Teil unseres evolutionären Überlebensmechanismus ist. Genauso wie bei der Antilope, die sich der Gefahr durch Flucht entziehen will, oder bei der Löwin, die sich durch Kampf Nahrung verschaffen muss.

Die Menschen in der Steinzeit waren den ursprünglichen Naturgewalten und Stressmechanismen viel direkter ausgesetzt, als wir es heute sind. Der Steinzeitmensch musste bei Lebensgefahr in Sekundenbruchteilen maximale Energie mobilisieren. Diese Energie sollte aber nur für den sofortigen Kampf oder die Flucht bereitgestellt werden. Ein sorgfältiges Abwägen der Gefahrenlage wäre Zeitverschwendung und zu risikoreich gewesen. Auch der Mensch ist im akuten Stress – in der ersten Schrecksekunde – nicht in der Lage zu denken: Er reagiert reflexartig.

Sympathikus und Parasympathikus

Selyes Forschungsergebnisse beruhen auf dem folgenden Hintergrund: Durch die akute drohende Gefahr wird dem Zwischenhirn Angst signalisiert. Die Angst wiederum aktiviert reflexartig das autonome Nervensystem mit seinen beiden Strängen, dem Sympathikus und dem Parasympathikus, die überall im Körper verteilt sind. Diese beiden Nervenstränge sind die Verbindung vom Gehirn zu den inneren Organen des Menschen; sie sind für die richtige funktionelle Anpassung dieser Organe an neue Anforderungen verantwortlich. Bei Freude schlägt das Herz schneller; bei einem Essgelage muss der Magen Speisen schneller verdauen. Zwischen beiden Nervensträngen besteht eine gute Balance. Sympathikus und Parasympathikus sind immer in Alarmbereitschaft, ähnlich wie der Autofahrer mit Gaspedal und Bremse gleich gut umgehen muss. Später werden wir erfahren, dass gerade diese Balance bei depressiven und gestressten Menschen nicht mehr stimmt.

Über den Sympathikus werden im Nebennierenmark, einem kleinen Hormonorgan am oberen Rand der Niere, die Botenstoffe *(Transmitter)* Adrenalin und Noradrenalin ausgeschüttet. Diese Transmitter sind dafür verantwortlich, dass zum Beispiel bei Gefahr der Kreislauf durch Erhöhung des Pulsschlags und des Blutdrucks rechtzeitig aktiviert wird und die Muskelspannung ansteigt. Auch die Glucose- und Fettreserven werden für einen solchen Notfall zur Bereitstellung von Energie mobilisiert: Die Muskeln brauchen viel Energie für die Flucht oder den Angriff. Schließlich wird die Blutgerinnung durch das gleichzeitig ausgeschüttete Adrenalin beschleunigt, wodurch ein besserer Schutz vor Blutungen in der akuten Gefahr besteht (> Kapitel 7, Gestörte Hämostase).

Über den zweiten Nervenstrang, den Parasympathikus, wird der Botenstoff Acetylcholin ausgeschüttet. Der Parasympathikus reguliert die Hemmfunktionen der Organe. Funktionen, die bei akuter Gefahr nicht nötig sind, werden vorübergehend ausgeschaltet; so wird etwa die Verdauungstätigkeit gebremst oder die Sexualfunktion blockiert.

Stresshormon-Achse

Akuter Stress führt aber darüber hinaus zu einer vermehrten Ausschüttung des Stresshormons Kortisol. Es kommt zum Hyperkortisolismus. Die vermehrte Hormonausschüttung ist über den folgenden Regelkreis zu verstehen:

Bei Angst wird im Gehirn in einer zentralen Schaltstelle, dem Hypothalamus, zunächst das Kortikotropin-Freisetzungshormon CRH *(Corticotropin Releasing Hormone)* vermehrt gebildet und freigesetzt. Dieses CRH und zusätzlich das Vasopressin stimulieren in der Hypophyse (Hirnanhangsdrüse, die Hormondrüse des Gehirns) die Ausschüttung des Adrenokortikotropen Hormons (ACTH). Über den Blutkreislauf gelangt ACTH in die Nebennierenrinde – den Produktionsort des Kortisol – und setzt das Hormon frei. Kortisol kann oberhalb einer bestimmten Konzentration seine eigene Aktivierung eindämmen, indem es CRH, Vasopressin und ACTH unterdrückt. Diesen Mechanismus nennt man negative Rückkopplung; er ist nötig, um Hemmungs- und Aktivierungssysteme in natürlichen Grenzen zu halten. Auch im akuten Stress darf es nicht zu einer vollständigen Erschöpfung eines Hormons kommen. Die Stresshormon-Achse wird auch HPA-Achse, Hypothalamus-Hypophysen-Nebennierenrinden-Achse, genannt.

HPA-Achse

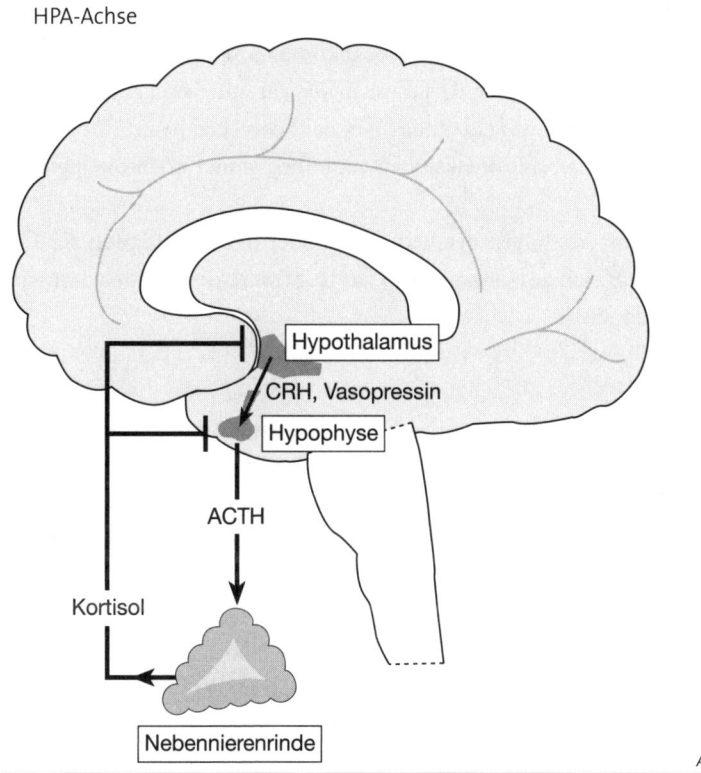

Abb. 2

Durch die erhöhte Kortisolmenge werden, ähnlich wie über den aktivierten Sympathikus, in der akuten Gefahr die Glucose- und Fettreserven aus den körpereigenen Energiereserven freigesetzt; dies ist zunächst das Wichtigste für die *fight or flight*-Reaktion.

Wir alle kennen die akute Alarmglocke, die durch einen solchen Regelkreis in Gang gesetzt wird, beispielsweise beim Autofahren. Wir fahren über viele Kilometer und viele Stunden mit Richtgeschwindigkeit über die Autobahn. Müdigkeit macht sich breit, das erste Gähnen mahnt uns zur Rast. Die Radiomusik hält uns gerade noch wach. Die Gedanken sind ganz woanders. Plötzlich kommt ein Lastwagen vor uns fast zum Stehen. Reflexartig treten wir auf die Bremse. Vollbremsung. Um Haaresbreite wäre es schief gegangen.

Die klassischen Alarmreaktionen funktionieren: Schweiß steht auf der Stirn, der Puls schlägt rasend, der Mund ist trocken. Der Schock hat uns steif gemacht, wir fühlen uns «wie gelähmt», aber der Geist ist hellwach. Wir sind noch einmal davongekommen. Dies sind die *fight or flight*-Reaktionen unserer Vorfahren in der Variante von heute: statt der Gefahr bei der Jagd auf ein wildes Tier der Schrecken beim Autofahren. Die körperlichen Alarmreaktionen sind aber immer noch die gleichen wie früher.

Nach dem Abklingen der Bedrohung oder der Bewältigung der Gefahr beruhigt sich der Organismus; das Regelwerk der Hormone ist wieder ausbalanciert.

Dauerstress

Was aber geschieht, wenn der Stress lange andauert? Das ist die Situation beim Dauerstress (und auch bei der Depression): Die Kortisol- und Adrenalinproduktion (> S. 100) stoppt nicht, sondern findet kontinuierlich weiter statt. Darauf ist aber der Körper nicht eingestellt, und es kommt zu vielfältigen Fehlfunktionen und zu ernsthaften körperlichen Erkrankungen (> Kapitel 8). Der Körper hat eben nicht mehr die Möglichkeit, so wie unsere Vorfahren in der Steinzeit, die mobilisierten Energien durch Flucht oder Angriff über die direkte Bewegung abzubauen. Wir müssen heute viel zu häufig im Dauerstress verharren, weil wir uns gegen die chronischen Belastungen nicht wehren können. Wir sitzen einen ganzen Arbeitstag lang am Computer. Dabei hätten auch wir eine gute Chance, die «gestaute Energie» über andere Verhaltensweisen, etwa durch angenehme Gespräche, durch Entspannung, durch sportliche oder sexuelle Aktivität zu entladen. Aber dazu fehlt uns meistens die Zeit oder die Gelegenheit. Auch Lachen oder Weinen ist so wichtig, damit sich zumindest die Emotionen entladen können. In je-dem Fall braucht der Mensch im Stress Erholungsphasen und Zäsuren, um Langzeitschäden zu vermeiden (> Kapitel 11). Das zunächst rein physiologische Anpassungssyndrom darf nicht in ein Erschöpfungssyn-drom übergehen! Die Erschöpfung ist bereits eines der häufigsten Merk-male des Dauerstress (> Kapitel 2, Checkliste 1, S. 24).

Oxytozin: das Antistresshormon

Über Oxytozin wird viel geschrieben, mal ist es das Liebeshormon, mal das Glückshormon. Zunächst einmal ist es ein Hormon, das be-sonders im Hypothalamus, aber auch noch in anderen Hirnregionen, bedingt durch den Saugreiz des Säuglings an der Brustwarze der Mutter, ausgeschüttet wird und die Milchsekretion anregt. In der Geburtshilfe wird es als Wehenmittel angewandt. Der Uterus hat Oxytozin-Rezepto-ren, die durch Östrogen stimuliert werden können. Aber auch bei Män-nern wird das Hormon gebildet.

In den letzten Jahren wurde bei Tieren darüber hinaus festgestellt, dass Oxytozin sexuelle und soziale Verhaltensmuster anregen kann. Wie weit dies auch auf den Menschen übertragbar ist, wird vorsichtig diskutiert |156|. Oxytozin steigert möglicherweise bei Männern und Frauen die Libido und kann bei sexueller Erregung vermehrt im Blut nachgewiesen werden |140|.

Für unser Thema aber viel wichtiger ist die Beobachtung, dass Oxy-tozin bei Tieren auch einen Antistress-Effekt hat; es kann nämlich allen Stressmustern, die durch Aktivierung des Sympathikus und der Stress-hormon-Achse hervorgerufen werden, entgegenwirken. Die beruhigen-den Effekte des Parasympathikus werden unterstützt. Wenn Tiere ange-nehmen Reizen, wie vorsichtiger Berührung, warmer Temperatur oder Vibrationen ausgesetzt werden, steigt der Oxytozin-Spiegel, und der Blutdruck sinkt. Oxytozin hebt die *fight or flight*-Reaktionen auf |207|.

Dieses Verhalten wird auch dadurch verständlich, dass Oxytozin im Hypothalamus parallel zum Vasopressin, das in Stress-Situationen die Stresshormon-Achse aktiviert (> Abb. 2, S. 39), ausgeschüttet wird. Vasopressin und Oxytozin sind Gegenspieler.

Vasopressin ist das Antidiuretische Hormon. Der Name weist auf die Bedeutung hin: Die Urinausscheidung wird gedrosselt. Dies hat den

Sinn, dass in einer *fight or flight*-Reaktion eine volle Blase vermieden wird, denn die wäre in einer Kampfsituation sehr hinderlich. Zusätzlich hat Vasopressin in der Physiologie der Stresshormon-Achse eine ähnliche Wirkung wie CRH (> Abb. 3, S. 44).

Erklärungsmodelle für psychische Stress-Symptome

Die Interpretation der körperlichen Symptome (> Kapitel 1, Checkliste 1, S. 24) bei Stress wurde uns leicht gemacht, weil die Analogien zum Tierverhalten und den Verhaltensweisen unserer Vorfahren schlüssig nachzuvollziehen sind. Außerdem sind die veränderten Körperfunktionen bei Blutdruck, Puls und Muskelspannung leicht messbar. Ganz anders aber sieht es bei den Symptomen auf den Ebenen des Verhaltens, der Gedanken und der Gefühle aus (> Kapitel 1, Checklisten 2 und 3, S. 24f).

Einige psychische Stress-Symptome, wie etwa Nervosität, Angst oder Unruhe, können mit einer gesteigerten Aktivität des Sympathikus in Zusammenhang gebracht werden. Man hat in Experimenten nachgewiesen, dass die durch Stress aktivierte Noradrenalin-Ausschüttung solche Stress-Symptome beim Tier und Menschen auslösen kann. Das Betäubungsverhalten (z. B. unkontrolliertes Essen und Rauchen) wird mit einem gestörten Stoffwechsel des Dopamins – einem weiteren Botenstoff im Gehirn – in Zusammenhang gebracht. Aber wie soll man einen direkten Zusammenhang zwischen Symptomen aus unserer Liste der Stress-Symptome – beispielsweise unkoordiniertem Arbeitsverhalten oder der Unfähigkeit abzuschalten – und einem erhöhten Kortisolblutspiegel herstellen? Noch haben wir für die meisten Verhaltensstörungen keine guten Erklärungsmodelle.

Aber immer mehr Institute weltweit erforschen die biologischen Grundlagen unseres Verhaltens, unserer Gefühle und unserer Gedanken. Bei der Angst und der Depression sind diese Forschungen schon ein gutes Stück vorangekommen, aber mit letzter Sicherheit hat man bisher nur einige wenige Stoffwechselveränderungen aufdecken können, und zwar vor allem bei der Depression. Eine davon ist der erhöhte Kortisolspiegel im Blut, der zum Hyperkortisolismus (wie beim Dauerstress) führt (> Kapitel 7).

Die Stress-Symptome auf der Verhaltensebene und der Ebene der Gefühle und Gedanken sind von Psychologen aus den wissenschaftlichen Analysen vieler Studien zusammengetragen worden. Sie sind nicht ganz so eindeutig und so stabil wie die körperlichen Stressreaktionen. Sie sind auch schwerer zu messen und schwanken von Fall zu Fall. Das ist verständlich, weil jeder mit einem persönlichen Reaktionsmuster auf Belastungen antwortet. Diese subjektive Seite wird besonders durch die schon erwähnte Forschungsgruppe von Lazarus und Folkmann |127| betont, die zu dem Ergebnis gekommen ist, dass Stressreaktionen ganz wesentlich durch den Prozess der Beziehung zwischen Person und Umwelt geprägt sind. Es sind die persönlichen Einstellungen und Bewertungen, die dazu beitragen, wie eine Stressreaktion aussieht und ob sie überhaupt zustande kommt (> Kapitel 9 und 10). Sie läuft folglich individuell verschieden ab, und es ist daher schwierig, allgemeine gültige Aussagen über Stressreaktionen bei großen Gruppen zu machen.

4. Kapitel | Die Stressoren

Stress von außen und von innen

Konflikte gehören zu unserem Leben. Eine zerstrittene oder zerbrochene Familie, ein fehlender Elternteil, Rivalitäten, Misserfolge und Verletzungen in der Schulzeit, später Probleme in der Partnerschaft oder im Beruf – alle diese Sorgen sind nun einmal Teil unserer Wirklichkeit. Aber wenn sie zu zahlreich und zu schwer sind und alle gleichzeitig auf uns einstürmen, dann sind sie für Körper und Seele nur schwer zu verkraften. Besonders bedrohlich werden Stressoren dann, wenn sehr wichtige Lebensbereiche berührt werden |100|. So kann die unerwartete Entlassung eines älteren Arbeitnehmers, für den es auf dem Arbeitsmarkt keine Optionen gibt, verheerende Folgen für die Gesundheit haben.

Wenn die Stressoren über einen längeren Zeitraum anhalten, kommt es zum Dauerstress.

Der Weg vom Stressor zum Dauerstress

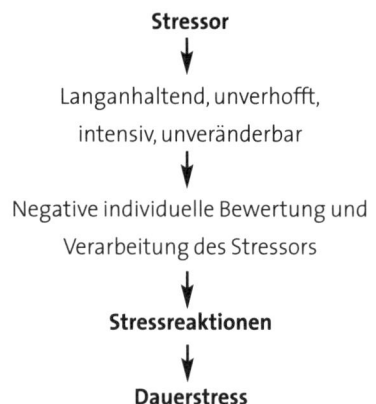

Stressor

↓

Langanhaltend, unverhofft,
intensiv, unveränderbar

↓

Negative individuelle Bewertung und
Verarbeitung des Stressors

↓

Stressreaktionen

↓

Dauerstress

Abb. 3

Die Komplikationen, die daraus resultieren, können zur StressDepression führen, verbunden mit möglichen körperlichen Erkrankungen (> Kapitel 1, Abb. 1, S. 20).

Es werden zwei Typen von Stressoren unterschieden:

- Situative Stressoren:
  Die Umwelt bedingt den Stress; äußere Belastungen wie Zeitdruck oder Lärm am Arbeitsplatz wirken störend auf uns ein.

- Personale Stressoren:
  Innere Prozesse, Bedingungen, die in der eigenen Person liegen, bestimmen den Stress; dies können zu hoch gesteckte Ziele im Privat- oder Arbeitsleben sein, aber auch mitmenschliche Konflikte.

Beide Belastungstypen stehen in sehr enger Beziehung zueinander, sie treten nicht isoliert auf. Die Stressoren führen erst dann zu Stressreaktionen, wenn sie von der Person auch negativ bewertet werden; dies ist die theoretische Grundlage der Stressbewältigung (> Kapitel 10). Auf die personalen Stressoren, und besonders solche, die durch den Persönlichkeitstyp (etwa bei den Perfektionisten oder den Workaholics) bedingt sind, werde ich in > Kapitel 9 näher eingehen.

In einer eher ländlichen Gegend in einem Tal wohnte das Ehepaar N in einem friedlichen Dorf. Sie hatten neben ihrem Haus einen großen Gemüsegarten, einige Freilandhühner und eine Katze. Frühmorgens krähten die Hähne im Tal, und es bellten die Hunde. Man verstand sich gut in der Nachbarschaft und tauschte gern Neuigkeiten über Freilandkulturen aus. Dann aber wurde gerade die freie Wiese neben dem Grundstück des Ehepaars N bebaut, die die Hühner als Auslauf nutzten. Der Ärger steigerte sich, als sich die neuen Nachbarn einen Schäferhund anschafften, der vom Sonnenaufgang bis in die späten Morgen hinein bellte. Das Ehepaar N konnte schon in Erwartung der Bellerei nicht mehr schlafen; beide wurden, ganz im Gegensatz zu früher, auch den anderen Nachbarn gegenüber gereizt, manchmal sogar unbeherrscht.

Frau N zog sich mehr und mehr in ihr Haus zurück und fiel in eine Stress-Depression. Die Tochter kam mit ihrer Mutter einige Wochen später zu mir und bat um Rat.

Wir fanden etwas ganz Einfaches heraus: Nicht nur der Schäferhund des neuen Nachbarn bellte morgens laut, sondern alle Hunde und Hähne im Tal stimmten in einen ländlichen Chor ein, und das hatten sie vorher auch schon getan. Nicht der Umweltstressor Lärm plagte das Ehepaar, sondern der Verlust der Wiese und die Wut auf den neuen Nachbarn waren die Ursache. Der Stressor lag in der eigenen Person von Frau N.

Es war mein Ziel, in den nächsten Gesprächen auszuloten, wie weit Frau N – ihr Mann litt weniger stark unter der Situation – in der Lage war, ihre persönliche Einstellung zu ändern. Tatsächlich konnte das Ehepaar den Zusammenhang zwischen dem Bellen und der Wut auf den Nachbarn nach einiger Zeit erkennen und neu bewerten. Nach einigen Gesprächen legten mir beide einen eigenen, sehr einfachen Lösungsvorschlag vor: Sie wollten sich auch einen Schäferhund anschaffen. Nach einer Denkpause setzte das Ehepaar den Wunsch in die Tat um. Gewiss war das morgendliche Hundegebell im Tal, jetzt im Verein mit ihrem eigenen Hund, noch lauter als vorher, aber die spezielle Empfänglichkeit für das Bellen des Nachbarhundes versiegte. Das Ehepaar konnte wieder gut schlafen, und die Depression von Frau N verschwand recht bald.

Es ist nicht ungewöhnlich, dass solch ein alltägliches Problem zu einer StressDepression führt. Alltägliche Belastungen umfassen ein weites Spektrum, von Dauerspannungen mit dem Partner oder heranwachsenden Kindern über ständigen Ärger mit Kollegen und Vorgesetzten bis zu gesundheitlichen Sorgen und finanziellen Nöten.

Zu den schwerwiegendsten Stressoren allerdings zählen Belastungen aus der Arbeitswelt. Einen großen Teil unseres Arbeitstages müssen wir uns mit unangenehmen Arbeitsbedingungen, Konkurrenzdenken oder strittigen Sachfragen auseinandersetzen. Alles geschieht unter Zeit- und Leistungsdruck. Kreative Arbeitsphasen sind selten. Diese Belastungen der Arbeitswelt sind eng mit den so häufigen Zukunftsängsten verbunden (> Kapitel 5).

Eine dritte Gruppe von Stressoren sind die lebenseinschneidenden, außergewöhnlichen Ereignisse, wie etwa der Tod eines Familienangehörigen, eine plötzliche schwere Erkrankung oder ein berufliches Scheitern. Auch anhaltende körperliche und psychische Krankheiten wie chronische Gelenkschmerzen oder Magenbeschwerden werden zu Stressoren und können zum Dauerstress führen.

Diese drei großen Gruppen sollen im folgenden ausführlich beschrieben werden.

Der Druck der Arbeitswelt

Um die hohen Belastungen in der Arbeitswelt abzumildern, müssen wir im ersten Schritt die Gefahrenquellen genau kennen. Ganz ausschalten können wir sie nicht.

Die Arbeitspsychologie kennt viele Stressoren |165, 206|:

- Physikalische Störgrößen sind am einfachsten zu orten. Leider können Lärm, Geruchsbelästigung oder zu hohe Temperaturen am Arbeitsplatz in vielen Fällen nicht beseitigt werden, doch die strengen Vorgaben des Gesundheitsschutzes am Arbeitsplatz setzen Normen, die in Zukunft kontinuierliche Besserungen versprechen. In vielen Berufen belasten die ungünstigen Arbeitszeiten, der Schichtdienst und vor allem die Nachtarbeit.

- Der Straßenverkehr wird als Stressor immer noch unterschätzt. Das ist verständlich, weil das Auto das liebste Hobby vieler Männer ist und als Statussymbol hochrangig punktet. Tatsächlich sind aber Lärm und Geruch beim Autofahren eine hohe Belastung. Weitere Stressfaktoren sind die nicht kalkulierbare Zeit zum Erreichen eines Zieles, die fehlende körperliche Bewegung, die Konfrontation mit den Aggressionen anderer – und dies alles täglich auf einer vielleicht langen Fahrt von der Wohnung bis zum Arbeitsplatz. Hinzu kommt, dass Autokauf und Autofahren mit hohen Kosten verbunden sind und das Geld dafür manchmal nur unter großer zusätzlicher Arbeitsleistung verdient werden kann.

- Leistungsdruck ist ein elementarer Teil der Arbeitswelt. In der Wirtschaft muss mehr produziert, in der Schule mehr unterrichtet, in der Wissenschaft mehr publiziert werden. Überall wird von uns mehr gefordert. Ein Ende dieser Spirale ist nicht in Sicht. Die hohe Arbeitslosenzahl hat eine brutale Konsequenz: Immer weniger Menschen müssen immer mehr arbeiten. Stressgefahr besteht besonders dann, wenn eine hohe Arbeitsanforderung mit geringem Entscheidungsspielraum gepaart ist |102|. Leistungsdruck führt zu Zeitdruck (> Kapitel 11, Zeitmanagement). Dort, wo unter Zeitdruck noch nicht einmal eine eigene Kontrollmöglichkeit über den Arbeitsablauf besteht, droht die größte Gefahr. Arbeiten am Fließband oder am Computer im Großraumbüro sind dafür typische Beispiele. Der Leistungsdruck wird noch dadurch erhöht, dass selbst der Angestellte, der ohne größeren Ehrgeiz nur seine tägliche Arbeit erledigen möchte, mit ständigen Neuerungen im Arbeitsablauf konfrontiert ist. Durch die Isolierung am Computer fehlt auch die entspannende Diskussion mit dem Gegenüber oder in der Gruppe. Aggressionen stauen sich bis zum Feierabend auf und können erst zu Hause abreagiert werden. Man ist in ständiger Hetze; allein die elektronische Post fordert sofortiges Handeln. Wie erleichternd war es etwa für einen Autor früher, wenn endlich am Freitagabend ein schwieriges Manuskript fertig gestellt war und im Briefkasten verschwand, so dass er sich am Wochenende erholen konnte. Die Antwort würde frühestens eine Woche später eintreffen. Heute wird eine Reaktion per E-Mail sofort erwartet. Eine Pause ist uns nicht vergönnt.

- Aber auch eine Unterforderung am Arbeitsplatz ist eine Belastung; es fehlt die Chance, die tatsächlich vorhandene Leistungsfähigkeit unter Beweis zu stellen.

- Ein weiterer wichtigen Stressor in der Arbeitswelt ist, wie Siegrist hervorhebt |193|, die so genannte Gratifikationskrise: die Stress erzeugende Kombination von hoher Verausgabung bei der Arbeit und geringer Belohnung. Darunter werden nicht nur ein zu geringer Lohn, sondern genauso die fehlende Anerkennung der Leistung und geringe Aufstiegschancen gezählt. Die Gratifikationskrise ist ein wichtiger Grund für die Entwicklung des Burnout-Syndroms (> Kapitel 8).

- Als eigenständiger Stressor werden zukünftige Stressereignisse gesehen |11|. Eine bevorstehende unangenehme Unterredung am Wochenbeginn mit einem Vorgesetzten verdirbt uns das ganze Wochenende. Besonders aber belastet heute die Unsicherheit am Arbeitsplatz, der jeder ausgesetzt sein kann. Sie kann über Monate und Jahre ihre Schatten voraus werfen (> Kapitel 5, Zukunftsängste).

- Bei den sozialen Stressoren stehen die Konflikte mit den Arbeitskollegen an erster Stelle; sie bestimmen den Arbeitsalltag. Dieses

Stressgeschehen wird ganz wesentlich durch das oben erwähnte Wechselspiel von Person und Umwelt bestimmt, also von der subjektiven Bewertung der Betroffenen – eine Tatsache, die man sich bei der Stressbewältigung zunutze machen kann (> Kapitel 11). Der Extremfall sozialen Drucks am Arbeitsplatz ist das Mobbing.

- Ein letzter eigenständiger Stressor ist die fehlende Erholungsmöglichkeit. Hohe Belastung erfordert immer Erholung. Fehlt die Zeit zur Regeneration, ist Dauerstress programmiert. Beim Burnout-Syndrom ist die Belastung so weit fortgeschritten, dass der Körper die natürliche Fähigkeit zur Erholung, auch wenn die Zeit dafür vorhanden wäre, verloren hat.

Die folgenden Fragen helfen Ihnen bei einer groben Abschätzung Ihrer individuellen Arbeitsbelastung |nach 130, 200|:

⊠ **Checkliste 6**
Die Schwere der Arbeitsbelastung
Arbeitsintensität:
☐ Ist die Menge und Art der mir zugeteilten Aufgaben zu hoch?
☐ Ist der Zeitdruck zu groß?
☐ Sind die äußeren Bedingungen ungünstig (Arbeitszeit, Arbeitsort, andere Störungen)?
☐ Ist die Arbeit zu monoton oder zu wenig oder sinnlos?

Handlungsspielraum:
☐ Ist mein Entscheidungsspielraum eingeschränkt?
☐ Werden unklare oder widersprüchliche Arbeitsziele vorgegeben?
☐ Fehlt die Mitsprache?

Mitmenschliche Unterstützung:
☐ Fehlt die Unterstützung durch Vorgesetzte, Kollegen oder Mitarbeiter
☐ Gibt es häufig Konflikte?

Je häufiger die Fragen mit «JA» beantwortet werden, um so höher ist die Arbeitsbelastung und damit das Risiko für die Gesundheit.

Hohe Arbeitsintensität, geringer Handlungsspielraum und fehlende mitmenschliche Unterstützung sind bei Menschen über 50 Jahre nach einer Untersuchung von Theorell ein hohes Risiko für Herzerkrankungen |200|. Dies wird in neueren Studien ähnlich gesehen |118, 109|. Aber es gibt viele praxisorientierte Hilfen, um auch mit schwierigen Situationen im Beruf fertig zu werden (> Kapitel 11).

Extremfall Mobbing

Zum Aufgabenbereich eines Psychiaters gehört auch die Begutachtung der Dienstfähigkeit. Dabei ist man auf der einen Seite zur Objektivität verpflichtet, auf der anderen Seite sollte man immer versuchen, dem Patienten in schwierigen Situationen zu helfen.

Günther F war Beamter und erfüllte nach seinen Angaben den Dienst immer tadellos. «Die wollen mich los werden, richtig gemobbt haben die mich!», klagte er. Er war rotwangig, hatte zu hohen Blutdruck, ein viel zu hohes Gewicht und war sehr behäbig. Die Arbeit in seiner kleinen Dienststelle mit wenig Parteienverkehr war ihm in den letzten Jahren völlig gleichgültig geworden. «Jetzt leiste ich nur noch Dienst nach Vorschrift.» Ambitionen auf einen höheren Dienstposten hatte er früher schon abgelegt. Aber dann ärgerte er sich über viele Jahre, dass Jüngere bei der Besetzung dieser Stellen vorgezogen wurden. «Man hat mir sogar nachgesagt, dass angeblich Unregelmäßigkeiten bei den Abrechnungen vorgefallen sind. Das habe ich nicht hingenommen! Am Anfang habe ich mich mit aller Macht gegen diese ungerechten Vorwürfe gewehrt, bis zum Verwaltungsgericht sind meine Klagen gegangen. Aber die stecken doch alle unter einer Decke. Man ließ mich auf meinem Posten in der Provinz versauern. Dann hatte ich immer stärkere Schmerzen in der Wirbelsäule, und alles wurde noch schlimmer. Ich musste mich häufiger krankschreiben lassen, zuletzt war es wegen der Rückenschmerzen über ein halbes Jahr. Und jetzt wollen sie mich ganz weg haben, dabei bin ich noch nicht mal fünfzig!»

Trotz seines Leidensdrucks wollte Günther F nicht mit fünfzig Jahren ausrangiert werden und tagaus tagein in einer Zweizimmerwohnung im Parterre eines Hochhauses hocken. Er wollte an seiner Dienststelle durchhalten und sich dem Dienstherrn nicht beugen. Aus den Aktenunterlagen ging allerdings hervor, dass Günther F nicht den Arbeitseinsatz zeigte, den

man von ihm erwartete. Eine Beförderung schloss sein Leistungsverhalten
sowieso aus.

Wer hatte nun Recht? Die Dienststelle, die den Arbeitsplatz am liebsten
über eine Dienstunfähigkeitsbescheinigung freibekommen wollte, oder
Günther F, der sich ungerecht behandelt fühlte? Wurde er wirklich oder nur
vermeintlich gemobbt?

An einer Tatsache kam ich aber nicht vorbei. Günther F stand seit Jahren
unter Dauerstress. Er fühlte sich von den anderen ausgenutzt und ungerecht behandelt; beruflich hatte er resigniert. Und auch privat war ihm die
Freude am Leben vergangen; soziale Kontakte hatte er ganz aufgegeben.
Günther F war energielos, unkonzentriert, unzufrieden und bis in den Abend
hinein angespannt; er hatte starke Rückenschmerzen. Depressive Stimmungen durchkreuzten immer wieder den Alltag.

Der Druck, der auf ihm lastete, ist natürlich nicht mit dem Arbeitsstress
eines täglich über seine Grenzen hinaus geforderten Managers oder mit
den ständigen Anforderungen an unsere Internistin Anna K gleichzuset-
zen. Aber auch subjektiv erlebte Frustrationen im Kampf mit Vorgesetzten und das Konkurrenzverhalten am Arbeitsplatz führen zu Stress, zu
einem rollenbedingten Stress |41|. Auch unter diesen Bedingungen tre-
ten die typischen Stress-Symptome auf. Es spielt also für deren Auftreten keine Rolle, ob der Stress von außen oder durch die eigenen Gedanken und Vorstellungen verursacht wird.

Früher, vor diesem Ärger mit seiner Dienststelle, war Günther F gesund, eher
sogar sportlich. Die Gewichtszunahme, der hohe Blutdruck und die Arteriosklerose hatten sich erst langsam in den letzten Jahren eingestellt. Seinen letzten Wanderurlaub in den Bergen hatte er vor sehr vielen Jahren gemacht, danach lag er im Sommerurlaub meistens im Korbstuhl, am liebsten
am Ostseestrand.»Was blieb mir anderes übrig, als alles in mich hinein zu
fressen?«, fragte er mich. «Keiner hat mich verstanden.»

Seine körperlichen Krankheiten, auch die Probleme mit der Wirbelsäule,
sah ich in Zusammenhang mit dem Dauerstress und seinen depressiven
Stimmungen. Günther F hatte eine StressDepression, und das Risiko auch
für weitere körperliche Erkrankungen war hoch.

Ich hätte es mir leicht gemacht, wenn ich ihn einfach dienstunfähig geschrieben hätte; Gründe dafür gab es genug. Dem Arbeitgeber wäre zwar geholfen gewesen, aber nicht Günther F. Daher versuchte ich ihm deutlich zu machen, dass er in der jetzigen Situation zunächst an sich selbst arbeiten musste. Wo lagen seine Fehler? Wie konnte er sich aus der sozialen Isolierung befreien, soziale Kompetenz wieder zurückgewinnen? Wie konnte er gesünder leben?

Der Gutachter hat in solchen Situationen die Möglichkeit, den Patienten vorübergehend dienstunfähig zu schreiben. Günther F bot ich diese Chance. Er sollte die Zeit nutzen, um sich einem Programm zur Stressbewältigung zu unterziehen (> Kapitel 10). Dabei standen zwei Strategien im Vordergrund: die Entspannungsübungen, die zu einer deutlichen Linderung seiner Schmerzen führten, und die bewusste Einübung einer veränderten Einstellung gegenüber seiner Arbeitsleistung und seinem Dienstherrn (> Kapitel 11). Er war in der Lage, sein Arbeitspensum und sein Verhalten auch kritisch zu sehen, und konnte schließlich verstehen, warum es zu diesen ständigen Auseinandersetzungen kam. Er gewann schließlich wieder Selbstvertrauen und lernte einen realistischen Umgang mit seinen Ansprüchen. Auch kritische Situationen mit seinen Vorgesetzten konnte er im Rollenspiel ohne Wut durchleben. Die Motivation zur Arbeit kam langsam zurück, und er wurde nach neun Monaten mit seinem Einverständnis wieder dienstfähig geschrieben.

Der Begriff Mobbing kommt vom englischen *to mob* «anpöbeln». Gemeint ist das schikanöse Verhalten von Vorgesetzten oder Kollegen am Arbeitsplatz. Findet dieses Verhalten systematisch «von oben nach unten» statt, spricht man von «Bossing». Drei Bereiche werden besonders in Mitleidenschaft gezogen |29|:

- Die Kommunikation:
  Die Möglichkeit, mit dem Arbeitsteam zu kommunizieren, wird eingeschränkt; der Betroffene wird ignoriert, sogar angeschrieen; es wird Kritik auch an der Privatsphäre geübt.
- Das soziale Ansehen:
  Es werden Gerüchte verbreitet; der Betroffene wird beleidigt, lächerlich gemacht oder verleumdet.
- Das Erteilen von Arbeitsaufgaben:
  Die Aufgaben werden manipuliert; sie sind sinnlos, unattraktiv,

unterfordernd und kränkend; manchmal werden auch gesund-
heitsschädliche Aufgaben zugeteilt.

Zu Beginn unterscheidet sich Mobbing noch nicht von einem normalen
Konflikt am Arbeitsplatz. Bei anhaltendem Druck aber gehen die Ar-
beitszufriedenheit und das Wohlbefinden verloren, die Verunsicherung
nimmt zu, die persönliche Arbeitsleistung sinkt. Die tägliche Arbeit
wird zur Belastung. Hält diese Situation über einen langen Zeitraum an
oder wird sie unerträglich, entwickelt sich Dauerstress. Laut einer
Untersuchung fühlen sich am Abend zwei Drittel der Angestellten «aus-
gelaugt und erschöpft» |14|.
Eine Mobbing-Situation kann man über die folgenden Fragen fest-
stellen |100, 130|. Schon bei einer einzigen positiven Antwort sollten
Maßnahmen ergriffen werden. Eine offene Aussprache ist immer der erste Schritt.

☒ **Checkliste 7**
Mobbing-Verhalten

☐ Werde ich angeschimpft oder sogar angeschrieen?

☐ Wird mit mir nicht mehr gesprochen?

☐ Wird über mich schlecht geredet oder werden Gerüchte verbreitet?

☐ Wird mein Privatleben kritisiert?

☐ Werden mir eher sinnlose Arbeiten zugeteilt?

☐ Kommt es sogar zur Androhung körperlicher Gewalt oder wird an
   meinem Eigentum Schaden angerichtet?

Je mehr Fragen mit «JA» beantwortet werden, desto höher ist der Grad des
Mobbing.

Der alltägliche Ärger

Der Ärger in der Arbeitswelt greift weit in unseren Alltag zu Hause
hinein. Was soll die Familie mit einem gestressten, müden Vater spät
abends noch anfangen? Am besten ist er noch vor dem Fernseher mit
einem Glas Bier zu ertragen. Oder mit einer erschöpften, berufstätigen
Mutter, die sich unmittelbar nach dem Abendessen zum Schlafen zu-
rückzieht? Über kurz oder lang wird die Familie unzufrieden.

Wer Stressoren am Arbeitsplatz ausgesetzt ist, muss sehr gezielt dafür sorgen, dass der täglichen Anspannung am Arbeitsplatz eine abendliche Phase der aktiven Entspannung folgt, nicht nur eine passive vor dem Fernseher. Längere Erholungsphasen sind unabdingbar. Nur mit diesen Pausen beugen wir einer Daueranspannung vor und sorgen dafür, dass sich nicht mit jedem neuen Stressreiz die Kurve der Anspannung weiter aufschaukelt. Sonst ist der Dauerstress programmiert, und selbst die zur Verfügung stehende Freizeit reicht nicht mehr zur Erholung aus. Die Anspannung steigt, die abendliche Erschöpfung nimmt zu, das Abschalten von der Berufswelt gelingt nicht mehr. Wer jetzt keine Zäsur setzt, gerät in den Strudel der StressDepression (> Kapitel 11, Die Kunst des Entspannens).

Heiner B war Vermögensberater bei einer großen Bank. Er arbeitete viel. Der Abend gab ihm kaum Freizeit, weil er seine Privatkunden oft erst am Feierabend zur Beratung aufsuchen konnte. Am Wochenende musste er sich weiterbilden und konnte sich um seine junge Frau und das dreijährige Kind nur wenig kümmern. Der Konkurrenzkampf in der Bank war hart. Es wurde bekannt, dass ein Viertel der Beraterstellen gestrichen werden sollte. War er ein Kandidat? Aus Sorge um seinen Arbeitsplatz nutzte er jede freie Minute, um sich im Dschungel der Aktien- und Rentenwelt besser als die Kollegen zurechtzufinden. Er musste seinen Arbeitsplatz unbedingt behalten! Wie sollte er sonst die Kredite für seine Eigentumswohnung abzahlen? Die Geldsorgen standen im Mittelpunkt der abendlichen Gespräche.

Aber seiner Frau lag anderes am Herzen, sie wollte die beunruhigenden Gedanken an die Zukunft verdrängen. Sie hätte lieber über gemeinsame Pläne gesprochen und etwas Schönes unternommen. Getanzt hätte sie so gerne; aber dafür war keine Zeit mehr. Nach einem halben Jahr wollte sie die Situation nicht länger akzeptieren. «Entscheide dich, die Familie oder der Beruf», war die klare Forderung an ihren Mann, Prioritäten zu setzen.

Diesem doppelten Druck zu Hause und im Beruf hielt Heiner B nicht stand. Er wollte morgens nicht mehr aufstehen, machte bei der Beratung Fehler, für die die Bank einstehen musste. Er merkte, wie seine Konzentration nachließ, dann sogar der Ehrgeiz, etwas zu erreichen. Nach einiger Zeit verlor er auch die Lust auf Sex. Jetzt reichte es der Ehefrau; sie forderte ihn auf, sofort etwas zu tun.

Heiner B hatte eine StressDepression entwickelt. In den Gesprächen kam heraus, dass sein Arbeitsplatz objektiv nicht sicher war. Ein längeres Krankschreiben war undenkbar. Ein Arbeitsplatzwechsel war in der jetzigen Situation ausgeschlossen.

Ich bat Heiner B, zwei Torten auf ein Stück Papier zu zeichnen: Die Tortenstücke im ersten Kreis sollten die Aktivitäten seines Tagesablaufs im Ist-Zustand symbolisieren, die des zweiten Kreises seine Wünsche.

Tagesaktivitäten von Heiner B

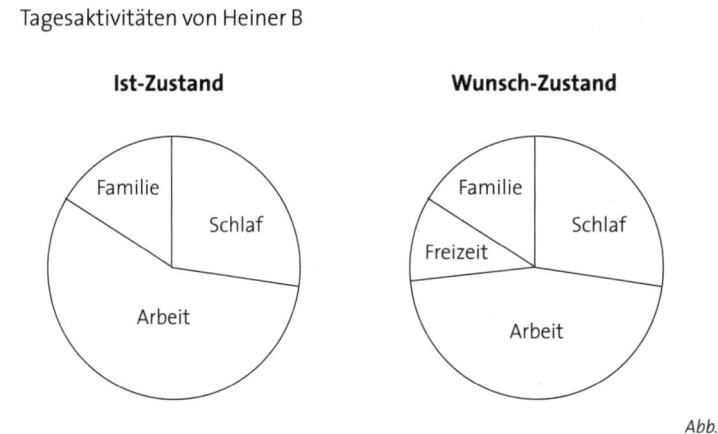

Abb.4

Wunsch und Wirklichkeit lagen bei Heiner B auseinander. Die Verteilung der Tortenstücke zeigt die Unausgewogenheit seines Lebensstils. Die Freizeitgestaltung fehlte ganz. Aber wie sollte Heiner B eine neue Balance zwischen Arbeit, Familie und Freizeit finden? Immerhin hatte er noch Wünsche. Ich kenne Patienten mit einem Burnout-Syndrom (> Kapitel 8), die sich gar nicht mehr vorstellen können, wie sie das große Tortenstück der Arbeitswelt anders aufteilen könnten. Wo und wie war es also möglich, einen Schnitt in diesen Kreislauf aus Arbeit, Erschöpfung und häuslichem Unmut zu setzen?

Die ersten Gespräche zeigten, dass Heiner B zunächst mehr Freizeitaktivitäten gemeinsam mit seiner Familie gestalten wollte. Wenn der Arbeitsplatz gefährdet und der Konkurrenzdruck am Arbeitsplatz groß ist, müssen alle Überlegungen zum Abbau der Belastungen auf einem realistischen Fundament gebaut sein.

Ich konnte in dem jungen Ehepaar ein lange verkümmertes Potential wieder aufleben lassen. Beide hatten vor der Ehe viel Sport getrieben, sie war sogar Preistänzerin gewesen. Sehr gewissenhaft wurde jetzt, zusammen mit einem Sporttrainer, an einem gemeinsamen Laufprogramm gearbeitet. Beide fanden sich im Sport wieder und hatten viel Spaß an einer stetigen Leistungssteigerung. Gemeinsames Tanzen war das nächste Ziel. Heiner B war schon nach einiger Zeit überzeugt, dass er auch mit weniger Fortbildung an den Wochenenden beruflich auf dem Laufenden sein könnte. Er beschloss, bei seinen Bankkunden darauf zu bestehen, dass ein Besprechungstermin nicht mehr nach 18 Uhr angesetzt wurde. Der Sport und eine gutgelaunte Ehefrau gaben ihm die Kraft, ganz behutsam das große Tortenstück der Arbeitswelt zu beschneiden. Wir waren auf einem guten Weg, den Dauerstress aufzulösen.

Heiner B hat uns mitten in das Thema Alltagsbelastungen hinein geführt. Diese Stressoren werden auch *daily hassles* genannt. Mit ihnen hat sich die Arbeitsgruppe von Lazarus |101| intensiv beschäftigt. Sie konnte beweisen, dass die *daily hassles* oft viel zermürbender sind als die einmaligen kritischen Lebensereignisse wie etwa eine plötzliche Trennungskrise (siehe unten).

Auch Alltagsbelastungen können in einer Checkliste überprüft werden. Es sind oft Dinge, an die man sich im Laufe der Zeit gewöhnt hat, die manchmal sogar zur Routine geworden sind. Wenn aber zu viele von diesen Belastungen auf einen zukommen, können sie insgesamt zu einem sehr drängenden Stressor werden, der zum Dauerstress und zur StressDepression führen kann.

Die Fragen zur Schwere der Arbeitsbelastung von > Checkliste 6 (S. 49) leiten fließend über zu den alltäglichen Belastungen in > Checkliste 8. Die Sorgen am Arbeitsplatz erweitern sich zu grundsätzlichen Fragen in Bezug auf den Beruf und lassen uns auch zu Hause nicht los |nach 102|.

☒ **Checkliste 8**

Alltägliche Belastungen

☐ Sorge um den Arbeitsplatz oder um das Gehalt?

☐ Fehlende Anerkennung oder Beförderungsaussichten im Beruf?

☐ Zerrissenheit zwischen Familie und Beruf?

☐ Sorgen um die Gesundheit von Familienmitgliedern?

☐ Zu viele Dinge, die gleichzeitig zu tun sind?
☐ Sorgen um die äußere Erscheinung?
☐ Sorgen um eine Gewichtszunahme?
☐ Mangel an sozialem Kontakt?
☐ Zeiten von zu viel Einsamkeit?
☐ Lästige Haus- und Gartenarbeit?
☐ Belästigungen durch Nachbarn?
☐ Beunruhigende Gedanken?
☐ Ärger über verlegte oder verlorene Dinge?

Oft werden die alltäglichen Belastungen als unabänderbar hingenommen. Das sind sie aber nicht. Wenn man etwas verbessern möchte, sollte man sich zunächst die Belastungen heraussuchen, die besonders viel Sorgen bereiten, aber dennoch – ganz realistisch gesehen – verändert werden können.

Glücklicherweise gibt es im Alltag nicht nur Sorgen, sondern auch entlastende Ereignisse. Solche *daily uplifts* können viele Alltagssorgen kompensieren |nach 102|. Die Lebenskunst besteht darin, die entlastenden Ereignisse, so weit es jedem einzelnen möglich ist, auch wahrzunehmen und zu genießen (> Kapitel 11).

☒ **Checkliste 9**
Entlastende Ereignisse
☐ Genügend Zeit für Hobbys
☐ Gute Beziehung zum Partner und zu Freunden
☐ Freude bei der Fertigstellung einer Aufgabe
☐ Allgemeines Wohlbefinden und das Gefühl von Gesundheit
☐ Gefühl, ausgeschlafen und ausgeruht zu sein
☐ Anerkennung und persönlichen Erfolg genießen
☐ Freude über finanziellen Zugewinn
☐ Gerne einkaufen
☐ Freude an gesellschaftlichen Ereignissen
☐ Freude an Veranstaltungen, z. B. Kino oder Theater

Prüfen Sie, ob Sie genügend entlastende Ereignisse angekreuzt haben; dann können Sie damit alltägliche Belastungen kompensieren

Zum Abschluss des Themenbereichs Arbeits- und Alltagswelt sollten Sie sich folgende Frage beantworten:

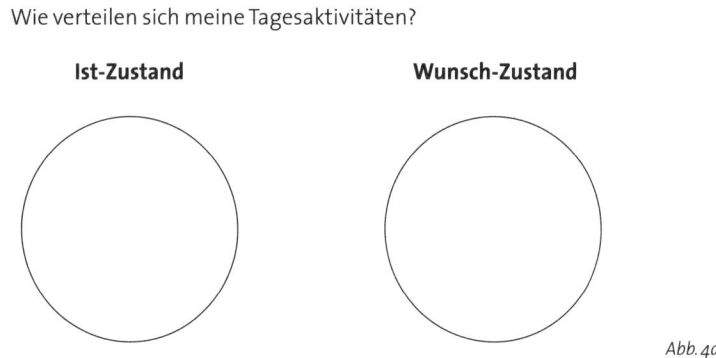

Wie verteilen sich meine Tagesaktivitäten?

Ist-Zustand   **Wunsch-Zustand**

Abb. 4a

Lebenseinschnitte und Schicksalsschläge

Am 12. Mai 1962 sah der damals junge aufstrebende und später weltbekannte französische Konzeptkünstler Yves Klein den Film «Monde Cane», in dem eine ihm bisher unbekannte Filmsequenz über seine körperbezogenen Arbeiten eingeblendet wurde. Die Szene empfand er so geschmacklos und empörte ihn derartig stark, dass er kurz hintereinander drei Herzinfarkte erlitt und am 6. Juni starb. Die Erregung ging bei Yves Klein über eine physiologische Stressreaktion hinaus; die Regulation seines autonomen Nervensystems war nicht mehr in der Lage, die überschießenden Reaktionen seines Herzens zu kontrollieren. Denn bis auf das Rauchen waren bei Yves Klein keine Risikofaktoren für Herzerkrankungen bekannt. Die äußerste emotionale Erregung war der auslösende Faktor für den Herzinfarkt (> Kapitel 8, Sympathikus und Parasympathikus).

Schon 1967 haben Holmes und Rahe die Wirkung von einschneidenden Lebensereignissen – den *life events* – auf das Krankheitsverhalten sehr sorgfältig untersucht. Die Ergebnisse sind auf einer Skala mit 43 Lebensereignissen festgehalten |89|. Jedes Ereignis erhält beim Auftreten einen Punktwert. Für den einen kann allerdings «Ärger mit dem Chef oder Mitarbeiter» noch zu den alltäglichen Belastungen gehören, für den anderen ist es schon ein *life event*. Mit der Zahl der einschneidenden Lebensereignisse wächst die Summe der Punktwerte und damit das Erkrankungsrisiko.

Bei der Beurteilung der Wichtigkeit solcher *life events* ist nicht unbedingt das Auftreten des Ereignisses an sich entscheidend, sondern vielmehr die Bewertung und Verarbeitung durch die betroffene Person selbst. Sogar der Tod eines Partners kann ganz verschieden verarbeitet und langfristig erlebt werden. An dieser subjektiven Seite setzt die Stressbewältigung (> Kapitel 9) an.

Auswahl von Lebensereignissen mit ihren Punktwerten

- Tod des Lebenspartners   100
- Trennung vom Partner   73
- Tod eines Familienmitgliedes   63
- Eigene schwere Erkrankung   53
- Heirat   50
- Verlust der Arbeitsstelle   47
- Pensionierung   45
- Schwangerschaft   40
- Sexuelle Probleme   39
- Kinder verlassen das Haus   29
- Ärger mit dem Chef oder Mitarbeiter   23
- Wohnungswechsel   20
- Änderung der Essgewohnheiten   15
- Urlaub   13

Liste 10

Die Belastungsfolgen werden oft erst gravierend, wenn wir mehrere einschneidende Lebensereignisse gleichzeitig oder in kurzer Folge verkraften müssen. Ein Unglück kommt selten allein – leider stimmt dieses Sprichwort oft. Wenn irgend möglich sollten wir daher vorausschauend existenzielle Doppelbelastungen vermeiden. Bei der Trennung von einem Partner sollte nicht gleich noch ein anderes Schlachtfeld eröffnet werden.

Auch hinter den *life events* lauert die StressDepression. Das sehe ich häufig bei alten Männern nach dem Tod ihrer Ehefrau. Ein Leben lang hat das Ehepaar in enger Symbiose und in mehr oder weniger schöner Harmonie zusammengelebt. Während Frauen mit dem Alleinsein nach einiger Zeit gut zurecht kommen, finden die Männer oft nicht mehr in einen neuen Rhythmus. Je enger die Bindung der Partner früher war, um so tiefer die Trauer. Die Einsamkeit führt zum Dauerstress und schon sehr schnell zu einer Depression. Es gibt nicht wenige Männer, die trotz menschlicher und ärztlicher Hilfe das Trauerjahr nicht überleben. Solche Schicksalsereignisse laufen oft still in unserer Nähe ab. Dramatischer geht es zu, wenn Menschen, die ihre Familie ernähren müssen, von heute auf morgen ihre Arbeitsstelle verlieren oder einen Karriereknick erleiden.

Siegfried L passierte das. Er war als junger Mann nach seinem Studium ein erfolgreicher Künstler. Er schmiedete abstrakte Eisenskulpturen, autonome, eigenständige Arbeiten, so wie sie in den achtziger Jahren üblich waren. Er hatte zwei Galeristen und stellte in Kunstvereinen aus, gewann Preise und konnte seinen Lebensunterhalt vom Verkauf der Kunst gut bestreiten. Doch dann trat in den neunziger Jahren ein Problem auf. In die Welt der damals in Mode gekommenen Installationsskulpturen, oft mit sozialem Hintergrund, aus der Idee der Concept Art geboren, passten seine eher konservativen Arbeiten nicht mehr hinein. Er versuchte zwar, sich dem neuen Trend anzupassen; ein Erfolg war ihm aber nicht vergönnt. Er fühlte sich – mit fünfundvierzig Jahren! – zu alt für ein Umdenken und pendelte hilflos zwischen alter und neuer Richtung. Die Konsequenz war hart. Es wurden keine Ausstellungen mehr geplant, er verlor seine Galeristen, die alten Skulpturen konnte er nicht mehr verkaufen. Noch schlimmer als das fehlende Geld empfand er seinen Verlust an Schaffenskraft. Er fiel in ein tiefes Loch.

«Ich habe aufgehört, Künstler zu sein.» Ein tief gekränkter Mann saß vor mir. Die Angst und die Leere sah man ihm an. «Seit Jahren habe ich alles versucht, aber es ist mir bis heute nichts mehr gelungen, ich kann nur imitieren, die Kreativität ist einfach weg. Jeden Morgen habe ich schon Angst, ins Atelier zu gehen; von Tag zu Tag hat die Nervosität zugenommen, und ich sitze nur stumpf vor meinen früheren Arbeiten und rauche eine Zigarette nach der anderen. Es gibt zwar immer wieder einzelne Tage, an denen ich Hoffnung schöpfe, aber es ist nichts Gutes mehr entstanden. So geht es nicht weiter.»

Zunächst musste ich klären, warum Siegfried L jetzt depressiv war. Lag die Ursache in dem mehrjährigen Elend, miterleben zu müssen, wie seine

Schaffenskraft verfiel? Dies wäre ein verständlicher Grund für das Entstehen einer StressDepression. Oder hatte er vielleicht zunächst eine Depression entwickelt, in deren Folge es dann zu einer Einengung der Kreativität gekommen war? Auch eine solche Reihenfolge wäre denkbar, und ich habe sie auch immer wieder bei Patienten gesehen (> Kapitel 6). Seine Lebensgeschichte, der Bericht seiner Freundin und schließlich die Dokumentation seiner Kunstwerke führten aber zu der schlüssigen Diagnose einer StressDepression. Die Verzweiflung über sein Versagen führte zunächst zum Dauerstress und dann zur StressDepression.

Wir mussten sein Scheitern in vielen Gesprächen bearbeiten. Welche Chancen konnte Siegfried L aus seinem zerstörten Lebensplan entwickeln? Über welche Reserven verfügte er, wo lagen seine Ressourcen (> Kapitel 9)?

Ich erfuhr, dass er in einer großen Familie auf dem Lande groß geworden war. Die Eltern betrieben eine Gastwirtschaft, in der er immer gerne mitgeholfen hatte. Später durfte er Vorschläge für die Innengestaltung des Gastraums machen, denn die Eltern hatten früh die künstlerische Begabung ihres Sohnes erkannt.

Wir schritten in Gedanken alle Wege ab, auf denen er am besten seine gestalterischen Fähigkeiten wieder nutzen könnte. Nach vielen Gesprächen hatte er den Sprung geschafft: Er akzeptierte die Niederlage, löste sich von der Idee des verkannten Genies und war wieder in der Lage, in die Zukunft zu sehen. Da er aus finanziellen Gründen nicht länger in der so geliebten großen Kunststadt bleiben konnte, freundete er sich mit einem Umzug in den Osten Deutschlands an. Die StressDepression löste sich.

Nun setzte er Schritt für Schritt die Idee in praktisches Handeln um. Er bekam ein sehr heruntergekommenes Herrenhaus mit Orangerie in Brandenburg fast geschenkt. Glücklicherweise hatte seine Freundin, mit der er den Umzug gemeinsam plante, früher etwas Geld zurückgelegt; das konnten sie beide jetzt für die Renovierung verwenden. Sie wollten zunächst mit vereinten Kräften die Orangerie so weit herrichten, dass sie dort wohnen konnten. Dann sollte das Herrenhaus zu einer Pension ausgebaut werden. Sein großes Ziel war die Wiederherstellung des alten Gartens, der völlig verwildert war. Vielleicht hegte er noch den Wunsch, dort seine Skulpturen aufzustellen. Ganz hatte er mit der Kunst noch nicht abgeschlossen.

Siegfried L hat aus seinem Scheitern Kraft gesogen und einen Neustart gewagt. Er konnte auf positive Ressourcen bauen: Er war handwerklich begabt, hatte gestalterische Fähigkeiten und kannte aus seiner Jugend das Milieu einer Gastwirtschaft auf dem Lande.

Natürlich kenne ich auch Menschen mit *life events*, bei denen es sehr schwierig ist, Reserven in der Biographie oder in der Persönlichkeit ausfindig zu machen. Man muss dann weiter fahnden. Manchmal gibt das soziale Umfeld eine Stütze, manchmal sind es spezielle Begabungen, auf die man in den Gesprächen stößt. Aber selbst wenn man dann die Ressourcen aufgedeckt hat, ist viel Kraft nötig, um sie auch in einen Neuanfang umzusetzen. Gerade berufliches Scheitern kann jeden treffen, und es ist oft sehr schwierig, dies erst zu verarbeiten und dann neu zu beginnen |149|. Zu einem gelungenen Neuanfang gehört dann auch Glück. Siegfried L hatte es.

Als besonders starke Belastung habe ich bei meinen Patienten schwere chronische seelische oder körperliche Erkrankungen, wie Zwangskrankheiten, Rheuma oder Krebs, erlebt |20|. Sie können das Lebensgefüge des Betroffenen völlig durcheinander bringen. Manchmal können auch die besten Ärzte die Krankheit nur lindern. Bei einer schweren Rheumaerkrankung kann die ärztliche Hilfe «nur» darin bestehen, die positiven Aktivitäten des Patienten zu unterstützen und mit einer guten Schmerztherapie die Lebensqualität zu steigern. Besonders hilflos stehen wir oft Krebserkrankungen gegenüber. Die Belastungen durch die Konfrontation mit dem bevorstehenden Tod sind für den Betroffenen und die Familie zu stark, um den normalen Lebensrhythmus aufrechtzuerhalten. Als Ärzte können wir nur in Nuancen die Situation mildern. Später müssen wir über lange Zeit den Angehörigen unsere Aufmerksamkeit zuteil werden lassen, um bei ihnen einer StressDepression vorzubeugen.

Die einschneidenden Lebensereignisse mit niedrigen Punktwerten in > Liste 10 (S. 59) können durch bessere Verarbeitungsstrategien, so wie sie in > Kapitel 11 vorgestellt werden, von jedem Einzelnen mit gutem Willen bewältigt werden. Wenn nach einem Familienurlaub alle eher gestresst und gereizt als erholt wieder nach Hause kommen, wird man sich im nächsten Jahr etwas anderes einfallen lassen müssen. Dagegen haben wir bei Lebensereignissen mit hohem Punktwert, wie etwa bei lebensbedrohenden Krankheiten, oft nur geringe Möglichkeiten, therapeutisch eine Wende herbeizuführen. Auch Ärzte stehen ihnen oft hilflos gegenüber.

Die Stressoren und das Risiko für das Herz

In diesem Kapitel wurde die Vielfalt der Stressoren, die auf uns einwirken, beschrieben. Es ist ein Ziel dieses Buches, den Leser frühzeitig für die Gefahren von Stress für seine Gesundheit zu sensibilisieren. Die Gefahr von Dauerstress und Depression für Herz-Kreislauf-Erkrankungen ist durch wissenschaftliche Untersuchungen sehr gut belegt, dies gilt längst nicht für alle Risikofaktoren. Ich habe daher die Essenz der umfangreichsten Studie aus der Arbeitsgruppe von Yusuf |164| (> Kapitel 1, S. 19f, und Kapitel 8) in fünf Fragen im «Herzrisikotest» zusammengefasst.

☒ **Checkliste 11**

Der «Herzrisikotest»

Schätzen Sie Ihre Situation in den letzten 12 Monaten ein:

	JA	NEIN
Ich fühle mich in meiner Arbeitswelt andauernd gestresst	☐	☐
Ich fühle mich zu Hause ständig gestresst	☐	☐
Ich war mindestens zwei Wochen durchgehend depressiv	☐	☐
Ich habe durchgehend große finanzielle Sorgen	☐	☐
Ich habe mehr als zwei einschneidende Lebensereignisse durchgemacht	☐	☐

Wenn eine der ersten drei Fragen oder zwei aller fünf Fragen mit «JA» beantwortet wird, sollte in jedem Fall professionelle Hilfe zu Rate gezogen werden; das gilt für Männer und für Frauen.

Die bisher bekannten Risikofaktoren für Herz-Kreislauf-Erkrankungen sind in > Liste 12 (S. 119) zusammengestellt.

5. Kapitel | Ängste

Angst ist ein Symptom, das uns nicht nur im Alltag, sondern auch auf dem Weg vom Stress bis zur Depression immer wieder begegnet. Häufig bestimmt die ängstliche Stimmung das Krankheitsbild einer Depression. Angstkrankheiten sind darüber hinaus eigenständige Erkrankungen, die man, solange sie noch nicht chronisch sind und die Therapie rechtzeitig beginnt, in der Regel mit Verhaltenstherapie und Psychopharmaka gut behandeln kann. Der Betroffene kommt auch schneller zum Arzt, denn für ihn oder seine Umwelt sind die Ängste unübersehbar; er braucht sofort Hilfe.

Es gibt drei große Diagnosegruppen im Bereich der Angststörungen: die Phobien, die Panikstörung und die generalisierte Angststörung. Während letztere eher ein Sammelbegriff für unklare chronische Ängste und Persönlichkeitsstörungen ist, sind die Phobie und die Panikstörung klar definiert. Über Schnittstellen zwischen der Angst einerseits und der Depression und Stressreaktionen andererseits berichte ich im Folgenden.

Für die Stresshypothese dieses Buches sind die Angststörungen von großer Bedeutung: Das Risiko für das Auftreten einer Depression ist bei Menschen mit Angsterkrankungen 7 bis 12 mal höher als bei Gesunden |220|. Dies wurde in mehreren Bevölkerungsstudien und Zwillingsstudien gezeigt. Es gilt für alle Formen der Angsterkrankungen |84, 139|. Besonders häufig ist die Panikstörung mit einer Depression verbunden. Aber selbst wenn jemand unter einer leichten Phobie, zum Beispiel einer Sozialphobie (Ängsten im Umgang mit Menschen) leidet, besteht eine deutlich erhöhte Gefahr, depressiv zu werden. Sehr verständlich ist uns die enge Assoziation zwischen posttraumatischer Belastungsstörung und später auftretenden Depressionen (siehe unten).

Auch die Neurobiologie der Angstkrankheiten wird intensiv erforscht. Ähnlich wie für die Depression (> Kapitel 7) steht auch bei den Angstkrankheiten die Stresshormon-Achse im Mittelpunkt, aber die Ergebnisse sind noch nicht so schlüssig zusammengetragen wie bei der Depression |37|. Angst und Depression scheinen aber nicht unbedingt denselben neurobiologischen Fehlregulationen zu unterliegen |27| (> Kapitel 7).

Phobien und die Ursachen der Ängste

Noch in den sechziger Jahren war man fest davon überzeugt, dass Angsterkrankungen ihren Ursprung ausschließlich in frühkindlichen seelischen Belastungen haben.

Ein frühes Trauma – zum Beispiel der Verlust der Mutter, ein sexueller Missbrauch oder eine fehlgeleitete Erziehung – sollte, um einen Zugang zur belastenden Angsterkrankung zu bekommen, zwischen Therapeut und Patient in vielen Sitzungen aufgearbeitet werden. Erst in den siebziger Jahren setzte sich langsam die Überzeugung durch, dass die Theorien der Freudschen Lehre wissenschaftlich nicht beweisbar waren. Es konnte in den letzten Jahrzehnten in vielen Studien nachgewiesen werden, dass weder die Verluste in den ersten Jahren der Kindheit noch der Erziehungsstil noch verdrängte sexuelle Triebregungen – so eine weitere Freudsche Hypothese – die spezifische Ursache späterer Ängste oder Depressionen sind |12|. Es stimmt also nicht, dass im Einzelfall die Angst oder die Depression erst durch eine jahrelange psychoanalytische Bearbeitung eines frühkindlichen Traumas aufgelöst werden kann.

Das heißt aber nicht, dass solche negativen frühkindlichen Erlebnisse generell ohne Einfluss auf spätere psychische Entwicklungen wären. Frühkindliche Traumen finden sich gehäuft bei allen psychischen Störungen, sie sind quasi ihr Nährboden. Wir wissen heute, dass frühkindlicher Stress die Stresshormon-Achse verändert und dass eine Assoziation zu Angststörungen und Depressionen besteht |59, 83, 159, 78|. Dies ist leicht zu verstehen, denn im Gehirn werden schon in den ersten Lebensjahren die Weichen für die wichtigsten Verhaltensmuster gestellt, und diese können gestört werden. Frühe Erfahrungen sind im Gehirn fester verankert als späte, und solche psychischen Verletzungen können lebenslange Narben hinterlassen.

Allerdings spielt dabei, genauso wie bei der posttraumatischen Belastungsreaktion (siehe unten), die genetische Disposition eine entscheidende Rolle; denn nicht alle traumatisierten Kinder leiden später unter psychischen Beschwerden.

Heute muss man davon ausgehen, dass es eine anlagebedingte Neigung zu allen Ängsten gibt. So wie wir mit der *fight or flight*-Reaktion, die uns zum richtigen Verhalten bei Gefahren leitet, geboren werden, so ruhen in uns Instinkte, die uns vor gefährlichen Spinnen und Schlangen, großen Höhen oder weiten Plätzen, aber auch engen Räumen schützen. Tatsächlich waren diese Phänomene in Urzeiten eine Bedrohung für den Menschen. Solche Urängste sind Schutzfunktionen des Körpers vor Gefahren. Diese Gefahreninstinkte können, wenn die Veranlagung dafür besonders stark ausgeprägt ist, durch einen Schlüsselreiz wieder aufgerufen werden und zu Ängsten führen, obwohl objektiv gar keine Bedrohung besteht.

Oft können wir die Ängste von Menschen zum Beispiel vor harmlosen Tieren in heute ungefährlichen Situationen nicht mehr nachvollziehen. Die Relikte aus den Urzeiten bekommen aber bei diesen Menschen Krankheitswert und sind der Ursprung der großen Krankheitsgruppe der Phobien. Seligman entwickelte die «Bereitschaftstheorie», die davon ausgeht, dass solche Phobien deswegen leichter erworben werden, weil sie – als Urängste – im Gehirn schon programmiert sind |186|.

Der vorsichtige Wanderer im Gebirge wird beim Überqueren eines schmalen Grats zwischen zwei Gipfeln durch Angst vor dem Absturz gewarnt. Er geht jetzt noch vorsichtiger, seilt sich an oder verzichtet sogar auf den Anstieg zum zweiten Gipfel. Diese Angst ist sinnvoll. Wenn allerdings die Angst zu stark ist, hat sie keine Schutzfunktion mehr, im Gegenteil. Der Wanderer wird dann immer unsicherer, die Schritte werden nicht mehr sauber gesetzt, und er bringt sich nun tatsächlich in Gefahr. Bei krankhafter Angst wird die Angst vor dem Absturz übermächtig, der Wanderer gibt auf. Ein Höhenschwindel entwickelt sich; er ist eine Variante der Phobie.

Gudrun W saß in einem Besprechungsraum mit acht Personen an einem Tisch. Alles war wie gewohnt angeordnet. Sie sollte ihr neues Marketingkonzept vorstellen. So etwas hatte sie schon mehrmals mit Erfolg getan; auch diesmal war sie gut vorbereitet. Sie war 35 Jahre alt und keiner hatte Zweifel an ihrem Können. Der Vortrag verlief reibungslos; alle waren mit ihrem Bericht zufrieden. Dann aber hörte Gudrun W mitten im Satz auf zu sprechen, starrte wie gebannt auf die obere Ecke der Fensterfront. Sie wurde ganz bleich, Schweiß perlte von ihrer Stirn. Sie kam völlig aus dem Konzept und wurde so unruhig, dass sie ihren Vortrag nicht zu Ende führen konnte. Sie stand auf und lief aus dem Zimmer, ohne sich zu entschuldigen. Zwei Kollegen folgten ihr ins Nebenzimmer und versuchten ihr gut zuzureden. Sie erfuhren, was sie so verstört hatte: Oben an der Decke spazierte ein harmloser «Schneider» mit langen schwarzen Beinen, der wohl durch das Oberfenster in den Raum gelangt war. Nach zehn Minuten waren die Ängste verschwunden. Gudrun W hatte eine typische Stressreaktion gehabt, so wie wir sie aus den > Checklisten 1 bis 3 kennen (S. 24f). Es sind die Symptome der *fight or flight*-Reaktion, die bei ihr zu einem kurzen Angstanfall führten. Dies war nicht das erst Mal; bei ihr hatte sich in den letzten Jahren eine richtige Spinnenphobie entwickelt. Ihre subjektive – ängstliche und negative – Bewertung der Situation machte das harmlose Insekt zum Stressor. Alle anderen Anwesenden hatten dem Insekt keinerlei Aufmerksamkeit geschenkt.

Gudrun W nahm diesen Vorfall zum Anlass, etwas gegen die Phobie zu tun. Sie erlebte, dass eine gezielte Verhaltenstherapie bei einer Spinnenphobie schnell Abhilfe leisten kann. In wenigen Stunden hatte sie gelernt, mit ihrer Angst vor Spinnen umzugehen (> Kapitel 12, Psychotherapie).

Der theoretische Hintergrund einer Verhaltenstherapie ist die Lerntheorie. Ängste beruhen demnach auf einem fehlerhaften Lernprozess, der durch eine gezielte Verhaltenstherapie wieder «verlernt» werden kann. An vielen Beispielen konnte in Tierversuchen ein solcher Lernprozess nachgewiesen werden. Der berühmteste Konditionierungs-Versuch ist der von Iwan Pawlow aus Petersburg, für den er 1904 den Nobelpreis erhielt. Es war aus heutiger Sicht ein einfacher Versuch: Hunde produzieren beim Fressen Speichel. In der Versuchsanordnung hörten sie parallel zum Fressen einen Ton. Später erklang dann nur noch der Ton, aber es kam auch ohne Fressen zum gleichen Speichelfluss wie vorher. Die Hunde waren auf den Ton konditioniert.

In späteren Versuchsanordnungen konnte nachgewiesen werden, dass auch der Mensch ein solches Lernverhalten besitzt. In Fortführung dieser Versuche hatte zunächst B.F. Skinner in den vierziger Jahren das Grundprinzip des Lernens am Erfolg (Operantes Konditionieren) entdeckt. Der Angstpatient konnte über mehrere Erfahrungsschritte lernen, dass es möglich ist, die erwartete Angstreaktion durch bestimmte Verhaltensweisen zu vermeiden. Aber es ist nicht befriedigend, Angstfreiheit über eine solche Vermeidungsreaktion zu erreichen, weil sich dadurch die Handlungsfreiheit und die Lebensqualität des Patienten immer mehr einengen. Vielmehr sollte sich, so ein neuerer Ansatz, der Angstpatient dem gefürchteten Objekt annähern. «Systematische Desensibilisierung» heißt diese Therapie aus den fünfziger Jahren von J. Wolpe. Patienten mit Angst wurden Schritt um Schritt mit der angstmachenden Situationen konfrontiert und zwar zuerst in der Vorstellung, danach in der Realität. Tatsächlich besserten sich die Phobien mit diesem Verfahren. Aber der Transfer in den Alltag war noch schwierig. Erst als I. Marks die Patienten mit der Angst auslösenden Situation direkt überflutete (*flooding*), stand eine Therapie bereit, die bis heute bei Ängsten angewandt wird.

Mit dieser «Konfrontationstherapie» wurde auch Gudrun W behandelt. Sie lernte bei der Begegnung mit einer Spinne zunächst, die Angst auszuhalten, und später den richtigen Umgang mit der Angst. Schließlich war sie, auch wenn sie allein war, in der Lage, den Anblick einer Spinne zu ertragen. Sie verspürte nur noch unterschwellige Angst. Das Ziel ist aber das völlige Verschwinden der Spinnenphobie; der Test dazu ist die Akzeptanz einer krabbelnden Spinne auf dem eigenen Körper.

Heute hat man für die einzelnen Angststörungen, die Depressionen und die Zwangsstörungen sehr spezifische Formen der Verhaltenstherapie entwickelt. Sie beruhen alle auf dem gleichen Prinzip: Negative «erlernte» Erfahrungen sollen mit Hilfe eines Therapeuten wieder «verlernt» werden (> Kapitel 12, Psychotherapie: die kognitive Verhaltenstherapie).

Neben dem Höhenschwindel oder der Spinnenphobie gibt es noch viele andere Phobien. Die Agoraphobie möchte ich besonders hervorheben, weil sie häufig zusammen mit Panikattacken (siehe unten) auftritt. Früher bezeichnete man mit diesem Begriff nur die Angst vor offenen Plätzen (griech. *agora*). Heute versteht man unter Agoraphobie zusätzlich die Angst vor Menschenmengen oder die Schwierigkeit, das eigene Haus zu verlassen, Geschäfte zu betreten oder mit dem Zug oder dem Flugzeug zu verreisen. Das soziale Leben bei einer Agoraphobie engt sich oft auf die eigene Wohnung ein. Wenn diese Patienten zusätzlich depressiv werden, leiden sie unter noch stärkeren Ängsten und ziehen sich ganz von der Umwelt zurück.

Nicht nur beim Bergsteigen oder beim Anblick einer Spinne haben viele Menschen natürliche – und manchmal eben auch krankhafte – Ängste, sondern auch bei besonderen Leistungsanforderungen. Jeder Vortragende und jeder Musiker kennt beim öffentlichen Auftritt die Angst vor dem Versagen. Er weiß aber auch, dass nur ein mittleres Erregungsniveau zu Höchstleistungen stimuliert. Zu viel Angst verschlechtert die Leistung – zu wenig Angst macht nachlässig.

Panikattacken

Bei der Phobie gelingt es uns in der Regel, den Stressor, auch wenn er zunächst verborgen bleibt, aufzudecken. Das ist bei Panikattacken anders. Panische Ängste haben einen viel komplexeren Auslösemechanismus. Der Stressor ist in der Regel unbekannt, und die Angst kommt oft aus heiterem Himmel auf einen zu, manchmal sogar im Schlaf. Überlastung, Konflikte und ein hohes Erregungsniveau können zwar das Auftreten der Ängste fördern, aber generell wird Dauerstress nicht wie bei der Depression als Ursache der Krankheit angesehen |12|.

Ausführlich habe ich in > Kapitel 2 die Stressreaktionen mit ihren Symptomen auf den verschiedenen Ebenen beschrieben. Die Angst in einer Gefahrensituation kann die letzten Reserven des Körpers mobilisieren, damit eine kritische Phase überstanden wird: Der Pulsschlag steigt, der Angstschweiß steht auf der Stirn. Zu den gleichen Reaktionen kommt es, wenn wir Angst im täglichen Leben haben – bei einem unangenehmen Gespräch, einer Prüfung oder gar dem Verlust eines geliebten Menschen. Können wir die neu entstandene Situation nicht bewältigen, so werden wir hilflos. Wir sind dann nicht mehr in der Lage, uns gegen die innere Erregung zu wehren, möchten fliehen und alles hinter uns lassen. Unsere Gedanken und Gefühle sind unkontrollierbar geworden.

Wenn sich diese Erregung zuspitzt, kann eine Panikattacke auftreten. Wenn solche Attacken sich häufen oder Ängste vor solchen Attacken («Erwartungsangst») aufkommen, spricht man in der Fachsprache von einer Panikstörung. Es ist eine Krankheit, die sehr häufig vorkommt und in Intervallen auftritt. Neben den Symptomen, die wir bei der Stressreaktion kennen gelernt haben, leiden die Panikpatienten vor allem an körperlichen Beschwerden. Die Anfälle dauern im Durchschnitt eine halbe Stunde, ihr Höhepunkt ist in wenigen Minuten erreicht. Ganz plötzlich tritt das Gefühl der Atemnot auf, man glaubt zu ersticken, atmet immer schneller. Tatsächlich kann dies so weit gehen, dass sich der Calciumstoffwechsel im Körper verändert, noch stärkere Luftnot und Taubheitsgefühle sind die Folge. Bei anderen geht die panische Angst mit Herzschmerzen oder Beklemmungsgefühlen einher; sie sind felsenfest davon überzeugt, dass sich bei ihnen gerade ein Herzinfarkt ereignet. Erst wenn sie in der Notfallambulanz untersucht worden sind, lassen sie sich beruhigen. Dieser Effekt hält aber nicht lange an, bei der nächsten Panikattacke alarmieren sie wieder den Notarzt. Sie interpretieren harmlose Körperereignisse als lebensgefährliche Zustände und geraten in eine Panikspirale, die sie allein nicht mehr durchbrechen können. Andere klagen primär über Beschwerden im Bauch, über Kribbel- oder Hitzegefühle, manchmal auch über Kälteschauer.

So schnell wie die Ängste gekommen sind, verschwinden sie auch wieder. Es ist nur zu verständlich, dass diese Patienten Angst vor der Angst haben – Erwartungsangst. Die Ängste gewinnen eine Eigendynamik. Für einige ist diese Angst vor einer neuen Panikattacke schlimmer als der Anfall selbst. Sie vermeiden alle Situationen, in denen eine Panikattacke auftreten könnte, etwa Räume mit großen Menschenmengen oder Kaufhäuser oder Flugzeuge. Solche potentiell auslösenden Situationen sind nicht die primäre Ursache der Panikattacken, sondern nur ein Glied in der Angstkette. Neben Panikattacken kommt es oft zur Entwicklung einer Agoraphobie; diese Symptome treten im späteren Krankheitsstadium fast immer gemeinsam mit den Angstanfällen auf; das Vermeiden von bestimmten Situationen wird zum aufrechterhaltenden Faktor der Angst.

Ich habe auch viele Patienten erlebt, die neben der panikartigen Angst an akuten Schwindelanfällen litten; manchmal allerdings trat der Schwindel ganz isoliert auf, und keiner dachte mehr an die auslösende Panikstörung. Diese Beobachtung nahm ich zum Anlass, eine Untersuchung an Patienten vorzunehmen, die primär wegen des Schwindels in eine neurologische Klinik eingewiesen wurden. Wir konnten tatsächlich nachweisen, dass bei einem Drittel der Patienten der Schwindel auf eine Panikstörung zurückzuführen war |71|. Diese Ergebnisse sind für die hausärztliche Praxis wichtig, denn nicht nur beim Schwindel, sondern auch hinter allen anderen erwähnten körperlichen Symptomen, die plötzlich auftreten, kann sich eine Panikstörung verbergen, ohne dass immer gleich auch über Angst geklagt wird. Eine ähnliche Situation werden wir bei der larvierten Depression kennen lernen; dort versteckt sich dann die Depression hinter körperlichen Symptomen (> Kapitel 8, S. 124).

Bei verschiedenen Angststörungen treten – ähnlich wie bei der Depression – im Verlauf vermehrt körperliche Erkrankungen, vor allem des Herzens und des Magen-Darm-Bereichs auf; oft kommt Migräne hinzu |81, 166|. Tatsächlich hat man auch schon bei der Panikstörung eine verringerte Herzfrequenzvariabilität (> Kapitel 7, S. 105f) gefunden |135|. Bei Angsterkrankungen müssen deshalb begleitende körperliche Krankheiten sorgfältig beobachtet werden.

Panikpatienten sind keinesfalls von der Struktur ihrer Persönlichkeit her immer ängstliche Menschen.

Rainer S war Torwart in einer bekannten Fußballmannschaft. Er kam zu mir, weil er seit einiger Zeit zunehmend unter nächtlichen Panikattacken litt; von Alpträumen und panischen Ängsten gequält, wachte er nachts auf. Sonst war er ein unkomplizierter, immer direkter Mensch. Besondere Empfindlichkeiten oder Ängstlichkeiten im täglichen Leben oder auf dem Sportplatz lagen ihm fern. Aber niemand, außer seinen Eltern und seiner Freundin, wusste von seinen nächtlichen Panikattacken. Ganz verwundert war ich selbst bei der ersten Begegnung mit Rainer S, als er mir sagte, dass bei ihm niemals der leiseste Anschein einer Angst auf dem Fußballplatz aufkam. Dabei hören wir soviel von der Angst des Torwarts beim Elfmeter – aber nicht bei Rainer S.

Dann, manchmal aus dem Schlaf heraus, ließen ihn aber die Panikattacken nicht mehr los. Mit einer kognitiven Verhaltenstherapie (> Kapitel 12) und Antidepressiva konnte ich ihn gut einstellen. Er versicherte mir, dass er unter der Medikation die Bälle genauso gut wie vorher gehalten habe.

Die Angst kann Menschen in ganz unterschiedlicher Weise gefangen nehmen, manchmal zieht sie sich wie ein roter Faden durch das ganze Leben, ein anderes Mal kann sie sich auf spezifische Themen, wie bei

Gudrun W auf Spinnen, beziehen, oder sie tritt nur zu bestimmten Zeiten auf wie bei Rainer S in der Nacht. Meistens durchdringen Angsterkrankungen das Leben eines Patienten nicht so langanhaltend und prägend wie eine Depression.

In den nächsten Kapiteln werde ich die biologischen Ursachen der Depression darstellen. Bei der Angst scheint das serotonerge System besonders anfällig zu sein. Durch Aktivierung des Serotonin-Stoffwechsels mit Serotonin-Wiederaufnahme-Hemmern (SSRI) kann man diese Fehlregulation kompensieren. Die SSRI sind eine Gruppe von Antidepressiva, die ihre Wirkung sowohl bei Angststörungen als auch bei Depressionen entfalten (> Kapitel 7, S. 72).Die bevorzugte Therapie bei leichten Panikstörungen ist allerdings die kognitive Verhaltenstherapie. Bei schweren Erkrankungen macht man sich den Synergieeffekt einer Psychotherapie und einer Pharmakotherapie zunutze |17, 18, 12|.

Traumatische Erfahrungen und ihre Folgen

Jeder kennt den Zustand, wenn unangenehme Erlebnisse sehr lange im Kopf hängen bleiben. Noch nach Jahren lassen einen die Erinnerungen an eine traurige Trennung von einem geliebten Menschen nicht los. In Alpträumen werden – scheinbar ewig – schulisches Versagen oder berufliches Scheitern wach gehalten.

Sehr schmerzliche Lebensereignisse, wie wir sie im vorigen Kapitel in > Liste 10 kennen gelernt haben, gehen an vielen Menschen nicht spurlos vorüber. Wenn Stressreaktionen nach einem belastenden Lebensereignis schon innerhalb eines Monats und nur vorübergehend auftreten, spricht man von einer Anpassungsstörung. Aber auch die Depression ist eine mögliche Folge |105, 204|, Herzkrankheiten oder andere körperliche Krankheiten können weitere Stufen sein.

Erlebnisse von stärksten Schrecken aber, wie Vergewaltigungen und fürchterliche Unfälle, Naturkatastrophen, Kriege und Terroranschläge, hinterlassen ganz eigene Spuren. Ohne Vorwarnung, von einem Moment auf den anderen, drängen diese in das Bewusstsein. In der Regel kommt es nach dem Trauma innerhalb von bis zu sechs Monaten zu solchen Folgeerscheinungen, zu einer posttraumatischen Belastungsstörung. Die anfänglichen körperlichen und seelischen Schmerzen werden immer wieder und für eine sehr lange Zeit mit starken Ängsten neu erlebt. Es ist zwar nur eine Minderheit von 10 bis 40 Prozent, die nach einer traumatischen Erfahrung an einer solchen Belastungsstörung erkrankt, dafür kann die Krankheit bei diesen Patienten sehr hartnäckige Folgen haben.

Hans F erlitt einen schweren Verkehrsunfall auf regennasser Strasse. Für ihn waren es die stärksten Ängste seines Lebens, als er nach einer kurzen Bewusstlosigkeit mit unerträglichen Schmerzen blutüberströmt aufwachte und ein Sanitäter ihm sagte, dass er wahrscheinlich sein eingeklemmtes Bein verlieren werde. Die Operationen verliefen schwierig, aber die Chirurgen konnten sein Bein retten. In den ersten Monaten war Hans F nur mit Arztbesuchen beschäftigt, dann aber merkte er, dass es ihm unmöglich war, auch nur als Beifahrer auf derselben Autobahn zu fahren, auf der sich der Unfall ereignet hatte. Wenn es regnete, weigerte er sich überhaupt, in ein Auto zu steigen, denn sofort, wenn die Zündung ansprang, war das Gefühl von Ohnmacht und Hilflosigkeit, wie bei dem Unfall, wieder in der Erinnerung. Wenn im Fernsehen Autounfälle kommentiert wurden oder er in der Zeitung etwas darüber las, erlebte er sofort panische Ängste. An solchen Tagen stand das Trauma messerscharf wieder vor seinen Augen. Hans F war im Straßenverkehr so sehr verunsichert, sein «Nervenkostüm» so gereizt, dass er das Autofahren ganz aufgab. Auch sonst zog er sich immer mehr zurück, seine Gefühle stumpften ab, er konnte nicht mehr gut schlafen, sich nicht mehr konzentrieren und wurde immer depressiver.

Hans F litt an einer posttraumatischen Belastungsstörung. Typisch sind das ständige Wiedererinnern des Unfalls und das Vermeiden der Situation, die das Trauma hervorrief. Auch die Übererregbarkeit und die Reizbarkeit sind wichtige Symptome der Krankheit; sie werden mit der Aktivierung des Sympathikus (> Kapitel 3) bei Stress in Verbindung gebracht. Aber anders als bei der Depression (> Kapitel 7, S.103) haben Patienten mit einer posttraumatischen Belastungsstörung einen niedrigen Kortisolspiegel |48|; darin zeigt sich vielleicht auch die Eigenständigkeit der Erkrankung. Sehr häufig tritt sie mit Angststörungen, einer Depression |204| oder mit körperlichen Symptomen gemeinsam auf, oder diese kommen später hinzu |191, 81|.

Die posttraumatische Belastungsstörung ist eine schwere Krankheit, und die Therapie gestaltet sich nicht so leicht wie bei anderen Angststörungen. Verhaltenstherapie und Antidepressiva sind die wichtigsten Optionen; sie sollten kombiniert angewandt werden; aber man darf einen Erfolg nicht zu schnell erwarten. Über den Umgang mit Menschen, die gerade ein akutes Trauma erlebt haben, gibt es zu wenig Forschung. Es ist zum Beispiel keineswegs sicher, ob die psychologische Hilfe unmittelbar nach dem Trauma sinnvoll ist.

Mit Hans F diskutierte ich auch die EMDR-Methode (*eye movement desensitization and reprocessing*), die Desensibilisierung und Neuorientierung der Augenbewegungen, über die man zur Zeit viel spricht und die als «emotionale Therapie» gepriesen wird |190|. Sie ist aber nichts anderes als eine Variante des Konfrontationsverfahrens im Rahmen der Verhaltenstherapie. Hans F war aufgeschlossen und bereit, alle neuen Therapien zu nutzen. Ich überwies ihn zu einem speziell geschulten Therapeuten. Er sollte sich zunächst in der ersten Sitzung eine Szene seines Unfalls vorstellen. Dann folgte er der Hand des Therapeuten vor seinen Augen, wodurch so genannte schnelle Augenbewegungen, die auch in der Traumphase des Nachtschlafes auftreten, ausgelöst wurden (man kann dies auch durch andere Techniken erreichen). Dieser Vorgang soll solange wiederholt werden, bis die Angst erkennbar nachläßt. Ist dieser Schritt erreicht, wird der Patient motiviert, die negativen Erinnerungen an das Trauma mit einem positiven Gedanken zu verknüpfen, während der Therapeut weiterhin die Augenbewegungen aktiviert.

Die bisherigen wissenschaftlichen Untersuchungen zu diesem einfachen Verfahren können noch nicht abschließend beurteilt werden, weil ein Scheineffekt bei dem Verfahren nicht auszuschließen ist. Erfolge mit der EMDR-Therapie halten häufig nicht so lange an wie bei einer üblichen kognitiven Verhaltenstherapie (> Kapitel 12). Selbst die Entdeckerin des Verfahrens bedauert, dass nach 12-jähriger Anwendung der Therapie noch kein sicherer Nachweis der Wirksamkeit erfolgt ist |192|. Auch ist der mögliche Mechanismus dieser Methode noch gar nicht richtig verstanden.

Bei Hans F kam es mit der EMDR-Methode nur zu einer kurzfristigen Besserung, und ich musste nach diesem Versuch auf die klassischen Therapieverfahren der Verhaltenstherapie, bei denen er mit dem Traumaerlebnis in bildlichen Vorstellungen konfrontiert wurde, zurückgreifen; nach einigen Monaten stellte sich eine langsame Besserung ein.

Zukunftsängste

Der Soziologe R. Sennet hat sich in seinem Buch *Der flexible Mensch* mit den Konflikten für den Einzelnen und den gesellschaftlichen Folgen, die durch die Globalisierung ausgelöst werden, auseinandergesetzt |189|. Die berufliche Mobilität, das hohe Risiko im Arbeitsleben, das Fehlen anhaltender persönlicher Bezüge stehe im Gegensatz zum menschlichen Charakter, der auf Langfristigkeit, Verlässlichkeit und Entwicklung angewiesen sei. Das halt- und richtungslose Dahintreiben der Zeitgenossen nennt er Drift; es sei das gesellschaftliche Merkmal unserer Zeit.

Auf der Grundlage dieser Theorie können wir die gesellschaftlichen Ängste vieler Menschen verstehen. Die Sechzigerjahre-Revolte gegen das Establishment hatte vielen eine große, nie gekannte Freiheit gegeben. Eine neue Rollenverteilung zwischen Mann und Frau, Emanzipation und Selbstverwirklichung prägten das Zusammenleben. Jeder sollte seine Art zu leben nach seinen Wünschen wählen können, ohne stigmatisiert zu werden; jeder war aber auch dem Risiko ausgesetzt, tief zu fallen und zu scheitern. Diese neue Welt ist aber nach Sennet auch sehr zerbrechlich und – ohne die alten zwar starren, aber verlässlichen Normen – schwieriger zu meistern als früher. Und sie löst neue gesellschaftliche Ängste aus.

Anna K hatte ihre Rolle als selbständige Frau voll ausgelebt, musste aber auch das Auseinanderfallen der Familie und den Verlust der sozialen Bindungen schmerzlich erleben (> Kapitel 1). Einsamkeit und Orientierungsverlust waren die Folge. Schließlich war die Mehrfachbelastung durch Beruf und Familie für sie nicht mehr tragbar. Immer schneller kamen Veränderungen, an die sie sich anpassen musste. Berufliche Überforderung, Ehescheidung, Sorgen um die Erziehung des Sohnes und die kompromisshafte Suche nach einem neuen Partner waren die Folge. Das Anpassungssyndrom, so wie es Selye beschrieben hatte, kippte bei ihr schließlich in ein Erschöpfungssyndrom um. Die Folge – entsprechend unserer Stresshypothese – waren zunächst der Dauerstress und dann die StressDepression.

In der letzten Zeit konnte ich eine späte Folge der gesellschaftlichen Veränderung seit 1968 häufiger beobachten: Frauen, die sich bewusst für ein eigenständiges Leben entschieden hatten und auch als Single leben wollten, verloren dann, wenn sie nicht fest im Berufsleben verankert waren, im Alter zwischen fünfzig und sechzig ihre Sicherheit und wurden oft depressiv.

Der direkte Zusammenhang zwischen dem angstmachenden gesellschaftlichen Druck und psychischen Erkrankungen ist wissenschaftlich schwer nachzuweisen, auch wenn sich die Häufigkeit der Depression im letzten halben Jahrhundert leicht erhöht hat (> Kapitel 6, Wie viele Menschen sind depressiv?). Die Gegenwart wird seit vielen Generationen immer als hektisch, oberflächlich, dekadent und gefährdet erlebt. Worauf können wir uns noch verlassen? Eine Partnerschaft oder eine Familie kann schnell wieder zerbrechen. Das Ende einer Karriere lauert hinter jeder Ecke; auch die Elite kann sich nicht mehr in Sicherheit wiegen. Die Unsicherheit am Arbeitsplatz, besonders die Angst vor der Arbeitslosigkeit und die hohen Anforderungen, sind zu einem dominanten Stressor geworden (> Kapitel 4, Der Druck der Arbeitswelt). Gerade wurden in der großen McKinsey-Online-Umfrage die Zukunftsängste der Deutschen untersucht: Die Sorge um den Arbeitsplatz wurde an erster Stelle genannt. Jeder zweite hat Angst um seine Arbeitsstelle. Mit diesen Ängsten sinkt auch die Lebenszufriedenheit (> Kapitel 10, Checkliste 18, S. 173).

Diejenigen, die einen Job haben, arbeiten immer mehr. Sie sind in ständiger Hetze. Es gibt einen Widerspruch: Statistisch haben wir immer mehr freie Zeit; fünf Stunden täglich stehen uns durchschnittlich für Sport, Medien, Kultur, Konsum und gesellschaftliches Zusammensein zur Verfügung |9|. Aber es klagen immer mehr Menschen über einen vollen Terminkalender, selbst Schulkinder geraten aufgrund ihrer vielen geplanten Freizeitaktivitäten schon in Terminnot. Wir haben Angst, etwas zu verpassen, versuchen ständig, mehrere Sachen gleichzeitig zu machen, damit wir uns nicht für eine entscheiden müssen. Die Konzentration auf den Augenblick ist verloren gegangen, die Gelassenheit auch (> Kapitel 10, S. 174).

Nicht nur bei Anna K hatte die Lösung von traditionellen Bindungen in den siebziger und achtziger Jahren Spuren hinterlassen. Die junge Generation heute wird von dem gesellschaftlichen Umbruch noch härter getroffen. Frauen sind selbstverständlich unabhängig und verdienen ihr eigenes Geld, aber oft unter sehr schwierigen Umständen. Der schwächelnde Arbeitsmarkt fordert von beiden Partnern Mobilität. Junge Paare sehen sich manchmal nur am Wochenende; alle liegen gebliebenen Arbeiten der Woche können erst jetzt erledigt werden. Zeit zum gemeinsamen Ausspannen bleibt nicht. Das Geld ist überall knapp, und trotz guter Qualifikation gibt es keine Sicherheit für die Zukunft. Junge Paare überdenken das Familienmodell, weil viele Frauen sich nicht zwischen Mutterrolle und Karriere entscheiden können; bei anderen wird der Wunsch nach gemeinsamen Kindern immer wieder verschoben oder ganz aufgegeben. Nicht selten stehen schon diese jungen Paare unter Dauerstress; gesellschaftlicher Druck und Angst vor der Zukunft sind die Ursache (> Kapitel 11, Einstellungen konstruktiv und positiv ändern).

6. Kapitel | Die verschiedenen Formen der Depression

Nicht jede traurige Verstimmung im Leben darf mit einer Depression gleichgesetzt werden. Trübe Gedanken gehören zum Alltag, sie vergehen auch schnell wieder. Eine berufliche Enttäuschung wird durch neue Aktivitäten verdrängt; einen Liebeskummer heilt die Zeit, die neue Liebe macht alles vergessen. Beim Verlust oder Tod eines nahen, geliebten Menschen ist die Trauer tief und lang anhaltend; sie dauert oft wirklich ein ganzes Jahr. Wir können aber voraussagen, dass sich die Stimmung fast immer wieder aufhellt (siehe aber > Kapitel 4, Lebenseinschnitte und Schicksalsschläge). Eine traurige Verstimmung, auch wenn sie momentan noch so tief sitzt, bezeichnen wir nicht als Krankheit.

Robert Burton hat die Depression in *Anatomy of Melancholy* 1621 erstmals ausführlich beschrieben. Er war Theologe am Oxforder Christ Church College und wurde durch dieses Buch, das alles zusammentrug, was man damals aus Medizin, Philosophie, Dichtung und Theologie über die Schwermut wusste, berühmt. Der Mensch kann dieser Melancholie, die sich in der Seele so fest einnistet, nicht entkommen – das ist eine Botschaft des noch heute lesenswerten Buches |30|. Es war ein langer Weg von Burtons Melancholie bis zu den heutigen Depressionsdiagnosen. Damals waren in dem Begriff Melancholie noch alle anderen psychischen Erkrankungen miterfasst. Im 19. Jahrhundert festigte sich dann die Gewissheit, dass seelische Krankheiten ihren Ursprung im Gehirn haben. Die wichtigen Gehirnforschungen über psychische Krankheiten begannen. Der Psychiater Emil Kraepelin trennte dann 1913 das «manisch-depressive Irresein» von den anderen seelischen Krankheiten ab |115| und beschrieb damit in Grundzügen erstmalig die Krankheit, die wir heute als «bipolare Störung» (siehe unten) bezeichnen.

Depressionsdiagnosen

Wir haben bisher nur Menschen kennen gelernt, bei denen sich eine Depression aus der zurückliegenden Lebensphase entwickelt hat. Wir konnten miterleben, wie die Depression aus dem Dauerstress heraus entstand – die StressDepression. Ganz anders erleben wir Menschen, die von heute auf morgen, ohne erkennbaren Anlass, depressiv werden. Diese Form der Depression nannte man früher Melancholie und später endogene Depression. Sie hat ein typisches Erscheinungsbild: sie tritt in Phasen auf. In ganz unregelmäßigen Abständen erleben die Menschen depressive Phasen. Sie können Tage, aber auch Wochen und Monate, manchmal sogar Jahre andauern. Statistisch hält eine solche Phase im Durchschnitt mehrere Monate an. Bei einigen Menschen tritt auch nur eine Phase im Leben auf, bei anderen können es zehn und mehr sein; im Durchschnitt sind es fünf Phasen im Leben. Sie treten in der ersten Lebenshälfte häufiger als in der zweiten auf.

Wie ist es möglich, fragen wir uns immer wieder, dass eine Depression plötzlich auf einen zukommt, dass sie wie aus heiterem Himmel da ist und dann am Ende der Phase genauso schnell wieder verschwinden kann? Mir sagte ein Patient: «Es ist, als wenn ein Schalter umgelegt wird.» Einen Grund können wir bei dieser Form der Depression in vielen Fällen nicht ausfindig machen. Aus Zwillings- und Adoptionsstudien wissen wir heute, dass die Neigung zur Depression zumindest teilweise vererbt ist. Deshalb muss man sehr genau nach Depressionen in der Familiengeschichte fahnden. Beispielsweise erkranken bei der wiederkehrenden Depression 50% der eineiigen Zwillinge. Das weist einerseits auf die hohe Erblichkeit dieser Erkrankung hin, beweist andererseits aber auch, dass Umweltfaktoren bei der Depression eine wichtige Rolle spielen. Oder: Wenn neben einem Elternteil auch schon ein Großelternteil an einer Depression erkrankt war, ist das Risiko für die Kinder, auch an einer Depression zu erkranken, deutlich höher.

Der Psychiater kann die vielen Depressionsformen nicht am äußeren Erscheinungsbild unterscheiden; auch nicht an der Weise, wie sich die Gefühle äußern, sondern nur durch das Kennenlernen der Lebensgeschichte und die genaue Analyse möglicher Stressereignisse. Auch wenn man die neurobiologischen Achsen (> Kapitel 7) dieser Depressionsvarianten genau untersucht, findet man keine Unterschiede; die Stresshormon-Achse ist bei allen depressiven Menschen gleichermaßen gestört.

Nach dem internationalen medizinischen Sprachgebrauch |96| stellt man bei allen Depressionen, die wiederholt auftreten, unabhängig von

den möglichen Ursachen, die Diagnose «rezidivierende (wiederkehrende) depressive Störung». Wenn eine Depressionen nur einmal im Leben auftritt, bezeichnet man dies als «depressive Episode» (synonym:
depressive Phase). Diese beiden Diagnosen sind der gemeinsame Nen-
ner, auf den sich die Experten zur Beschreibung der Depressionsdiagno-
sen einigen konnten, obwohl es so viele Varianten gibt.

Eine neue Variante ist die wiederkehrende kurze Depression *(recur-
rent brief depression)*. Dies ist eine Krankheit, die erst zwei Jahrzehnte
lang bekannt ist. Kurze depressive Episoden treten in einem regelmäßi-
gen Rhythmus, manchmal sogar im Stundentakt auf. Meistens dauern
die Episoden einige Tage. Wenn mindestens einmal pro Monat eine kurze
Depression auftritt, muss man an diese Krankheit denken. Das Besondere daran ist nun, dass diese kurzen depressiven Einschnitte außerordentlich heftig sein können und manchmal sogar mit Selbstmordabsichten gekoppelt sind. Diese Depressionen sind dann aber rasch wieder
verflogen; auch die Umgebung hakt das «Stimmungstief» schnell ab,
irgendein Anlass für das jeweilige Tief findet sich immer. An eine Krankheit, gegen die man ja etwas tun kann, denkt dann niemand mehr.

Die wiederkehrende kurze Depression darf wiederum nicht mit der
Missstimmung oder traurigen Stimmung in Abhängigkeit vom hormonellen Zyklus der Frau, der prämenstruellen Depression, verwechselt
werden.

Warum Depressionen so häufig in Phasen auftreten, wissen wir nicht;
es liegt nahe, an eine genetische Ursache zu denken (> Kapitel 7). Unser
ärztlicher Einfluss muss sich auf die Therapie und Prophylaxe dieser Depressionen beschränken.

In dem beschriebenen Diagnosesystem werden die Ursachen der Depression nicht berücksichtigt. Mir geht es aber in diesem Buch gerade
darum, dass bei unseren Patienten die häufigste Ursache der Depression, nämlich der Stress, immer im Auge behalten wird, damit er so früh
wie möglich erkannt und abgefangen werden kann. Dazu hat die
Psychologie in den letzten beiden Jahrzehnten gute Verfahren entwickelt
(> Kapitel 10). Wir können jetzt Patienten mit einer StressDepression
viel besser verstehen und ihnen gezielte Hilfe zukommen lassen. Das
Wissen um die Zusammenhänge zwischen Dauerstress und Depression
ist für die Therapie des depressiven Patienten unverzichtbar.

Vor Einführung unseres heutigen Diagnosesystems gab es bis in die siebziger Jahre hinein noch die Diagnose «reaktive Depression». Dies war eine Depression, die sich in Zusammenhang mit «äußeren Ereignissen» entwickelte. Die reaktive Depression kann als eine Untergruppe der StressDepression angesehen werden.

Die StressDepression können wir in dem genannten Diagnosesystem als «depressive Episode» oder, wenn sie mehrmals auftritt, als «rezidivierende depressive Störung» diagnostizieren. Leider lässt sich gerade die Vorphase der StressDepression mit ihren Symptomen des Dauerstress nicht in diese offiziellen Diagnosevorgaben |51, 93| einzwängen. So wird der Dauerstress bei der Diagnosestellung oft übersehen und die StressDepression wird viel zu spät erkannt.

Ich betreute über eine lange Zeit eine Patientin, die bis zu ihrem 30. Lebensjahr schon fünf depressive Phasen erleben musste. Die Ursache war gewiss kein Dauerstress. Sie war wohlbehütet in ihrem Elternhaus aufgewachsen und fühlte sich dort auch wohl; sie war auch sonst keinen besonderen Belastungen ausgesetzt. Nach ihrem Abitur studierte sie Jura und wechselte den Studienort mehrmals. Aber jedes Mal bei einem Umzug und auch bei einem Studienaufenthalt im Ausland trat ein nicht enden wollendes Heimweh auf, das dann in eine ernste Depression überging. Sie fühlte jedes Mal eine absolute Einsamkeit und danach eine tiefe Traurigkeit. Für sie war dieser Trennungsschmerz ein Stressor.

Wir wissen, dass es bei der wiederkehrenden Depression Auslöser für die Erkrankung gibt. Das kann, wie bei unserer Jurastudentin, Heimweh sein, aber auch eine schwere Krankheit eines Familienangehörigen oder ein Partnerproblem. Auf jeden Fall sind negative einschneidende Lebensereignisse oder andere Stressoren ein Risiko für das Auftreten einer Depression. Ein weiteres Risiko sind hormonelle Umstellungen bei der Frau. So werden 5 Prozent der Schwangeren depressiv, und bis zu 15 Prozent der Mütter geraten in den ersten zwei Monaten nach einer Geburt in eine Wochenbettdepression.

Es gibt also eine weitere Depressionsvariante, die nach einem Auslöserereignis auftritt. Wahrscheinlich sind besondere genetische Dispositionen dafür verantwortlich, dass unterschiedlich starke Stressoren verschiedene Formen der Depression auslösen. Für den Zusammenhang zwischen Umweltreizen einerseits und der individuellen Veranlagung andererseits liegen jetzt erstmals sogar experimentelle Beweise aus der Genetik vor; sie konnten kürzlich in einer weiteren Studie bestätigt werden |38|. Es gibt auch Menschen, die bei noch so schweren Lebensereignissen und noch soviel Stress nicht depressiv werden; sie haben keine angeborene Disposition zur Depression. Allerdings wissen wir nicht, ob das Schicksal sie auch vor den anderen Risiken körperlicher Erkrankungen (> Kapitel 8) bewahrt.

«Es würgt mir den Hals – die Depression ist wieder da»

Diesen Schrei hörte ich noch lange. «Es würgt und würgt mir den Hals, die Depression ist wieder da!» Dann war es lange still. Der Anruf kam von Grace S aus Ischgl in Österreich, einem Skiort mit viel Trubel, in dem sie mit einer Studentengruppe, wie in jedem Jahr, für zwei Wochen Urlaub machte.

«Was ist passiert?», fragte ich besorgt. Erst nach einer sehr, sehr langen Pause sagte sie mit leiser Stimme: «Ich kann nicht mehr mit den Freunden auf die Idalpe. Sie fahren dort jetzt allein Ski. Ich will nicht mehr. Seit drei Tagen bin ich schon unten im Dorf geblieben. Ich konnte nicht einmal die Vorhänge mehr aufziehen und bin im Bett geblieben. Was soll ich bloß tun? Helfen Sie mir doch!»

«Was geht denn in Ihrem Kopf vor?», wollte ich wissen. «Es ist alles grau. Ich kann an gar nichts mehr denken. Ich will wirklich nicht mehr, am liebsten möchte ich tot sein», antwortete sie verzweifelt. «Vor zwei Jahren haben wir auch alles wieder hinbekommen. Nach vier Wochen waren Sie wieder gesund. Ich bin sicher, dass wir es wieder schaffen.» «Diesmal ist es viel schlimmer, diesen entsetzlichen Würgegriff am Hals kenne ich nicht, und der Druck auf der Brust ist unerträglich. Es kann noch so schön sein um mich herum – ich kann mich an gar nichts freuen.» Und dann weinte sie bitterlich.

«Ist einer Ihrer Freunde bei Ihnen, ich möchte einen von ihnen sprechen.» «Nein, ich will keinen um mich haben, auch nicht meinen Freund. Ach, Sie können mir sowieso nicht helfen, und ich schwöre Ihnen: Ich nehme nie wieder Tabletten.»

Ich verstand ihre schwierige Situation: Sie rief um Hilfe, gleichzeitig kapselte sie sich völlig ab, unfähig zu jedem Kontakt. Ich musste aktiv werden.

Grace S rückte nach langem Zögern doch die Handynummer ihres Freundes heraus. »Das ist doch nur wieder so eine Macke«, meinte dieser zu Beginn unseres Gesprächs. Er hatte gar nicht daran gedacht, dass es eine Depression sein könnte. Es gelang mir, ihm klar zu machen, wie ernst die Situation war und dass seine Freundin nicht allein bleiben durfte. Er verstand, dass der Urlaub abgebrochen werden musste. Am nächsten Abend waren sie beide in meiner Sprechstunde. Grace S war eine 25-jährige, aufgeschlossene Medizinstudentin. Ihre Eltern waren Ärzte. Zwei Jahre zuvor erlebte sie eine erste Depressionsphase. Sie klagte damals vor allem über den fehlenden Antrieb, wollte die Semesterkurse nicht mehr besuchen. Gerade die Innere Medizin interessierte sie sehr, aber sie schaffte es nicht mehr, die vielen Syndrome auseinanderzuhalten. Sie konnte sich einfach nicht konzentrieren. Dann schwänzte sie die Kurse. Die Eltern kamen erst auf die Idee, dass bei ihr eine Depression vorliegen müsse, als sie immer weniger aß und sich die Stimmung von Tag zu Tag verschlechterte. Sie trennte sich von ihrem damaligen Freund.

Eine besondere Belastung in ihrer Lebensgeschichte oder in der jüngsten Vergangenheit konnte ich nicht erkennen. Das Krankheitsbild war schon damals ganz typisch von trauriger Verstimmung und Hoffnungslosigkeit geprägt. Ihr Selbstvertrauen war verloren gegangen und, wie mir ihre Eltern erzählten, ihr sonst so munteres Wesen war gar nicht mehr wiederzuerkennen. Diesmal saß die Depression noch tiefer. Besonders beunruhigend waren ihre Selbstmordgedanken.

Gedanken an den eigenen Tod sind ein sehr ernstes Zeichen. In Deutschland suizidieren sich jährlich 11 000 Menschen. 90 Prozent von ihnen sind aus den verschiedensten Gründen in einem depressiven Zustand, 10 Prozent sind nicht depressiv, sie leiden entweder an einer Persönlichkeitsstörung oder einer Schizophrenie oder sind alkoholabhängig. Bis zu 15 Prozent der Depressiven begehen Selbstmord. Mit zunehmendem Alter nimmt die Suizidrate zu. Die Zahl der Selbstmordversuche, die um ein Vielfaches höher liegt, ist in diesen Zahlen nicht eingerechnet. Die Depression ist also nicht nur auf Grund der möglichen Entwicklung von körperlichen Erkrankungen, sondern auch wegen der hohen Selbstmordrate so gefährlich.

Meistens können Arzt und Patient die Gedanken, die um den Freitod kreisen, gemeinsam wieder ordnen, aber manchmal gelingt dies auch nicht. Es gibt leider keine Psychiaterbiographie ohne Suizide von depressiven Patienten.

Nachdem ich Grace S in einer ersten Phase einer Depression erlebt hatte und sich auch diesmal wieder eine deutlich abgegrenzte Depression entwickelte, stellte ich die Diagnose einer wiederkehrenden Depression. Mehrere Gespräche und die Gabe eines Antidepressivums befreiten sie nach ungefähr drei Wochen aus der depressiven Klammer. Sie sollte aber das Medikament für ein halbes Jahr zum Schutz vor Rückfällen weiter einnehmen. Auch wenn sie nach wenigen Wochen wieder gesund war, wollte ich vorsichtig sein und einen Rückschlag unbedingt vermeiden; im ersten halben Jahr treten diese besonders häufig auf. Man kann eine erneute Depression am sichersten vermeiden, indem man das Antidepressivum über mindestens sechs weitere Monate verordnet, am besten im Rahmen einer begleitenden Psychotherapie (> Kapitel 12). Die Einsicht in das Krankheitsgeschehen und eine positive Einstellung zu notwendigen medikamentösen Maßnahmen wird dadurch gefördert. Mit Zögern stimmte Grace S dieser Strategie zu.

Über die sechsmonatige Erhaltungstherapie hinaus gibt es noch einen weiteren medikamentösen Schutz, um womöglich weiteren depressiven Phasen vorzubeugen. Nach dem Auftreten einer zweiten depressiven Episode sollte man deshalb mit dem Patienten besprechen, ob eine Langzeittherapie sinnvoll ist (> Kapitel 12, S. 214–216). Auch Grace S musste ich am Ende des ersten halben Therapiejahres darüber aufklären. Das war ein schwieriges Gespräch, weil sie sich für oder gegen eine Langzeittherapie, die über Jahre andauert, entscheiden musste.

Körperliche Beschwerden bei der Depression

Traurig, hoffnungslos, ohne Antrieb, unfähig sich zu freuen, die immer gleichen negativen Gedanken in einer Endlosschleife – so sieht die Stimmung in einer Depression aus. Sie hält vom Morgen bis zum Abend an, Tag für Tag, es bleibt dunkel. Bei Grace S haben wir einen Ausschnitt davon gesehen. Eng verwoben mit den seelischen sind die körperlichen Symptome, die wir in > Checkliste 4 (S. 28) kennen gelernt haben.

- Schlafstörungen sind oft die ersten Anzeichen einer Depression und müssen immer sehr ernst genommen werden. Zwei oder mehr Stunden vor der gewohnten Zeit wachen depressive Patienten auf; in diesen frühen Morgenstunden wird die Depression besonders schwer empfunden. Es ist das Morgentief der Depressiven. Der Schlafrhythmus ist bei ihnen gestört. Schon vor dreißig Jahren hatte der Psychiater W. Schulte dies zum Anlass genommen, aktiv in den Schlaf Depressiver einzugreifen. Er ließ zweimal wöchentlich die Patienten nachts nicht schlafen. Viele Patienten fühlten sich dann am nächsten Morgen besser. Schlafentzugstherapie (synonym: Wachtherapie) ist trotz dieser Einschränkung eine wertvolle Therapieergänzung (> Kapitel 12, S. 217).

- Ein Zehntel der depressiven Patienten hat nicht zu wenig, sondern zu viel Schlaf. Die Ursachen für dieses Phänomen sind unbekannt.

- Appetitlosigkeit ist eine sehr häufige Begleiterscheinung der Depression. Wenn dann nicht zügig behandelt wird, kommt es manchmal innerhalb von wenigen Wochen zu drastischen Gewichtsabnahmen.

- Früh sinkt bei Depressiven auch das Interesse an der Sexualität. Deswegen ist in der ärztlichen Praxis die Frage nach der Libido so wichtig, denn oft bringen die Patienten die fehlende Freude am Sex gar nicht mit ihrer Depression in Verbindung und sind dann durch ein klärendes Gespräch beruhigt, dass sich nicht noch ein weiteres Problemfeld aufgetan hat.

- Ein wichtiger Komplex, der bei Depressiven eine große Rolle spielt, sind die Beschwerden und Schmerzen in allen Organen und Körperbereichen. Rund 60 Prozent der depressiven Patienten, vor allem Frauen, leiden daran. Am häufigsten sind es Rücken- und Kopfschmerzen, Magenbeschwerden und Verdauungsprobleme; sie treten bei Depressiven zwei- bis dreimal häufiger als bei Gesunden auf.

- Bei anderen Patienten verlagert sich der empfundene Schmerz ganz auf das Herz. Es treten neben Herzrhythmusstörungen zusätzlich Herzängste auf, die sich bis zur Panik steigern können. Für Grace S waren das Druckgefühl und die Enge in der Brust und am Hals unerträglich.

▪ Ganz als körperliches Symptom wird von Depressiven auch das allgemeine Krankheitsgefühl, das sich in Kraftlosigkeit, Energieverlust und Erschöpfung ausdrückt, empfunden.

Oft verschlimmern sich unter einer Depression bereits vorhandene leichte körperliche Beschwerden, so etwa Rücken- und Nackenschmerzen oder Atembeschwerden. Dieser gesamte Komplex erscheint mir besonders wichtig, weil ich in diesem Buch auf die engen Zusammenhänge zwischen Stress, Depression und Körperbeschwerden hinweisen möchte. (Die schweren Krankheiten, die infolge einer Depression auftreten können, werden in > Kapitel 8 beschrieben.)

Es gibt kein Organ des menschlichen Körpers, das durch eine Depression nicht in Mitleidenschaft gezogen werden könnte. Und individuell hat jeder Mensch, bei dem eine Depression auftritt, sein bevorzugtes Organsystem, das sich dann bemerkbar macht. Manchmal können bei depressiven Patienten diese körperlichen Symptome ganz im Vordergrund stehen, noch vor der Traurigkeit oder der Antriebslosigkeit. Dann kann der nicht so erfahrene Arzt in seinem diagnostischen Bemühen fehlgeleitet werden und er startet die richtige antidepressive Therapie zu spät. 20 Prozent dieser Patienten werden niemals als depressiv erkannt.

Manie und Depression – die bipolare Störung

Die wiederkehrende Depression, gerade wenn sie von Selbstmordabsichten begleitet wird, ist für den behandelnden Arzt eine große Herausforderung. Das gilt auch für die Forschung, sie ist den Ursachen dieser Krankheit schon ein ganzes Stück näher gekommen. Die einzelnen Episoden geben dem Forscher eine gute Möglichkeit, den Stoffwechsel bei dem gleichen Patienten einmal in der Depression selbst und dann wieder in der anschließenden Erholungsphase zu messen. Ich komme später darauf zurück.

Es ist für einen Außenstehenden schon schwer genug, sich in die Gedankenwelt des Depressiven, der vorher ganz gesund war, hineinzuversetzen. Es gibt aber eine Krankheit, bei der diese Gegensätze zwischen gesund und krank noch extremer sein können, nämlich die bipolare Störung. Die Stimmungen werden bei dieser Krankheit in ihren beiden

Polen ausgelebt: Manie und Depression. Es ist ein Krankheitsbild mit oft höchster Dramatik in der Manie und anschließendem tiefen Fall in die Depression. Diese Krankheit nannte man früher manisch-depressives Irresein.

Franz M war ein Angestellter in einer Privatbank. Es gab nie Klagen über ihn, weder von seinem Arbeitgeber noch in seiner Familie. Er freute sich auf den Sonntag, an dem er mit den beiden Söhnen von elf Uhr bis zum Mittagessen Fußball spielen konnte. Seine Frau sagte nur einmal: «Ein bisschen mehr Pfeffer täte ihm schon gut, manchmal ist er mir wirklich zu langweilig.» Ich hatte ihn das erste Mal gesehen, um eine leichte Depression zu behandeln. Eine weitere depressive Phase nach drei Jahren war nach einigen Wochen überwunden.

Für Franz M war Segeln das wichtigste Hobby. In den Schulferien mietete sich die Familie schon seit Jahren ein Ferienhaus am Bodensee, und die Segeltörns brachten auch den beiden Jungen viel Spaß. Dann kam das Jahr, an dem er den Urlaub dort kurzfristig absagte und die Familie mit einer neuen Idee überraschte: «Dieser Bodensee ist mir zu lasch, wir fahren nach Dänemark. Ich habe die Yacht schon gemietet. Wir machen einen Ostseetörn.» Freude bei den Söhnen, großes Staunen bei der Frau. Sie fuhren also gen Norden. «Überhol den BMW doch von rechts, er ist zu lahm», spornte sein Sohn vom Hintersitz ihn an, und Franz M tat es mit Begeisterung. So etwas hatte seine Frau bei ihm noch nie erlebt. Er war sonst ein korrekter Autofahrer.

Nun war Franz M also zum ersten Mal ein Kapitän zur See und kommandierte seine Mannschaft. Sie waren bald auf dem offenen Meer. Nach einiger Zeit näherte sich eine dunkle Gewitterfront. Seine Frau bat ihn eindringlich umzukehren. Noch hätten sie zur Küste abdrehen können. Aber Franz M tat das Gegenteil, fuhr immer weiter hinaus. «Ich suche den Kampf mit den Göttern!» Nun waren sie mitten im Gewitter; das Boot drohte zu kentern. Und immer wieder schrie er in das Tosen der Wellen hinein:»Neptun bin ich, ich siege!» Nur mit großen Mühen wurden sie durch ein Boot der Küstenwacht gerettet.

Franz M war in eine manische Phase geraten. Solche Manien treten ganz plötzlich auf, sie explodieren dann förmlich. Für Ärzte ist es oft schwer, gegen den starken Willen eines Manikers eine Therapie zu beginnen. Der fühlt sich nämlich nicht krank – im Gegenteil. Franz M fühlte sich «göttlich». Oft gewinnt in der Manie leider auch aggressives Verhalten die Oberhand.

Nachdem bei Franz M die Manie zum ersten Mal aufgetreten war, musste ich jetzt die Diagnose erweitern: Er hatte nun eine bipolare Störung.

Bei dieser Krankheit wechseln Depressionen und Manien meistens sehr unregelmäßig, manchmal aber auch in einem bestimmten Rhythmus ab. Zur Verhütung weiterer Episoden empfehlen wir bei dieser Krankheit heute Stimmungsstabilisierer. Unter ihnen ist das Lithium am wichtigsten, das 1949 von dem Australier Cane durch Zufall entdeckt wurde. Das Jahr 1949 gilt daher auch als das Geburtsjahr der modernen Therapie mit Psychopharmaka. Die Begegnung mit einem euphorischen Maniker kann sehr mitreißend sein. Oft aber hat sein Verhalten verheerende Folgen. Das gesteigerte Selbstwertgefühl, das an Größenwahn grenzen kann, oder das gereizt-aggressive Verhalten werden für die Umwelt schnell unerträglich. Maniker geben wahllos ihr Geld aus – plötzlich steht ein neues Auto vor der Haustür – und können ihre Selbstachtung dann wieder ganz schnell verlieren. Die natürliche Distanz in der Begegnung mit Menschen geht verloren, sexuelle Schranken werden überschritten. Oft musste ich hilflos zusehen, wie die Manie Beruf und Familie zerstörte, und das unwiderruflich.

Sechs Prozent aller wiederkehrenden Depressionen entwickeln sich zu bipolaren Störungen. Die Zahl steigt aber bis auf 20 Prozent, wenn man auch die Patienten miterfasst, die nach einer depressiven Episode eine leichte manische Nachschwankung oder überhaupt nur eine sehr milde Form der Manie zeigen. Dies zu erkennen ist aber sehr wichtig, weil sich die langfristige Therapie einer bipolaren Störung grundsätzlich von der einer wiederkehrenden Depression unterscheidet. Gerade gegen die bipolare Störung sind in den letzten Jahren sehr hilfreiche neue Therapien entwickelt worden |18|.

Ähnlich wie es bei der wiederkehrenden Depression eine Erkrankung mit sehr kurzen Phasen geben kann, findet sich auch bei der bipolaren Störung eine Variante mit kurzen Rhythmen. Wir sprechen dann von *Rapid cycling*. Für das schnelle Abwechseln von manischen und depressiven Episoden – etwa viermal im Jahr – gibt es noch keinen etablierten deutschen Begriff. Leider ist auch die Therapie mit Medikamenten bei dieser Form der bipolaren Störung sehr schwierig. Es ist ein dringendes Forschungsziel, hier neue Möglichkeiten zu entwickeln. *Rapid cycling* findet sich bei einem Viertel aller bipolaren Störungen.

Eine weitere Sonderform der bipolaren Störung ist die saisonale Depression oder Winterdepression. Die bipolare Störung, die wir bei Franz M kennen gelernt haben, hat einen Hauptgipfel im Frühjahr und einen Nebengipfel im Herbst. Die saisonale Depression dagegen tritt sehr regelmäßig im Spätherbst und Winter auf und hat eine leichte manische Nachschwankung im Frühjahr. Sie hat noch eine Besonderheit: Begleitet wird sie nicht von Schlaflosigkeit, sondern von vermehrtem Schlaf, und nicht von einer Gewichtsabnahme, sondern von einer Gewichtszunahme. Im Vordergrund steht bei der saisonalen Depression die Energielosigkeit.

Am Beispiel der wiederkehrenden Depression und besonders der bipolaren Störung mit ihren typischen Varianten wird deutlich, mit welcher Wucht die Krankheit in unsere Gefühle und in unser seelisches Befinden plötzlich einbrechen kann. Jeder kann getroffen werden. Wir wissen heute, dass die Genetik bei vielen Formen dieser Erkrankungen eine große Rolle spielt, die genaue Bedeutung der einzelnen Gene ist bisher aber nur in Ansätzen bekannt. Warum hat der eine die Disposition zu der Variante von Grace S, der andere zur Variante von Franz M? Wann löst Stress diese oder jene Krankheit aus wie bei Anna K?

Wie viele Menschen sind depressiv?

Tatsächlich sind heute mindestens vier Millionen Menschen in Deutschland schwer depressiv und müssten behandelt werden, das sind fünf Prozent der Bevölkerung. Frauen erkranken doppelt so häufig wie Männer. Zählt man die leicht depressiven Patienten hinzu, sind bis zu 20 Prozent erkrankt |205|. Im Rahmen einer WHO-Verbundstudie hatten wir von unserer Klinik aus vor mehreren Jahren die Gelegenheit, in 20 Allgemeinarztpraxen die Häufigkeit und den Verlauf depressiver Erkrankungen zu untersuchen; jeder zehnte Patient hatte dort eine Depression |117|. Dabei zeigte sich, wie wichtig es ist, auch unterschwellige und leichte Depressionen rechtzeitig zu erkennen: Solche Patienten tragen ein viermal höheres Risiko, nach einem Jahr eine voll ausgebildete Depression zu entwickeln. Das frühzeitige Erkennen der leichten Form beugt also einer schweren Form vor.

Mindestens jeder zehnte, vielleicht sogar jeder fünfte jetzt Gesunde wird irgendwann in seinem Leben an einer Depression leiden. Jede fünfte Depression wird ohne professionelle Behandlung chronisch. Diese Zahlen stimmen nicht optimistisch, aber sie sollen uns herausfordern, den Kampf gegen die Depression aufzunehmen. Es muss alles getan werden, um das Auftreten einer Depression zu verhindern – sie gehört zum Schlimmsten, was einem Menschen widerfahren kann.

Das große Problem liegt nun darin, dass zwei Drittel dieser Depressionen nicht richtig erkannt und nur ein Viertel adäquat behandelt werden |129|, obwohl die Depression eine hochbedrohliche Erkrankung mit oft tödlichem Ausgang ist. Wer einmal eine schwere Depression durchgemacht hat, muss mit einer viel größeren Wahrscheinlichkeit (drei von vier Patienten) damit rechnen, später an einer weiteren Depression zu leiden, wenn keine sorgfältige Langzeittherapie durchgeführt wird (> Kapitel 12, S. 216).

Nach der schon erwähnten WHO-Hochrechnung wird die Depression im Jahr 2020 neben den Herz-Kreislauf-Krankheiten die häufigste Krankheit weltweit sein. Mit Recht spricht man schon jetzt von der «Volkskrankheit» Depression. Der Dauerstress wurde bei diesen Berechnungen gar nicht mit berücksichtigt, obwohl er so eng mit der Depression assoziiert ist. Aber bis vor kurzem wurde der Zusammenhang zwischen beiden Phänomenen noch gar nicht klar wahrgenommen. Wenn wir nun berücksichtigen, dass die StressDepression außerdem eine Folgephase haben kann mit gravierenden körperlichen Erkrankungen, die oft sogar zum Tode führen (> Kapitel 8), so steht außer Frage, dass sie zu den schwersten Krankheiten überhaupt gehört. Schweregrad und Häufigkeit machen die StressDepression zu einem neuen Massenleiden unserer Zeit.

Hat nun die Häufigkeit der Depression insgesamt in den letzten Jahren oder Jahrzehnten zugenommen? Hierzu gibt es große Bevölkerungs- und Familienstudien, die zusammen statistisch ausgewertet wurden |43, 217|; wir waren mit einer Familienstudie mit über 1000 depressiven Patienten von unserer Klinik aus an dieser Untersuchung beteiligt |133|. Dabei wird insgesamt eine Zunahme der Depression seit der Mitte des

letzten Jahrhunderts festgestellt, und zwar in allen untersuchten Kultur-
kreisen von Deutschland, anderen europäischen Ländern bis nach Liba-
non, Taiwan, Korea, Neuseeland, Puerto Rico und den USA. Es gibt
zwar innerhalb der Bevölkerungsgruppen erhebliche Schwankungen,
aber der Trend ist in allen Ländern der gleiche. Jüngere Jahrgänge haben
heute eine höhere Wahrscheinlichkeit, eine Depression zu entwickeln,
als ältere; das Ersterkrankungsalter sinkt immer mehr |217|. Frauen
sind in allen Ländern häufiger depressiv als Männer.

Für die Stresshypothese dieses Buches stellt sich bei der Interpretation dieser Ergebnisse die wichtige Frage, ob und welche Stressoren dafür verantwortlich zu machen sind. Einige Umweltfaktoren wie Trennung und Scheidung konnten als klare Risikofaktoren für eine
Depression identifiziert werden. Korea und Taiwan zum Beispiel haben
die niedrigste Scheidungsrate und auch am wenigsten Depressionen.
Aber es wurden nicht alle denkbaren einschneidenden Lebensereignisse
abgefragt. Schon jetzt zeigen diese internationalen Ergebnisse allerdings
sehr überzeugend, dass neben der genetischen Disposition Stressoren
eine wesentliche Bedeutung für das Auftreten der Depression haben. Sie
unterstützen damit unsere Hypothese von der StressDepression.

Im Gegensatz zum allgemeinen Trend von sinkenden Krankenstän-
den geben gerade die Krankenkassen bekannt, dass die psychischen
Krankheiten, insbesondere die Depressionen, zunehmen |65|. Zwar
würden die Hausärzte mehr Depressionen diagnostizieren und psychische Erkrankungen würden weniger als früher tabuisiert. Aber auch die
Zahl der tatsächlichen Fälle habe zugenommen. Auffällig sei der starke
Anstieg der Krankmeldungen bei Jüngeren, die auf die wirtschaftliche
Unsicherheit und auf berufliche oder private Anforderungen besonders
sensibel reagieren (> Kapitel 5, Zukunftsängste).

Teil III
Die fatalen Folgen der StressDepression

7. Kapitel | Gestörte Neurobiologie

Die Darstellung der fatalen Folgen der StressDepression und ihrer Ursachen soll in diesem dritten Teil des Buches unsere Beweislinie schließen, dass Stress nicht nur eine Depression hervorrufen kann, sondern dass Dauerstress und Depression zwei sehr ähnliche Phänomene sind:

- Die Reaktionen auf Stress und die Symptome bei der Depression sind teilweise identisch.
- Dauerstress geht oft in eine Depression über (> Kapitel 1, Abb. 1, s. 20).
- Stress und Depression führen zu Veränderungen im Gehirn, die dieselben Folgen haben.
- Stress und Depression führen zu den gleichen körperlichen Krankheiten, die sehr ernst sind und tödlich enden können (> Kapitel 8).

Für diesen Zusammenhang spielt es nach den bisherigen Forschungsergebnissen keine Rolle, an welcher Variante einer Depression (> Kapitel 6) jemand erkrankt ist. Ganz im Zentrum der möglichen Folgekrankheiten stehen die Herz-Kreislauf-Erkrankungen mit Arteriosklerose, Bluthochdruck und Schlaganfall, dann der Diabetes mellitus und schließlich die Osteoporose (siehe unten). Die neurobiologische Störung für diese und eine Reihe anderer Krankheiten ist im Wesentlichen auf zwei Ursachen zurückzuführen (siehe auch > Kapitel 3):

- eine Fehlregulation der Stresshormon-Achse
- eine Fehlregulation des Sympathikus-Parasympathikus-Systems.

Einfluss von Stress und Depression auf das Risiko von Herz-Kreislauf-Erkrankungen |nach 50|

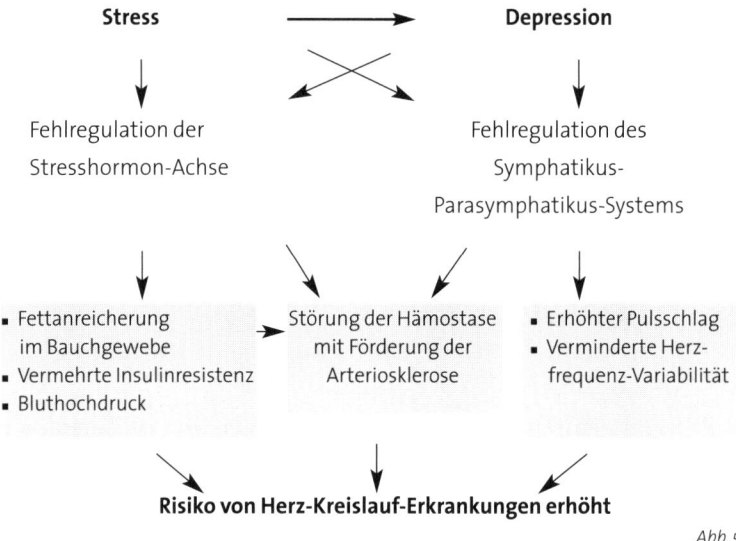

Abb. 5

Was passiert im Gehirn bei Dauerstress und Depression?

Sichtbare und messbare Veränderungen im Gehirn

Es gibt heute von keiner wissenschaftlichen Seite mehr einen Zweifel, dass allen psychischen Prozessen neuronale Strukturen und Funktionen im Gehirn zu Grunde liegen. Bei seelischen Störungen und Krankheiten ist dieses Fundament destabilisiert.

Bis vor kurzem konnten wir unser Wissen über Veränderungen im Gehirn bei einer Depression nur aus indirekten Schlüssen ziehen, zum Beispiel aus Laboruntersuchungen oder aus Tierversuchen. Zwar zeigen Ratten auch «ängstliches» oder «depressives» Verhalten und man kann tatsächlich dieses Verhalten mit Medikamenten genauso beeinflussen wie beim Menschen, es bleiben aber bei aller Übereinstimmung nur Analogieschlüsse (> Kapitel 8).

Ein großer Sprung in der Erforschung seelischer Erkrankungen wurde durch die Einführung von so genannten bildgebenden Verfahren, z. B. der Positronenemissions-Tomographie (PET) erreicht. Mit einer PET-Untersuchung lässt sich der Energieverbrauch in den einzelnen Gehirnstrukturen erfassen. Man kann dazu erstens die Stärke der Durchblutung in einer bestimmten Gehirnregion messen. Da das Blut den Zellen Nährstoffe zuführt, erlaubt die Stärke des Blutflusses Rückschlüsse auf den Nährstoffverbrauch der Nervenzellen. Das ist aber gleichzeitig auch ein Maß für die Nervenaktivität innerhalb dieser Strukturen, da die Nervenzellen umso mehr Nährstoffe verbrauchen, je intensiver sie elektrische Impulse abfeuern. Die zweite Möglichkeit besteht darin, den regionalen Verbrauch von Zuckermolekülen zu messen. Zucker ist der Hauptenergielieferant der Nervenzellen. Auch durch dieses Verfahren erhält man Informationen über die Aktivität der Nervenzellen. Damit gibt es also eine Möglichkeit, nicht nur Form und Größe von Gehirnstrukturen zu erfassen, sondern überdies Auskunft über den Funktionszustand bestimmter Hirnregionen (> Abb. 6) zu bekommen. Sehr wertvolle Aussagen über die Funktion des Gehirns erhält man dann, wenn Medikamente eingenommen werden. Der Wirkmechanismus von Psychopharmaka wurde mit dieser Methode schon sehr intensiv erforscht und wird jetzt viel besser verstanden.

- Am meisten Übereinstimmung gibt es zur Zeit darüber, dass das Volumen des Hippokampus bei Depressiven vermindert ist |70, 73|. Das ist gut nachvollziehbar, weil in diesem Hirnareal die Zentrale für die Gefühlsregulation lokalisiert ist. Je länger die Erkrankung andauert, um so deutlicher ist dort der Abbau festzustellen. Es konnte gezeigt werden, dass die Stresshormone die Struktur der Nervenzellen (Neuronen) verändern und eine Neuproduktion verhindern |176|. Es sind aber nicht alle Veränderungen nur auf eine überhöhte Ausschüttung von Stresshormonen zurückzuführen |73|.
- Das Zentrum für diese Neuproduktion von Neuronen im Hippokampus ist der Gyrus dentatus. Hier kann man unter Dauerstress und schwerer Depression die stärksten Schrumpfungen erkennen. Auch bei Angsterkrankungen gibt es Hinweise auf ähnliche Veränderungen, aber die Befunde sind nicht so stabil wie bei der De-

Wichtige Hirnregionen und neuronale Verknüpfungen

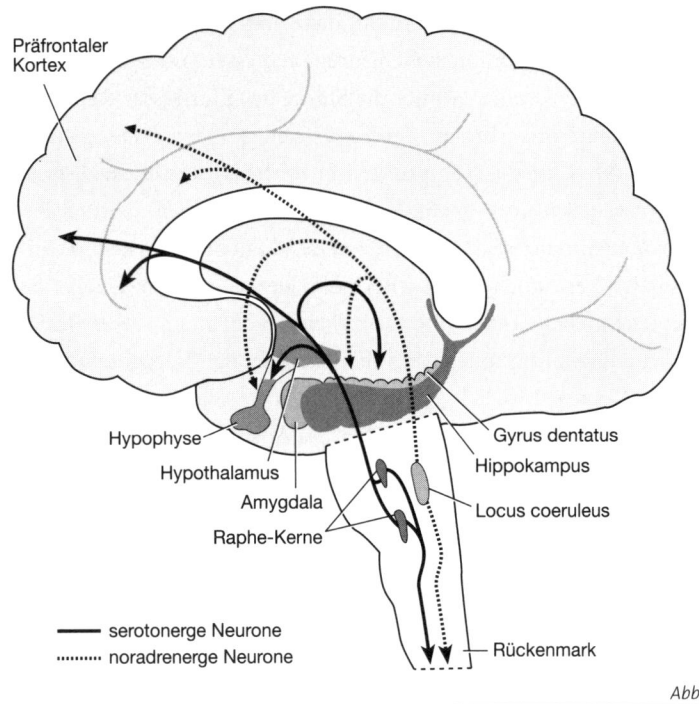

Präfrontaler
Kortex

Hypophyse
Hypothalamus
Amygdala
Raphe-Kerne

Gyrus dentatus
Hippokampus
Locus coeruleus

──── serotonerge Neurone
·········· noradrenerge Neurone

Rückenmark

Abb. 6

pression. Bei Tieren, die unter Stress standen, konnte man identische Beobachtungen machen |136, 174, 73|.

■ Die Depression hinterlässt auch deutliche Folgen im präfrontalen Kortex, einer Hirnregion, der man eine wichtige Rolle für ein ausgeglichenes Gefühlsleben und eine gute Gedächtnisfunktion zuschreibt – beides Bereiche, die bei der Depression gestört sind. Im präfrontalen Kortex hat man eine geringere Aktivität und eine Volumenverminderung festgestellt.

■ Eine andere Zentrale für die Gefühlsregulation, die Amygdala (Mandelkern), zeigt bei Depressiven, ähnlich wie bei ängstlichen Patienten, eine Überaktivität.

Die moderne Technik erlaubt uns also einen immer genaueren Einblick in das Gehirn auch von depressiven Patienten. Warum es aber zu diesen strukturellen Veränderungen in den einzelnen Hirnarealen kommt und was sich dabei im Denken und Fühlen abspielt, ist noch unklar.

Es gibt schon Studien, in denen nach einer gelungenen Therapie eine Normalisierung der Hirnstrukturen gefunden wurde |106|. Antidepressiva können bei verschiedenen Spezies, und auch beim Menschen, das durch Stress und Depression verminderte Zellwachstum des Nervengewebes im Hippokampus wieder aktivieren (Neurogenese). Weiterhin wurde gezeigt, dass eine durch Stress verursachte Verminderung des Hippokampus-Volumens durch die Gabe von Antidepressiva wieder rückgängig gemacht werden kann |46|. Andere Untersuchungen geben uns erste Hinweise, dass Psychotherapie einen ähnlichen Effekt hat |74|. Man muss also davon ausgehen, dass bei einer erfolgreichen Behandlung, sei es mit Psychopharmaka oder mit Psychotherapie, die Neubildung von Nervenzellen angeregt und so ein stabiles psychisches Fundament wiederhergestellt wird. Es entstehen sich selbst tragende Strukturen. Unser Gehirn ist also sehr anpassungsfähig, im positiven wie im negativen Sinne: Einerseits hat Dauerstress einen schädigenden Einfluss, oder eine fehlende Aktivierung (etwa durch Einsamkeit) lässt Nervenbahnen verkümmern; andererseits können positive Lernprozesse (etwa durch Verhaltensübungen) die neuronale Bahnung fördern. Wenn wieder neue Hirnstrukturen aufgebaut werden, stehen auch dauerhaft mehr Rezeptorzellen (siehe unten) für die Übertragung von Impulsen zur Verfügung. Diesen Prozess nennt man «neuronale Plastizität».

Die ersten Befunde stimmen uns optimistisch, weil sie dafür sprechen, dass sich eine einmal durch Stress oder Depression geschrumpfte Zellstruktur wieder regeneriert und nicht für immer verloren gegangen ist. Eine Therapie lohnt sich!

Genetische Veranlagung

In einer anderen Forschungsrichtung werden die Gene von depressiven Patienten identifiziert. Man geht davon aus, dass bei jedem Depressiven eine mehr oder weniger starke genetische Disposition zur Entwicklung einer Depression vorhanden ist; das gilt für jede Variante der Depression, also auch für die StressDepression. Wenn wir im nächsten Abschnitt erfahren, dass bei Depressiven die Stresshormon-Achse gestört ist, müssen wir davon ausgehen, dass das Zusammenspiel der verschiedenen Gene nicht mehr so funktioniert, wie es bei Gesunden der Fall ist. Es wird eher unwahrscheinlich sein, dass man bei der großen Anzahl von Genen in naher Zukunft den gesamten Fehlcode entziffern kann. Dennoch sind erste Schritte in dieser Richtung schon getan. Man hat in Tierversuchen zeigen können, dass die Gene in Abhängigkeit von Stress oder der Gabe von Antidepressiva sich in entgegengesetzte Richtung verändern können. Antidepressiva können also negative Veränderungen wieder rückgängig machen. In einer ersten humangenetischen Studie konnte die Bedeutung der Gene einer gestörten Stresshormon-Achse depressiver Patienten und beim Ansprechen von Antidepressiva gezeigt werden |22|.

Ein anderes Potential der genetischen Forschung liegt darin, mittels einer individuellen Genkartei frühzeitig die Anlage zu einer Depression (und anderen psychischen Erkrankungen) zu erkennen. Wenn dies der Fall ist, müsste es in einem zweiten Schritt auf Grund eines solchen Genmusters möglich sein, eine maßgeschneiderte individuelle Therapie mit Medikamenten zu entwickeln. Jeder Depressive bekäme dann sein eigenes Antidepressivum. Unabhängig von diesen Zukunftsvorstellungen ist die Genetik schon heute eine wichtige Quelle für die Entwicklung neuer Psychopharmaka.

Neurochemische Veränderungen

Seit 40 Jahren beschäftigt sich die neurobiologische Forschung mit den neurochemischen Veränderungen im Gehirn depressiver Patienten. Diese Forschungsrichtung ist auch zur Zeit noch tonangebend. Ihre Grundlage ist die Kenntnis der Wirkungsweise von Antidepressiva, die wir depressiven Patienten verordnen und die bei ihnen eine gute Wirkung entfalten. Aus diesem Wissen werden Schlüsse über mögliche Veränderungen im Gehirn bei depressiven Patienten gezogen.

Allen im Augenblick zur Verfügung stehenden Antidepressiva ist ein Mechanismus gemeinsam: Sie verstärken die Wirkung der Botenstoffe Serotonin, Noradrenalin und zum Teil auch von Dopamin, die für die Funktion der Nervenreizübertragung von einer Nervenzelle zur anderen notwendig sind. Abbildung 7 zeigt beispielhaft einen serotonergen Rezeptor. Der Ort, an welchem Antidepressiva ihre Wirkung entfalten, ist der synaptische Spalt. Über diese Verbindungsstelle von einem Nerv zum anderen können die Nervenzellen untereinander kommunizieren. An der äußeren Hülle des Nervenfortsatzes befinden sich die spezifischen Bindungsstellen für die Botenstoffe, die Serotoninrezeptoren. An ihnen bindet Serotonin, das auf einen Reiz hin am Endkolben der Nervenzelle ausgeschüttet wird. In der Rezeptorzelle entsteht ein Signal, das die Information weitergibt.

Serotonerger Rezeptor

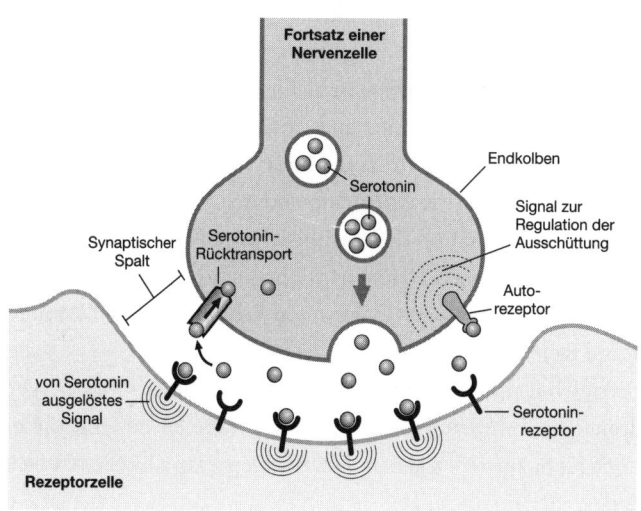

Abb. 7

Serotonin wird anschließend über verschiedene Mechanismen wieder in den Endkolben rücktransportiert. Antidepressiva sorgen nun dafür, dass möglichst viel Serotonin an den Serotoninrezeptoren zur Verfügung steht. Dazu gibt es mehrere Möglichkeiten. Die wichtigste ist die Hemmung der Wiederaufnahme von Serotonin in die Nervenzelle. Die Substanzklasse, die auf diesem Mechanismus beruht, ist nach ihrem Wirkungsprinzip benannt und heißt Serotonin-Wiederaufnahme-Hemmer, abgekürzt SSRI. Die prominenteste Substanz dieser Klasse ist das Fluoxetin, in den USA berühmt geworden als Prozac® (in Deutschland Fluctin®) |17|.

Störungen bei der Bildung, dem Abbau oder dem Austausch von Überträgersubstanzen zwischen den Gehirnzellen können zu fehlerhafter Kommunikation und damit zu seelischen Krankheiten führen.

Auf Grund der guten Wirkungsweise der SSRI, aber auch anderer Antidepressiva, die auf die Überträgersubstanzen einen Einfluss haben, geht man davon aus, dass bei der Depression und der Angst nur ein vermindertes Angebot dieser Botenstoffe an den Synapsen in bestimmten Hirnregionen vorhanden ist und dass man dieses Minderangebot durch die Gabe von Antidepressiva wieder auffüllen kann. Die serotonergen Neurone, also die durch Serotonin aktivierten Nervenzellen, werden von den Raphe-Kernen (> Abb. 6, S. 98) aus gesteuert, die noradrenergen, also durch Noradrenalin aktivierten Neurone hingegen von dem blauen Kern (*Locus coeruleus*). Von dort aus projizieren die Nervenfasern in die einzelnen Hirnareale, unter anderem in den präfrontalen Kortex, den Hippokampus, die Amygdala und den Hypothalamus, alles Zentren, die für die Regulation des Gefühlsleben, des Antriebs und der Sexualität, des Schlafes und des Essens wichtig sind. Wenn es in diesen serotonergen und noradrenergen Zentren zu Fehlregulationen kommt, sind Angst und Depression die Folge.

Zwar korrigieren die bekannten Antidepressiva diese serotonergen und noradrenergen Fehlregulationen, aber wir können uns mit dieser Wirkung noch nicht zufrieden geben. Die Antidepressiva haben nämlich drei Nachteile:

- Sie wirken nur bei ca. 70 Prozent der depressiven Patienten. Das ist zu wenig, weil gerade den schwer depressiven Patienten immer noch nicht befriedigend geholfen werden kann und häufig Restsymptome verbleiben.
- Die Zeit bis zum Wirkungseintritt dauert in der Regel zwei Wochen. Das ist zu lang; wir brauchen Medikamente mit sofortigem Wirkungseintritt.
- Antidepressiva haben noch zu viele Nebenwirkungen, z. B. kann das Gewicht steigen oder das sexuelle Verlangen abnehmen. Obwohl gerade die neuen SSRI weniger unerwünschte Wirkungen als die früheren Antidepressiva haben, müssen Medikamente mit noch weniger Nebenwirkungen entwickelt werden |18|.

Fehlregulation der Stresshormon-Achse

Um dem Ziel der Entwicklung noch besserer Antidepressiva näher zu kommen, musste man ganz neue Wege gehen. Man hatte gemerkt, dass die weiteren neurochemischen Forschungen allein über die gestörte Funktion der Botenstoffe an einem vorläufigen Endpunkt angelangt waren. Für den Patienten sind bei dieser Strategie keine weiteren Vorteile zu erwarten. Die Zeit war reif für einen Neuanfang. Die bisherigen Forschungsergebnisse zur Stresshormon-Achse sehen gut aus, aber parallel dazu müssen auch schon wieder ganz andere Wege auf der Suche nach neuen Antidepressiva ausgelotet werden. In den siebziger Jahren hatte die amerikanische Arbeitsgruppe um B. J. Sachar entdeckt, dass die Konzentration des Stresshormons Kortisol im Blut von Patienten, die unter einer Depression litten, deutlich höher als bei Gesunden war |172|. Damit begann eine höchst fruchtbare Forschungsrichtung. Zunächst musste die Frage beantwortet werden: Was ist bei vielen Depressiven die Ursache für die Erhöhung von Kortisol?

In > Kapitel 3 haben wir bereits die Stresshormon-Achse kennen gelernt und erfahren, wie Stress als gesunde Alarmreaktion zu einer Freisetzung von Kortisol führt und sehr nützliche Funktionen hat. Mit dem Verschwinden der Stressreaktion normalisiert sich das System rasch wieder. Wenn aber der Stress länger anhält, wird auch das Stresshormon mit all seinen negativen Folgen weiterhin ausgeschüttet. Bedeutsam ist nun der Befund, dass bei depressiven Patienten die Stresshormon-Regulation, ähnlich wie beim Dauerstress, erheblich gestört ist. Die Stresshormone sind über eine lange Zeit im Blut erhöht. Einschränkend wissen wir heute, dass nur bei der Hälfte der depressiven Patienten Kortisol konstant erhöht ist |155|. Leider schwankt der Kortisol-Blutwert sowohl bei Gesunden als auch bei depressiven und gestressten Menschen erheblich, weshalb aus der Veränderung eines einzelnen Kortisolwertes keine besonderen Schlüsse gezogen werden sollten.

Zum Verständnis der Stresshormon-Achse hat in Deutschland F. Holsboer am Max-Planck-Institut für Psychiatrie in München den entscheidenden Beitrag geleistet. In den USA nahmen sich besonders die Arbeitsgruppen um Post und Nemeroff dieser Fragen an. Ich arbeitete in meiner Klinik mehrere Jahre mit F. Holsboer zusammen. Wir konnten als erste Gruppe den Zusammenhang zwischen der Ausschüttung des Stresshormons Kortisol, das in der Nebennierenrinde gebildet wird, und dem im Gehirn gebildeten Korticotropin-Freisetzungshormon CRH bei depressiven Patienten zeigen |90|. Die Freisetzungshormone CRH und ACTH haben wir schon in > Kapitel 3 (S. 38 f) kennen gelernt; sie sorgen dafür, dass z. B. in Gefahrensituationen Kortisol schnell ausgeschüttet wird. In unserer Studie konnten wir herausfinden, dass die Kortisolüberproduktion bei depressiven Patienten auf eine vermehrte Ausschüttung von CRH im Gehirn zurückgeführt werden muss – darin liegt also die Grundstörung bei Depressiven! Ein großes Feld an Forschungsfragen tat sich jetzt auf.

Eines der wichtigen weiteren Ergebnisse von Holsboer war die Analyse der Wirkungsweise von CRH bei depressiven Patienten. Zunächst untersuchte er das Verhalten bei Ratten. Er konnte zeigen, dass die Injektion von CRH bei Tieren viele Verhaltensweisen hervorruft, die einer Depression beim Menschen sehr ähnlich sind: Schlafstörungen, Appetitverlust, vermindertes sexuelles Interesse, sozialer Rückzug und ängstliches Verhalten. Man kann also davon ausgehen, dass nicht nur das in der Nebennierenrinde ausgeschüttete Kortisol eine schädliche Wirkung auf die Körperorgane hat, sondern dass auch das Kortisol freisetzende Hormon CRH eine depressionserzeugende (depressiogene) Wirkung hat. Seit kurzem weiß man außerdem, dass auch das Vasopressin (> Abb. 2, S. 39) bei der Entwicklung einer Depression eine wichtige Rolle spielt |91|.

Das Ziel lag nun darin, die Überproduktion von CRH bei Patienten mit einer Depression einzudämmen. Dazu waren zwei Schritte notwendig. Zuerst musste herausgefunden werden, an welchem Rezeptor Medikamente ansetzen müssen, um CRH zumindest teilweise auszuschalten. Der Rezeptor wurde gefunden und CRH1-Rezeptor genannt. Im zweiten Schritt wurden Substanzen entwickelt, die den CRH1-Rezeptor blockieren, so genannte CRH-Rezeptorantagonisten. Bei Gabe dieser Substanzen kann dann CRH nicht mehr überschießend produziert werden, so dass die depressiogenen Wirkungen von CRH vermieden werden. Wenn alle Annahmen richtig sind, wäre das ideale Antidepressivum gefunden. Viele Firmen haben schon Substanzen, die den CRH-Rezeptor blockieren, synthetisiert. Wir hoffen, dass mit der Entdeckung der CRH-Überproduktion ein Schlüsselmechanismus bei der Depression entdeckt worden ist und in naher Zukunft auch ein wirkungsvolles Antidepressivum über diesen Weg zur Verfügung steht |91|.

Fehlregulation des Sympathikus-Parasympathikus-Systems

Wir haben in > Kapitel 4 das Lebensschicksal des Künstlers Yves Klein kennen gelernt, bei dem unter stärkster Aufregung die natürliche Regulation seines autonomen Nervensystems aussetzte. Er starb an einem Herzinfarkt.

Wie wichtig eine ausgeglichene Funktion zwischen den beiden Nervensträngen Sympathikus und Parasympathikus ist und was normalerweise bei akutem Stress abläuft, nämlich eine gesunde Alarmreaktion, wurde in > Kapitel 3 dargestellt. Die Risiken einer akuten Erregung für das Herz-Kreislauf-System aber dürfen nicht unterschätzt werden |166| (dazu unten mehr, > Gestörte Hämostase).

Unter höchstem Stress können wir die Übererregung unseres Sympathikus mit der vermehrten Ausschüttung von Noradrenalin durch das Auftreten von Herzstolpern und ständiger Pulsratenerhöhung (Tachykardie) leicht selbst überprüfen |1|. Bei Depressiven lässt sich sogar ein erhöhter Noradrenalinspiegel im Blut messen |95|. Besonders ist aber das Gleichgewicht zwischen dem parasympathischen und dem sympathischen Nervenstrang gestört. Aus dieser Dysbalance resultieren die risikoreiche verminderte Herzfrequenzvariabilität und die Neigung zu Herzrhythmusstörungen bei Depressionen. Die Herzfrequenzvariabilität ist ein wichtiges Maß für die so lebensnotwendige Anpassungsfähigkeit des Herzens an körperliche und seelische Anforderungen. Wenn das Herz diese Möglichkeit der Anpassung nicht mehr in vollem Ausmaße hat, erhöht sich das Risiko für Herzerkrankungen bis hin zum plötzlichen Herztod |33|. Es konnte in mehreren Studien gezeigt werden, dass bei depressiven Patienten die Herzfrequenzvariabilität tatsächlich verringert ist, und zwar unabhängig von einer möglicherweise bestehenden Herzerkrankung |147|; sie sank auch unter experimentellen Stressbedingungen bei gesunden Studenten, zum Beispiel beim Halten eines freien Vortrags |94|, oder konnte durch positive und negative Emotionen entsprechend verändert werden |134|. Wenn sich unter einer kognitiven Verhaltenstherapie (> Kapitel 12) die Depression bei Patienten wieder gebessert hatte, normalisierten sich auch die Pulsrate und die

Herzfrequenzvariabilität |107| . Auch ein erhöhter Kortisolspiegel trägt zum Ungleichgewicht innerhalb des Sympathikus-Parasympathikus-Systems bei (> Abb. 5, S. 96) |37|.

Kortisolausschüttung und die Folgen

Nicht bei allen, aber doch bei etwa der Hälfte der depressiven Patienten kommt es zu einer erhöhten Kortisolausschüttung, einer Hyperkortisolämie. Der Kortisolspiegel zeigt eher schwankende Werte; man spricht deshalb besser von einer Fehlregulation der Stresshormon-Achse.

Die Auswirkungen einer vermehrten Kortisolausschüttung auf das Herz mit Fettstoffwechselstörungen und Bluthochdruck werden in > Kapitel 8 diskutiert, die Auswirkungen auf die Gefäßwand mit der Folge einer Arteriosklerose weiter unten im Abschnitt > Gestörte Hämostase.

Eine vermehrte Kortisolausschüttung hat auch eine deutliche Wirkung auf die anderen Hormonsysteme. Ich gehe hier nicht auf alle Systeme ein; so muss zum Beispiel bei depressiven und ängstlichen Patienten immer geprüft werden, ob die Schilddrüsenfunktion durch ein Zuviel an Kortisol gestört ist. Die wichtigsten Folgen einer fehlregulierten Stresshormon-Achse sollen hier beschrieben werden.

Metabolisches Syndrom

Vermehrt ausgeschüttetes Kortisol führt zu einer besonderen Symptomhäufung, die auch als Metabolisches Syndrom bezeichnet wird. Dazu gehören:

- Gewichtszunahme im Bauchbereich (= viszerale Adipositas)
- vermehrte Insulinresistenz und Diabetes mellitus
- Fettstoffwechselstörung: hohe Triglyceride (> 150 mg/dl) und niedriges HDL (high density lipoprotein), das «gute Cholesterin» (bei Frauen < 50 mg/dl und bei Männern < 40 mg/dl) .
- Blutdruckerhöhung

Die Wissenschaftler diskutieren im Augenblick noch, ob bei depressiven Patienten alle vier Störungen sehr zuverlässig gemeinsam auftreten oder ob es nur die viszerale Adipositas und die Insulinresistenz sind.

Aber schon diese beiden Störungen reichen aus, um das Herzinfarkt-
und Schlaganfallrisiko bei depressiven Patienten deutlich zu erhöhen.

Ein besonderes Risiko stellt die viszerale Adipositas dar, also die isolierte Vermehrung des Fettanteils im Bauchbereich, besonders zwischen
den Darmschlingen. Es ist das «Bäuchlein», das man mit zunehmendem
Alter hinnimmt, das aber doch von höchster gesundheitlicher Brisanz ist
und bei Depressiven gehäuft auftritt. In diesem Fettgewebe werden vermehrt freie Fettsäuren produziert, die die Vorstufen der Triglyceride
und des «schlechten Cholesterins» LDL (low density lipoprotein) sind.
In den Fettzellen des Bauchfetts wird wiederum vermehrt Kortisol gebildet, das dann nochmals zu höheren Fettsäuren führt. Aber die Spirale ist
noch nicht am Ende: Die freien Fettsäuren zerstören die Insulin produ-
zierenden Zellen im Pankreas (was zum Diabetes führt), senken die
Konzentration des Wachstumshormons (siehe unten, S. 109) und erhöhen schließlich die Konzentration von Cytokinen und damit von CRP
im Blut (zu den damit verbundenen Gefahren siehe > S. 111).

Ist dieser Fettanteil auf den Mangel an Aktivität und Antrieb, also
auf einen verminderten Kalorienverbrauch der Depressiven zurückzuführen? Tatsächlich ist es verwunderlich, wie dieser Fettanteil im Bauch
zustande kommt, denn in der Regel haben depressive Menschen keinen
Appetit und verlieren in einer akuten depressiven Episode auch an Gewicht. Man vermutet nun, dass zumeist diejenigen depressiven Patienten vermehrt Bauchfett ansetzen, die auch vermehrt Kortisol ausschüt-
ten |114|. Der Mechanismus im einzelnen ist sehr schwer zu verstehen,
denn viele Hormone der Hypophyse sind an dieser Fehlregulation mit-
beteiligt. Trotz vieler offener Fragen geben uns diese Daten über die viszerale Adipositas ein Gespür für den engen Zusammenhang zwischen
Depression und den Gefahren für die körperliche Gesundheit.

Gewichtszunahme

Es wird vermutet, dass Stress über die Fehlregulation der Stresshormon-Achse nicht nur eine Depression, sondern auch Übergewicht ver-
ursachen kann |197|.

Das erhöhte Risiko für Herz-Kreislauf-Erkrankungen bei Überge-
wicht ist bekannt |99|. Es konnte in einer Studie bei 42 000 Menschen
darüber hinaus gezeigt werden, dass übergewichtige Frauen häufiger an

einer Depression erkranken als normalgewichtige (dies gilt nicht für Männer) |36|.

Die Gewichtszunahme bei Depressiven und auch bei Gesunden wird eine wachsende Bedeutung gewinnen, weil damit nicht nur das Risiko für Herz-Kreislauf-Erkrankungen, Schlaganfall und Diabetes, sondern auch für Krebserkrankungen steigt. In einer kürzlich im *New England Journal of Medicine* publizierten Arbeit |31| wurde geschätzt, dass in den USA das Übergewicht bei 14 Prozent aller Krebstodesfälle der Männer bzw. bei 20 Prozent der Frauen verantwortlich ist (z. B. Darm- und Brustkrebs). 65 Prozent der Amerikaner leiden dieser Studie zufolge an Übergewicht. Während bei Depressiven die gestörte Hormonregulation die Ursache für das Übergewicht ist, sorgen bei Dauerstress oft zusätzliche psychische Kompensationsmechanismen für die Gewichtszunahme. Menschen im Dauerstress essen aus Frustration zu viel, sie trinken übermäßig Alkohol und rauchen. Das sind gerade die falschen Entspannungsstrategien. Recht grob, aber einfach kann man das Übergewicht durch den *Body Mass Index (BMI* = Körpergewicht in kg geteilt durch Körpergröße in m zum Quadrat) berechnen: Er darf nicht über 25 liegen.

Diabetes mellitus

Ein erhöhter Kortisolspiegel ist der Insulinwirkung entgegengerichtet, erzeugt Diabetes und verschlechtert damit den Glukosestoffwechsel. Der Körper versucht nun im Rahmen des entstehenden «Metabolischen Syndroms» einen Ausgleich durch Steigerung der Insulin-Sekretion herbeizuführen. Es entwickelt sich eine Insulinresistenz, d. h. ein vermindertes Ansprechen der Zielzellen auf die Blutzucker senkende Wirkung von Insulin. Erhöhtes Insulin hat nun allerdings eine «gefäßschädliche» Wirkung im Sinne einer Arterioskleroseförderung. Es ist unerheblich, auf welchem Wege es zur Steigerung der Kortisolproduktion kommt: ob durch Aktivierung der Stresshormon-Achse oder über die Fettzellen im Bauchgewebe (siehe oben).

Diabetiker erkranken häufiger an einer Depression als Gesunde; aber auch umgekehrt leiden vor allem Depressive vermehrt an Diabetes. In einer ersten großen Studie |55| konnte zunächst ein Trend, in den folgenden Studien |4,103, 56| dann ein sicherer Beleg für diesen Zusammenhang gefunden werden. Darüber hinaus gibt es mehrere Untersuchungen und gute Gründe anzunehmen, dass die Ursache für diese Assoziation tatsächlich in einer Fehlregulation der Stresshormon-Achse liegt |50, 214|.

Geschlechtshormone und Wachstumshormon

Auch die Geschlechtshormone – einschließlich des Testosterons, das für die Libido bei beiden Geschlechtern eine entscheidende Rolle spielt – und das Wachstumshormon werden unter Dauerstress bei aktivierter Stresshormon-Achse gehemmt. Es ist nachgewiesen, dass CRH (> Kapitel 3, S. 38f) diese Hormone beim Mann und bei der Frau unterdrückt |203|. Solche Fehlregulationen konnte man auch bei Marathonläufern, Bergsteigern oder Ballettänzern, die oft unter Dauerstress leben, beobachten. Bei depressiven Männern, die allerdings nicht primär gestresst waren, wurde auch ein verringerter Testosteronspiegel gemessen |184|. Grundsätzlich haben Kortisol und Testosteron entgegengesetzte Wirkungen; dies wurde bei Ratten sehr deutlich nachgewiesen: Ratten unter hohem Stress schütteten vermehrt Kortisol aus, dagegen sank das Testosteron und damit auch das sexuelle Interesse |158|. Dieser physiologische Mechanismus ist sehr einleuchtend und sollte jedem Mann unter Dauerstress eine Warnung sein. Bei Frauen wissen wir noch zu wenig über diese Zusammenhänge bei vermehrter Kortisolausschüttung.

Osteoporose

Eine weitere Konsequenz aus der Hyperkortisolämie ist der Mineralverlust in den Knochen, der zur Osteoporose führt |39|. Der Zusammenhang zwischen Depression und Osteoporose wird gänzlich unterschätzt, obwohl bei Depressiven eine verminderte Knochendichte nachgewiesen worden ist |183|. Allerdings beziehen sich die Studien nicht auf die eigentlichen klinischen Symptome der Osteoporose, nämlich die Schmerzen und den Knochenbruch, sondern auf die Vorläufer dieser Symptome, eben die verminderte Knochendichte. Auch die reduzierte Ausschüttung von Wachstumshormon und Geschlechtshormonen (siehe oben) verstärkt die Osteoporose. Schließlich unterstützt die bei Depressiven erhöhte Homocysteinsäure (> Kapitel 8) die Entwicklung dieser Knochenkrankheit.

Analogie zum Cushing-Syndrom

Die Veränderungen, die durch die Stresshormone verursacht werden, ähneln den Fehlregulationen beim Cushing-Syndrom, einer hormonellen Krankheit aus der Inneren Medizin, bei der es primär – und nicht erst über die Depression – zu einer sehr starken Überproduktion von Kortisol kommt. Die Folgen sind: Fettansammlung vor allem im Bauchbereich, Osteoporose, Bluthochdruck und Diabetes. Bei der Depression sind die hormonellen Veränderungen aber nicht so stark ausgeprägt. Sogar im Gehirn sehen wir beim Cushing-Syndrom Auffälligkeiten, wie sie bei der Depression beschrieben worden sind. Auch leiden Cushing-Patienten oft an einer später auftretenden Depression. Diese Befunde beim Cushing-Syndrom unterstreichen die Bedeutung der Stresshormon-Achse für die Depression.

Gestörte Hämostase

Die Hämostase (d.i. die Gesamtheit aller blutungsstillenden und gefäßabdichtenden physiologischen Reparatur-Mechanismen) kann bei akutem Stress, bei Dauerstress und bei der Depression gestört sein |99,166|. Es ist der dritte Bereich, der sehr direkt das Risiko für Herz-Kreislauf-Erkrankungen erhöht. Die gestörte Hämostase fördert die Arteriosklerose, die Bildung von arteriellen Thromben und Gefäßverschlüssen und führt schließlich zu Herzinfarkt und Schlaganfall (> Abb. 5, S. 96). Dabei stellt sich das Blutplättchen (Thrombozyt) als Hauptakteur dar. Es gewinnt unter stressbedingter Adrenalin-Ausschüttung (> Kapitel 3, Sympathikus und Parasympathikus) eine vermehrte «Klebrigkeit», wodurch es leichter zu einer Verklumpung untereinander kommt; auch bleiben die Blutplättchen jetzt stärker an der Gefäßwand haften. Darüber hinaus führen diese Mechanismen noch zu einem eigenständigen Wachstum der Zellen in der Gefäßwand und sind insgesamt nach den heutigen Vorstellungen der entscheidende Schritt bei der Entstehung der «Verkalkung» in den Gefäßwänden.

Der erhöhte Adrenalin-Blutspiegel beim Stress hat noch eine andere Wirkung: Er steigert den Sauerstoffbedarf des Herzmuskels. Die nun schon verengten Herzkranzgefäße (Koronararterien) werden nicht mehr ausreichend mit Sauerstoff versorgt. Es kommt zum so genannten

«Ischämie-Schmerz», der «Angina pectoris», und dies fördert zusätzlich noch die weitere Adrenalinfreisetzung. Die Summe all dieser ineinander greifenden Mechanismen bezeichnet man als «Akutes Koronarsyndrom». Es ist die Vorstufe zum Herzinfarkt.

Der Botenstoff Serotonin, der nicht nur im Gehirn, sondern auch von den Blutplättchen im Blut transportiert und ausgeschüttet wird, ist für eine verstärkte Blutgerinnung mitverantwortlich. Serotonin aktiviert nicht nur die Blutplättchen, sondern hat auch selbst die Neigung, die Herzkranzgefäße zusammenzuziehen. Interessanterweise haben die Serotonin-Wiederaufnahme-Hemmer (SSRI), die wir als Antidepressiva kennen gelernt haben, einen gegenteiligen Effekt; sie haben eine hemmende Wirkung auf die Aktivität der Blutplättchen |178|. Man untersucht jetzt auch, ob SSRI einen schützenden Einfluss auf das Herzinfarktrisiko haben; die Ergebnisse sind bisher nicht eindeutig.

Die Ursachen der gestörten Hämostase bei Stress und Depression sind insgesamt noch nicht ganz geklärt. Bei der *fight or flight*-Reaktion unter akutem Stress ist sie mit ihrem Schutz vor Verblutung – vor allem durch die Ausschüttung von Adrenalin – für das Überleben sinnvoll (> Kapitel 3, S. 38), beim Dauerstress kann sie tödlich sein.

Ganz anders stellt sich die Physiologie bei körperlicher Aktivität, zum Beispiel beim Joggen, ein: Die Gefäße erweitern sich, es kommt zu einer verstärkten Herztätigkeit und damit zu einer besseren Durchblutung. Auch deswegen ist viel Bewegung so wichtig (> Kapitel 11).

Das Immunsystem bei Stress und Depression

Es wird angenommen, dass eine weitere Ursache der Arteriosklerose in einem Entzündungsprozess der Gefäßwandzellen liegt. Das kann man durch die Freisetzung hormonähnlicher Cytokine wie Interleukin-1 oder Interleukin-6 nachweisen; sie gelten als Bindeglied zwischen dem Nerven- und dem Immunsystem. Eine lange Kaskade von Stoffwechselschritten, die auch die für den Stress und die Depression so wichtigen neurobiologischen Achsen mit einbezieht, wird durch die Aktivierung der Cytokine in Gang gesetzt. Diese Aktivierung kann man im Blut durch Bestimmung des «C-reaktiven Proteins» (CRP) messen. Bei der Arteriosklerose ist der Wert erhöht. Auch bei depressiven Patienten hat man erhöhte CRP-Werte gefunden |112|. Die erhöhte Cytokinproduktion wiederum hat einen negativen Einfluss auf das Herz-Kreislauf-System. Es wird auch diskutiert, ob die Depression nun das Resultat des Entzündungsprozesses oder deren Auslöser ist |142|. In einer anderen Studie konnte gezeigt werden, dass die natürlichen Killerzellen, die ein Parameter der immunologischen Abwehr sind, unter einer Depression absinken und bei Besserung wieder ansteigen |64|.

Für unsere wichtige Frage nach den Gemeinsamkeiten zwischen Stress und Depression gibt es in den letzten Jahren immer mehr Daten, die identische Veränderungen der Entzündungswerte bei beiden Syndromen sehen |152|. Das Mosaik für die StressDepression wird immer vollständiger, und parallele Störungen sehen wir bei den Herz-Kreislauf-Erkrankungen |99|. Die Indizien für den engen biologischen Zusammenhang nehmen zu. Es ist sehr wahrscheinlich, dass sowohl die kardiovaskulären Erkrankungen als auch die Depression einen gleichen Ursprung haben, nämlich den Stress. Von einigen Wissenschaftlern werden die Entzündungs- und Immunreaktionen sogar als Schlüssel zum Verständnis der Frage, warum Stress in eine Depression übergeht, angesehen |142|.

So wie große Teile des Stoffwechsels durch die fehlregulierte Stresshormon-Achse bei der StressDepression aktiviert werden, wird auf der anderen Seite das Immunsystem gebremst. Stress und die zuviel ausgeschütteten Stresshormone, so die Annahmen, müssten die Anfälligkeit für die Krankheiten erhöhen, die auf der Basis eines schwachen Immunsystems entstehen. Diese Überlegungen haben immer wieder den Verdacht aufkommen lassen, dass depressive Menschen oder Menschen unter Dauerstress eher als psychisch Gesunde an Krebs erkranken. Es gibt heute zwar viele Forscher, die diesen Zusammenhang bestätigt sehen |44|, aber insgesamt fehlen der Hypothese die stichhaltigen Beweise.

Es konnte auch noch nicht sicher geklärt werden, ob die Depression die Immunabwehr nur hemmt oder ob sie diese in bestimmten Situationen auch steigern kann. Von mehreren Autoren ist deshalb die Frage aufgeworfen worden, warum eigentlich der Körper bei Dauerstress nicht dafür sorgt, dass das Immunsystem gestärkt wird und somit Krankheiten vorbeugt |86|.

Auf einem ganz anderen Blatt steht die Frage, ob man mit einer positiven Einstellung das Krebsgeschehen eindämmen kann. Was war die

Ursache von Lance Armstrongs glücklicher Heilung seines Krebsleidens? War es ein rational nachvollziehbarer medizinischer Erfolg, war es eine der seltenen Spontanheilungen oder war es wirklich seine unbezwingbare Willenskraft, von der wir uns so oft bei der Tour de France überzeugen durften? Wir alle sind von der engen Verknüpfung zwischen Immunsystem und Gehirn überzeugt. Entspannung durch völlige Abkehr vom Alltag kann bei chronischen Erkrankungen oft Wunder bewirken. Wir warten noch auf die Antworten der Forschung auf die Fragen, wie sich ein gestörtes Immunsystem wieder einregulieren kann, welche Möglichkeiten man selbst hat, um die Abwehrkräfte zu stärken, und welche Bedeutung in diesem System schließlich die fehlregulierte Stresshormon-Achse hat. Der Zusammenhang zwischen Dauerstress und Depression einerseits und einem gestörten Immunsystem andererseits ist noch zu wenig erforscht, als dass wir uns eine abschließende Meinung bilden könnten.

Auf einem angrenzenden Gebiet können wir aber schon jetzt eindeutig mehr tun: Krebskranke leiden verständlicherweise sehr häufig an Depressionen |44|. Um ihre Lebensqualität trotz der schwierigen Lage zu verbessern, wäre es gerade bei diesen Patienten so wichtig, die Depression noch intensiver zu behandeln.

8. Kapitel | Folgekrankheiten von Dauerstress und Depression

In den ersten Kapiteln habe ich die Ähnlichkeit der Symptome von Dauerstress und Depression beschrieben, in diesem Kapitel geht es um gemeinsame Folgekrankheiten. In beiden Fällen sind, wie wir gesehen haben, zwei wichtige neurobiologische Achsen in der gleichen Richtung gestört: die Stresshormon-Achse und das Sympathikus-Parasympathikus-System. Gerade die fast identischen Störungen des Stoffwechsels sprechen dafür, dass die Depression eine erweiterte, chronische Stresserkrankung ist. Die Stress-Hypothese der Depression, dass also die Depression sehr wesentlich stressinduziert ist, wird gefestigt. Die Existenz der StressDepression lässt sich gut untermauern. Ich gehe aber noch einen Schritt weiter, weil ich in diesem Buch aufzeigen will, wie dem Stress und der Depression fast zwangsläufig die gleichen körperlichen Krankheiten, besonders die Herz-Kreislauf-Erkrankungen nachfolgen.

Es gibt viele Studien an Patienten, die zeigen, dass Stress in den verschiedensten Lebensbereichen depressiv macht |152, 107, 144, 61, 154|. Es fehlt uns nur noch das i-Tüpfelchen zum Beleg, eine große Studie, in der Menschen in schweren Stress-Situationen und im Dauerstress über eine sehr lange Zeit nachbeobachtet werden. Es muss dann untersucht werden, wie viele Menschen später eine Depression und wie viele eine zusätzliche Herzerkrankung entwickeln. Das ist natürlich eine sehr lange und kostenintensive Studie.

Mensch-Tier-Analogien: Erlernte Hilflosigkeit unter Stress

Es gibt Tiermodelle, an denen sich der enge Zusammenhang zwischen Stress und Depression sehr gut zeigen lässt. Natürlich ist es schwierig, beim Tier Kriterien zu finden, die psychische Phänomene imitieren. Denn Gedanken und Gefühle lassen sich sowohl beim Stress als auch bei der Depression nur verbal mitteilen.

Auf Seligman gehen die Versuche zur erlernten Hilflosigkeit zurück
|151|. Hunde, die einem nicht kontrollierbaren Schock – das sind für sie
Stressoren – ausgesetzt wurden, versuchten später nicht mehr dem Stress
zu entkommen; sie akzeptierten ihn hilflos. Diese erlernte Hilflosigkeit
mit ihren Folgen im Verhalten hat Ähnlichkeiten mit den Symptomen einer Depression: Die Tiere nehmen an Gewicht ab, haben verminderte Libido und zeigen eine Hyperkortisolämie (> Kapitel 7). Auch weitere Verhaltensstörungen werden in Analogie zum verminderten Antrieb und der
Freudlosigkeit Depressiver gesehen. Diese Symptome sind aber, genau
wie beim Menschen, mit einer antidepressiven Therapie, egal ob durch
Antidepressiva oder Verhaltenstraining, rückgängig zu machen. Es tritt
ebenfalls eine Wirkung mit einer Latenzzeit von zehn Tagen ein, und
auch Lithium hat einen vorbeugenden Effekt (> Kapitel 12, S. 213) – alles
wie beim depressiven Menschen. So ist es verständlich, dass dieser Test
der erlernten Hilflosigkeit zum idealen Test für die Prüfung neuer Therapien gegen die Depression geworden ist.

Für uns ist dieser Test darüber hinaus so wichtig, weil in vielen Experimenten der erlernten Hilflosigkeit gezeigt werden konnte, dass es immer dann den Tieren gut geht, wenn sie die Kontrolle über ihr Verhalten
nicht verlieren. Auch dem Menschen geht es besser, wenn die Umwelt
für ihn kontrollierbar bleibt (> Kapitel 9, S. 157).

Nicht nur kurzfristig erlernte Hilflosigkeit, sondern auch «chronisch
milder Stress», bei dem Ratten über drei Monate verschiedensten Stressoren ausgesetzt werden, führt zu einem verringerten Verlangen nach
Zuckerlösungen, was als Analogie zur Freudlosigkeit Depressiver inter-
pretiert wird.

In einem weiteren Modell werden Spitzhörnchen (Tupaia) einem
«psychosozialen Stress» ausgesetzt. Wenn das nicht dominante Tier täglich eng mit dem dominanten Tier zusammenleben muss, zeigen sich
beim unterlegenen Tier Stress-Symptome, die wiederum einem depressiven Verhaltensmuster entsprechen. Wie beim Menschen unter Dauerstress kommt es zu einer anhaltenden Erregung des Sympathikus-Sys-
tems und einer Fehlregulation der Stresshormon-Achse |72|. Schließlich
schrumpft im Gehirn der Gyrus dentatus (> Kapitel 7, S. 97); dieser Vorgang kann durch Gabe von Antidepressiva wieder rückgängig gemacht
werden |73|.

Allen Tiermodellen ist eine durch Stress hervorgerufene, lang anhaltende Verhaltensänderung, die mit depressiven Symptomen des Menschen gleichgesetzt werden kann, gemeinsam. Stress macht depressiv, bei Mensch und Tier.

Besonders gefährdet: das Herz

Leider musste ich früher einige wenige Male selbst die Erfahrung machen, dass depressive Patienten plötzlich starben, ohne dass mir oder meinen Mitarbeitern ein Risiko für eine Herzerkrankung bei ihnen bekannt war. Die Internisten sprachen von einem «plötzlichen Herztod». Wir kannten damals noch nicht die Zusammenhänge zwischen einer Depression und einer Herz-Kreislauf-Erkrankung. Heute wissen wir, dass wir die Herzfunktion bei depressiven Patienten vorbeugend intensiv untersuchen sollten.

Vereinzelte Untersuchungen zu diesem Thema gibt es schon seit einigen Jahren |146, 77, 63|. Die bedrohlichen Zusammenhänge rücken aber erst jetzt langsam in das ärztliche Bewusstsein; in der Bevölkerung sind sie noch gar nicht bekannt. Man kann heute davon ausgehen, dass in zwei Richtungen ein Zusammenhang zwischen Herz-Kreislauf-Erkrankungen und Depression besteht: Eine Depression ist ein Risiko für eine kardiovaskuläre Erkrankung – umgekehrt neigen Patienten mit einer solchen Erkrankung verstärkt zur Depression.

- Bei Patienten mit einer Depression, die vorher körperlich gesund waren, ist das Risiko für das Auftreten einer Herz-Kreislauf-Erkrankung im Vergleich zu Gesunden 1,5- bis 4,5-mal höher |164, 50, 221, 77, 168, 181|. Dieses Risiko ist ein von Bewegungsmangel, Rauchen oder ungesunder Ernährung unabhängiger Faktor.

- Umgekehrt ist bei Patienten mit einer Herz-Kreislauf-Erkrankung das Risiko, an einer schweren Depression zu erkranken, bis zu fünfmal höher als bei Gesunden |62, 167, 33, 146|.

- Schließlich erhöht eine zusätzlich auftretende Depression bei einem Herzinfarkt |223|, einer Herzgefäßerkrankung |33| oder einer Bypass-Operation |40| das Risiko für eine Komplikation oder einen Herztod erheblich.

Diese Befunde wurden auch in Metaanalysen, in der die Ergebnisse einer großen Zahl von früheren Untersuchungen statistisch genau geprüft und zusammengefasst werden, bestätigt. Nach einer Metaanalyse von 29 Studien ist das Risiko, innerhalb der nächsten zwei Jahre zu sterben, bei Patienten mit einer Herzgefäßerkrankung und einer zusätzlich auftretenden Depression doppelt so hoch wie bei nicht depressiven Patienten |15|. Eine weitere Metaanalyse von 22 Studien bei über 6 000 Herzinfarkt-Patienten kam zu einem ähnlichen Ergebnis |137|. In einem kürzlich erschienenen Editorial von *Circulation* werden die Internisten aufgerufen, bei kardiovaskulären Erkrankungen die Depression richtig zu diagnostizieren |169|. Die Zahlen sind insgesamt so eindeutig, dass Aufklärung dringend Not tut. Dabei beziehen sich die Zahlen und Untersuchungen nur auf die Depression. Da Dauerstress allein – auch ohne den Umweg über die Depression – schon das Risiko für Herz-Kreislauf-Erkrankungen steigert |166| (> Abb. 1, S. 20), ist die Gefahr noch einmal größer.

Als gemeinsamer Nenner für dieses doppelte Risiko – bei Depression für kardiovaskuläre Erkrankungen und umgekehrt – wird ein genetischer Faktor diskutiert |24|. Man vermutet, dass bei einer großen Zahl von Menschen eine besondere genetische Disposition für beide Krankheiten gleichzeitig vorhanden ist. Damit bleibt aber die Frage noch ungelöst, warum gerade diese beiden Krankheiten so häufig gemeinsam auftreten. Es wird spannend sein zu erfahren, welche Stoffwechselschritte über die Dysbalance des Sympathikus-Parasympathikus-Systems und die gestörte Stresshormon-Achse hinaus beeinträchtigt sind. Eine zusätzliche Gefahr für Depressive liegt darin, dass gerade sie auch eine besondere Neigung zu anderen gesicherten Risikofaktoren wie Rauchen, Bewegungsmangel, Diabetes, Bluthochdruck oder Übergewicht haben. Damit potenziert sich insgesamt die Gefahr noch einmal, an einem Herzinfarkt zu erkranken |33|.

In einer weiteren großen Metaanalyse wurde der Aspekt der Häufigkeit von Herz-Kreislauf-Erkrankungen nach Depressionen im Vergleich zu anderen Risiken über die Berechnung des so genannten relativen Risikos geprüft. Es ist für das Auftreten einer kardiovaskulären Erkrankung nach einer Depression (0,98–3,5) etwa so hoch wie beim Rauchen (1,2–3,0) |221|. Die Ergebnisse ergänzen die bereits erwähnte

INTERHEART-Studie an 25 000 Personen der Arbeitsgruppe von Yusuf |164|, die das Risiko für eine zusätzliche Herz-Kreislauf-Erkrankung bei einer Depression ähnlich einschätzt: Es ist etwas geringer als beim Rauchen, aber ebenso hoch wie bei Bluthochdruck und bei Übergewicht.

Aus der Kenntnis all dieser Studien und dem Wissen um die Fehlregulation des Sympathikus-Parasympathikus-Systems bei der Depression (> Abb. 5, S. 96), lässt sich die wichtige Konsequenz ziehen, dass bei depressiven Patienten ein konstant erhöhter Pulsschlag und eine verminderte Herzfrequenzvariabilität (> Kapitel 7, S. 105) ungünstige Vorboten für den weiteren Krankheitsverlauf sind. Die Aufgabe des Arztes liegt darin, solche Vorboten so früh wie möglich zu erkennen. Einige Forscher postulieren sogar, dass eine zusätzlich aufgetretene Depression nach einem Herzinfarkt mehr über das zukünftige Herzrisiko eines Patienten aussagt als ein ausgiebiger Herzfunktionstest beim Kardiologen |67|.

Auch noch in der hohen Altersstufe von 71 bis 93 Jahren zeigt sich für Depressive ein deutlich erhöhtes Sterblichkeitsrisiko im Vergleich zu gesunden Menschen |199|. Bei schweren Depressionen ist das Risiko für eine kardiovaskuläre Erkrankung größer als bei leichten Depressionen. Der Zusammenhang zwischen Depression und Herz-Kreislauf-Erkrankung geht also auch in verschiedenen Bevölkerungsgruppen in die gleiche Richtung. Die Depression ist demnach ein unabhängiges Risiko für Herz-Kreislauf-Erkrankungen mit der Gefahr, an einem Herzinfarkt zu sterben. Parallel zu vermehrten Herzinfarkten treten auch gehäuft Schlaganfälle auf.

Ich habe die Risiken für eine Herz-Kreislauf-Erkrankung in der Liste 12 zusammengestellt. Bisher sind die ersten acht – in der Reihenfolge ihrer Schwere – von den wissenschaftlichen Gremien der Internisten als Risikofaktoren benannt und anerkannt. Das Rauchen stellt das größte Risiko dar. Als neuntes und zehntes Risiko müssen jetzt Dauerstress und Depression hinzugefügt werden. Dauerstress schließt hier die einschneidenden Lebensereignisse mit ein. In den großen deutschen Studien zur Risikoabschätzung tödlicher Herz-Kreislauf-Erkrankungen (PROCAM- oder SCORE-Studie) wurden Dauerstress und Depression gar nicht mitgemessen.

Bekannte Risikofaktoren für Herz-Kreislauf-Erkrankungen
- Rauchen
- Bluthochdruck
- Fettstoffwechselstörungen
- Diabetes mellitus
- Bewegungsmangel
- Übergewicht
- Störungen der Hämostase
- Hohe Homocysteinwerte

Neu erkannte Risiken für Herz-Kreislauf-Erkrankungen
- Dauerstress
- Depression

Liste 12

Die Daten zum Dauerstress im Zusammenhang mit verschiedenen Krankheiten sind sehr umfangreich, wenn auch nicht so homogen wie bei der Depression. In jedem Fall reichen sie aber aus, um vor dem hohen Risiko für Herz-Kreislauf-Erkrankungen bei Dauerstress zu warnen |200, 166, 50, 99, 164|. Dauerstress ist mit Fragebögen schwer zu erfassen, weil er sich aus sehr vielen Komponenten zusammensetzt (siehe aber Testprogramm «Stressdiagnostik», S. 158).

Neben den oben genannten großen Studien gibt es noch viele kleine Studien, die uns auf die Bedeutung von Stress für das Risiko von kardiovaskulären Erkrankungen hinweisen. Zum Beispiel wurde gezeigt, dass für Menschen, die schon einmal einen Herzinfarkt erlitten hatten, das Risiko für einen neuen Infarkt in den ersten zwei Tagen eines Urlaubs am höchsten ist; der «Urlaubsstress» ist dann am größten |113|. In einer anderen Studie wurde nachgewiesen, dass Stress – genauso wie die Depression (> Kapitel 7, S. 105) – die Variabilität der Herzfrequenz absenken kann; dies wurde in einer Studie während des Nachtschlafes gezeigt |80|. Bei der Erforschung des Risikos von Stress auf das Herz gibt es auch widersprüchliche Ergebnisse. So bleibt eine kleine Unsicherheit, ob Menschen mit einer Typ A-Persönlichkeit, also einem Hang zur Hetze und zum Perfektionismus (> Kapitel 9), tatsächlich ein erhöhtes Herz-Kreislauf-Risiko in sich tragen |75|.

Da grundsätzlich Dauerstress in eine StressDepression übergehen kann, müssen wir beim Stress von einem gleich hohen Risiko für Herzerkrankungen ausgehen wie bei der Depression, die ohne die Vorphase Dauerstress auftritt (> Kapitel 6). Im «Herzrisikotest» (> Kapitel 4, Checkliste 11) kann jeder sein eigenes Risikoprofil überprüfen.

Ich hatte Ina V nach einem Herzinfarkt gesehen. Sie war 60 Jahre alt und stand als Filialleiterin eines Großmarktes noch mitten im Leben. Sie plante, in den vorgezogenen Ruhestand zu gehen, hatte mit der Verwaltungszentrale auch schon die Formalitäten abgesprochen. Aber eines Morgens musste sie nach einem vorangegangenen sehr anstrengenden Arbeitstag in der Vorweihnachtszeit mit dem Notarztwagen ins Krankenhaus gebracht werden. Sie war ihr ganzes Leben lang gesund gewesen, fühlte sich immer sehr wohl und verlor ihr heiteres Gemüt auch dann nicht, wenn es viel zu tun gab. Einer Sünde aber war sie erlegen: sie liebte das Essen. Die Internisten waren froh, dass es sich nur um ein leichtes Infarktgeschehen handelte, tadelten aber ihr Übergewicht. Nach diesem Vorfall kam sie aber, obwohl er schon drei Monate zurücklag, nicht mehr richtig auf die Beine. Sie war erschöpft und wusste gar nicht, wo sie die Kraft hernehmen sollte, um je wieder zu arbeiten. Früher war sie ein Energiebündel in jeder Hinsicht gewesen. Nun wurde sie nicht einmal mehr mit der Hausarbeit fertig.

Sie litt aber weniger an depressiven Gedanken oder dem Gefühl zu versagen, sondern vor allem an dieser körperlichen Erschöpfung. Das ist sehr typisch für die Depression nach einem Herzinfarkt. Nach einer antidepressiven Therapie erholte sie sich langsam, war aber doch nicht mehr in der Lage, in den Beruf zurückzukehren. Erst jetzt nach dem Herzinfarkt war sie bereit, eine Diätkur zu beginnen.

Bei Ina V trat die Depression nach einem leichten Herzinfarkt auf, und anschließend gab es keinerlei weitere Komplikationen. Man weiß aber aus verschiedenen Untersuchungen, dass eine Depression im Anschluss an einen Herzinfarkt auch das Risiko für tödliche Komplikationen erhöhen kann |50|. Leider treten solche Depressionen nach einem Herzinfarkt sehr häufig auf. In großen Studien versucht man jetzt herauszufinden, ob die prophylaktische Gabe eines Antidepressivums nach einem Herzinfarkt nicht nur einer Depression vorbeugen, sondern auch die negativen, möglicherweise tödlichen Folgen für die Herzfunktion vermindern kann. Bislang sind die Ergebnisse nicht eindeutig zu interpretieren. Diese häufige Depression nach einem Herzinfarkt ist aber auf jeden Fall ein weiteres Indiz für den engen Zusammenhang zwischen Depression und Herzerkrankung.

Weitere Gefahren bei Dauerstress und Depression

Mit dem Fortschritt der neurobiologischen Forschung erweitern sich auch unsere Kenntnisse über weitere Risiken, die bei Dauerstress und Depression auftreten können.

- Blutdruck: Es gibt viele Studien, aus denen man ablesen kann, dass Dauerstress und besonders die Depression |33|, aber auch Ärger und lang anhaltende Angst eine enge Assoziation zu einem erhöhten Blutdruck haben. Dies wurde an den 15 methodisch besten Studien, die aus insgesamt 500 Studien seit 1970 ausgewählt wurden, gezeigt |171|. Bestätigt wurde dieser Befund auch in einer prospektiven Studie, die erst kürzlich veröffentlicht wurde |141|. Eine solche Studie ist besonders wertvoll, weil alle möglichen Einflussfaktoren in der Planung berücksichtigt werden können. Aber es gibt auch einige wenige kritische Stimmen zum Zusammenhang von Dauerstress und Blutdruck |99|.

- Fettstoffwechsel: Wenn man die Gefahren für einen Herzinfarkt auflistet, gehört in der Inneren Medizin immer ein fehlregulierter Fettstoffwechsel dazu. Bei Depressiven gibt es dazu aber mehr Spekulationen als Tatsachen. Das Gesamtcholesterin liegt bei der Depression sogar im unteren Bereich der Norm, was durch eine schlechtere Ernährung bereits im Vorfeld der Depression bedingt sein könnte |25|. In mehreren kleinen Studien wurde gezeigt, dass die Gabe von Omega-3-Fettsäuren bei der Depression wirksam ist |68, 179|. Fischöl ist besonders hoch mit diesen wichtigen essenziellen mehrfach ungesättigten Fettsäuren angereichert. In einer Studie bei mehreren tausend Menschen wurde zwar eine 2,6-fach höhere Verbindung zwischen geringem Fischkonsum und der Depression berechnet, aber nur bei Frauen, nicht bei Männern |201|. In einer weiteren sehr großen finnischen Studie bei 29 000 Männern konnte ebensowenig eine Beziehung zwischen Omega-3-Fettsäuren und einer Depression gefunden werden |79|, so dass zur Zeit keine wissenschaftliche Grundlage für eine entsprechende Therapie bei der Depression besteht. Erst wenn der Befund bei Frauen in einer großen prospektiven Studie bestätigt würde, wäre eine Therapie mit Omega-3-Fettsäuren bei Frauen eine sinnvolle ergänzende Therapie bei der Depression.

■ Homocysteinsäurespiegel: Eine erhöhter Homocysteinsäurewert ist ein erst kürzlich entdeckter Risikofaktor für Herz-Kreislauf-Erkrankungen. Der Blutspiegel lässt sich durch Folsäure senken; ob dies allerdings vor Herzinfarkten schützt, ist bisher nicht genügend belegt. Da es auch bei Depressiven Anzeichen für einen erhöhten Wert gibt, haben finnische Forscher von 1984 bis 2000 in einer großen Studie bei 2 300 Männern mit Erfolg die Homocysteinsäure durch tägliche Gabe von Folsäure gesenkt; parallel dazu sanken auch die Depressionswerte |202|. Auch in einer weiteren gerade veröffentlichten Untersuchung wurde auf die Bedeutung von Folsäure und niedrigen Homocysteinsäurewerten zur Prophylaxe der Depression hingewiesen |173|. Eine einfache Frage schließt sich an dieses Ergebnis an: Soll man die tägliche Nahrung mit Folsäure anreichern, um das Risiko sowohl für die Herz-Kreislauf-Erkrankungen als auch für die Depression zu senken? Erst nach weiteren Studien werden wir der Antwort näher kommen.

■ Ungesunde Lebensweise: Bei der StressDepression ist häufig ein Teufelskreis zu beobachten: Menschen im Dauerstress und in der Depression rauchen vermehrt, bewegen sich zu wenig und ernähren sich falsch |148, 99, 120|. Damit potenziert sich das Risiko für Herz-Kreislauf-Erkrankungen. Es gibt also genug Ansatzpunkte, die Folgen einer Depression abzufangen. Depressiven fällt es allerdings noch schwerer als Gesunden, mit dem Rauchen aufzuhören; deshalb sollte ein Nikotinentzug erst in der Erholungsphase nach einer Depression erfolgen |76|.

■ Gedächtnisfähigkeit: Schließlich scheint es unter Stress eine Korrelation zwischen einer fehlregulierten Stresshormon-Achse und einer verminderten Gedächtnisfähigkeit zu geben. 28 Studien sind zu dem Thema erschienen, aber die Ergebnisse sind nicht so eindeutig, als dass die Hypothese damit schon bestätigt wäre |177|.

Das Gleiche gilt für die Frage, ob Dauerstress ein Risikofaktor für die Alzheimer-Krankheit ist. Eine positive Beziehung wurde gefunden, aber die Autoren interpretieren ihr Ergebnis noch sehr vorsichtig, auch wenn es sich um eine große Zahl von mehreren hundert untersuchten Patienten handelt |219|.

* Biologischer Alterungsprozess: Ein aufregender Befund ist kürzlich in den *Proceedings* der amerikanischen Akademie der Wissenschaften publiziert worden |58|. Es konnte auf molekularer Ebene nachgewiesen werden, dass Dauerstress DNA- Eiweiße an den Chromosomenenden, den so genannten Telomeren, zerstört, sie also verkürzt. Diese sind für das biologische Altern verantwortlich. Ist eine bestimmte Telomerlänge unterschritten, wird das Chromosonenende als zu alt identifiziert und entsorgt. Frauen unter Dauerstress – in der erwähnten Studie waren es 39 Mütter, die für ihr chronisch krankes Kind zu sorgen hatten – wurden im Durchschnitt zehn Jahre älter eingeschätzt als Frauen ohne Stress.

Schmerzen

Werner Z war immer sehr ehrgeizig. Als Schüler schon hatte er eine Klasse übersprungen, im Physikstudium gab es nur Bestnoten, und tatsächlich wurde er an seiner Hochschule der jüngste Professor. Wer sollte ihn an einer beispiellosen Karriere noch hindern? Leider aber kam es anders. Er merkte bald, dass ihm eigenständiges kreatives Arbeiten nicht lag. Die Anregungen für wissenschaftliche Tätigkeit erhielt er immer noch von seinem Chef, obwohl er inzwischen über vierzig Jahre alt war. Er sah ein, dass er keine Chancen mehr hatte, fachlich weiter zu kommen. Diese Realität machte ihn mürbe.

Werner Z kam nach einer Odyssee von Arztbesuchen zu mir. Nach einem konservativ behandelten Bandscheibenvorfall vor fünf Jahren hatte er immer wieder, oft für viele Monate, Nacken- und Schulterschmerzen. Die Schmerzen strahlten weit in den Oberarm hinein aus. Dann konnte er auch in seinem Institut vorübergehend nicht mehr arbeiten. Die Orthopäden waren ratlos, weil sie auch in den vielen Röntgenaufnahmen keine organische Ursache finden konnten. Seine Diagnose auf den vielen Arztbriefen lautete lapidar «Schulter-Arm-Syndrom, links». Krankengymnastik half nur vorübergehend. Es gibt wohl keine alternative Therapie, die er nicht ausprobiert hätte. Sogar einem Heiler, der ihn erfolglos mit indischen Hölzern behandelte, hatte er sich anvertraut.

Werner Z gestand mir später, dass er sich wochenlang überwinden musste, um den Weg zu mir als Psychiater zu finden. Er konnte sich einen seelischen Hintergrund für seine Schmerzen nicht vorstellen. Vordergründig hatte er keine Angsterkrankung und keine Depression. Er machte allerdings einen gedrückten, matten Eindruck; man merkte, dass er Schmerzen hatte. Diese Schmerzen im Schulterbereich standen bei Werner Z so im Vordergrund, dass er über seine gedrückte und traurige Stimmung zunächst gar nicht sprach, ja sie sogar verleugnete, als ich danach fragte. Nur das morgendliche frühe Erwachen mit dem unendlichen Kreisen der immer gleichen Gedanken wertete auch er als auffällig. Aus den Gesprächen wurde dann deutlich, dass seine zu hoch gesteckten und nicht erreichbaren Ziele sein ganzes Denken prägten: Er blieb hinter seinen Ansprüchen zurück, es gab keine beruflichen Aufstiegschancen, die Situation war ausweglos. Wir konnten dieses Thema als personalen Stressor gut herausarbeiten. Seit Jahren stand er unter diesem Dauerstress. Dies war die wichtigste Ursache für sein Schulter-Arm-Syndrom und führte bei ihm zu einer StressDepression.

Tatsächlich bleiben bei 10 Prozent der depressiven Patienten die psychischen Beschwerden, etwa die Traurigkeit, ganz im Hintergrund, und die Schmerzen prägen das Krankheitsbild. Man nannte diese Form der Depression früher larvierte Depression: Die seelischen Symptome der Depression bleiben zunächst verdeckt und können erst durch ein ausführliches Gespräch entlarvt werden. Auch diese Form der Depression kann in Phasen auftreten.

Werner Z hatte glücklicherweise ein intaktes familiäres Umfeld. In den Gesprächen war es möglich, diese wichtigen Ressourcen in den Vordergrund zu stellen, aber auch nach neuen Werten zu suchen. Mit zusätzlicher Gabe eines Antidepressivums und intensiver krankengymnastischer Therapie und Entspannungsübungen (> Kapitel 11) besserten sich die Schlafstörungen und die Schmerzen. Da er meinte, dass ihm die Zusammenhänge einer StressDepression nun bekannt seien, wollte er auf eine längerfristige Therapie verzichten.

Die Depression kann sich, wie bei Werner Z, vorwiegend in Form des Schmerzes ausdrücken, aber generell muss festgestellt werden: Schmerz begleitet depressive Patienten in zwei Dritteln aller Fälle |10|. Rückenschmerzen etwa sind bei Depressiven dreimal so häufig wie bei Gesunden |123|. Der Schmerz ist eines der vielen Symptome bei der Depression. Daher ist es erstaunlich, dass die Diagnoseexperten in der Psychiatrie den Schmerz noch nicht in die offizielle Symptomliste der Depression mit aufgenommen haben (> Checkliste 4, S. 28) und nicht verwunderlich, dass die Depression bei Schmerzpatienten oft übersehen wird (> Liste 5, S. 30).

Der Schmerz ist ein integraler Bestandteil der Depression, so wie die traurige Stimmung oder der verminderte Antrieb. Es handelt sich um eine Sonderform der Depression, wenn der Schmerz wie bei Werner Z zunächst ohne begleitende psychische Symptome auftritt. Die verdeckten psychischen Symptome kommen dann erst später zum Vorschein.

Wie kommt es zum Schmerz bei der Depression? Die Impulse aus den beiden Hirnzentren für die serotonerge und noradrenerge Nervenübertragung, die wir bereits (> Abb. 6, S. 98) kennen gelernt haben, werden nicht nur an verschiedene Hirnareale, sondern auch an das Rückenmark weitergeleitet. Dort wird der Kontakt zu den Nervenbahnen aus der Muskulatur, dem Darm-Magen-Bereich oder der Haut (auch der Kopfhaut) hergestellt. Normalerweise nehmen wir diese Steuerung gar nicht wahr, sie erfolgt automatisch. Nur in der *fight or flight*-Reaktion bei akutem Stress reagiert dieses automatische Nervensystem so, dass wir das Ergebnis auch wahrnehmen, z.B. in der verkrampften Muskulatur (> Kapitel 3, S. 36). Kommt es nun aber bei der Depression zu einer Fehlregulation der serotonergen oder noradrenergen Impulse, können auch die Nervenstränge zum Rückenmark betroffen sein. Dann fallen die Hemmfunktionen weg, die normalerweise dafür sorgen, dass wir die Reaktionen aus der Peripherie, z.B. der Muskulatur oder dem Darm, gar nicht merken. Die nun im Gehirn eintreffenden Impulse werden als Schmerz wahrgenommen. Der häufigste Schmerztyp bei der Depression ist der Nacken- und Rückenschmerz, der Kopfschmerz und der Schmerz im Magen- und Bauchbereich.

Diese Hypothese wird dadurch gestützt, dass Antidepressiva auf den Schmerz eine gute Wirkung zeigen. Erst kürzlich hat man herausgefunden, dass jene Antidepressiva besonders wirksam sind, die auf beide Botenstoffe, das Serotonin und das Noradrenalin, eine Wirkung ausüben – wie Duloxetin (Cymbalta®), Mirtazapin (Remergil®) und Venlafaxin (Trevilor®) – nicht aber Antidepressiva, die isoliert auf das Serotonin wirken wie die SSRI (> Kapitel 7, S. 196) |101|. Der Schmerz bei Depressiven ist also serotonin- und noradrenalinsensitiv. Dies ist bisher die beste Hypothese, die wir zu diesem Thema haben; man kann sie auch auf den Schmerz beim Stress übertragen (> Checkliste 1, S. 24). Antidepressiva werden auch in der Inneren Medizin bei Schmerzen verordnet |18|. Eine andere Hypothese weist uns darauf hin, dass Schmerz durch das Freisetzungshormon CRH (> Kapitel 7, S. 104) ausgelöst werden kann |122|. Da CRH bei Stress und bei der Depression erhöht ist, wäre der so häufig mit diesen beiden Syndromen verbundene Schmerz gut erklärbar.

Auch bei der so genannten Fibromyalgie stehen Schmerzen, hier besonders der Muskeln, im Vordergrund. Es gibt viele Überschneidungen zum chronischen Müdigkeitssyndrom (> Kapitel 8, S. 133). Bei beiden Krankheiten nimmt man jetzt an, dass sie durch verschiedenste Stressoren ausgelöst werden können |93|.

Psyche und Soma

Auch wenn wir heute schon eine grobe Vorstellung von der Ursache und der Physiologie des Schmerzes bei psychiatrischen Erkrankungen haben, ist doch der genaue Grund der Schmerzen und der vielen körperlichen Beschwerden bei psychischen Störungen nur in Ansätzen verstanden. Über die Depression und die Angsterkrankungen hinaus gibt es eine Reihe von Erkrankungen und Konfliktsituationen, bei denen psychische und körperliche Symptome gemeinsam auftreten. Früher bezeichnete man diesen Störungen als psychosomatische Erkrankungen, heute als somatoforme (wörtlich: körperähnliche) Störungen: Patienten klagen über körperliche Beschwerden oder Schmerzen, ohne dass hierfür eine organische Grunderkrankung zu finden wäre (> Liste 13, S. 129). Als Auslöser werden psychosoziale Stressoren angenommen. Dieses Modell geht davon aus, dass die Somatisierung auf eine verstärkte Stresswahrnehmung bei den Erkrankten zurückzuführen ist. Ob hier dann ähnliche physiologische Fehlregulationen wie bei der Stress-Depression vorliegen (> Kapitel 7), ist nicht genügend untersucht.

Ein älteres, der Psychoanalyse angelehntes Modell führt die körperlichen Symptome auf eine psychologische Abwehr von unannehmbaren
Wünschen und Triebimpulsen zurück. Durch die Beschwerden soll es –
nach dieser Theorie – zu einer emotionalen Entlastung kommen, doch
die Konflikte bleiben unbewusst vorhanden; sie müssten dann psychotherapeutisch aufgearbeitet werden. Zwei Beispiele sollen zeigen, wie
psychoanalytisches Gedankengut durch moderne Forschung neu gesehen werden muss.

- Magengeschwür: Eine interessante Wende bei der Suche nach den
  Ursachen psychosomatischer Erkrankungen trat durch die Entdeckung des Magenkeimes *Helicobacter pylori* auf, der sehr regelmäßig beim Magengeschwür gefunden wird. Mit einer antibakte-
  riellen Kur und ohne Psychotherapie ist dieses Leiden heute
  schnell heilbar. So spielt das Magengeschwür bei den Gastroenter-
  ologen (und bei den Psychotherapeuten) in der Sprechstunde nur
  noch eine untergeordnete Rolle, während es früher eine der häufigsten psychosomatischen Erkrankungen war. Es bleiben dennoch Fragen offen. Bei vielen Menschen ist der Magenkeim nach-
  weisbar, ohne dass es zu Beschwerden kommt, das heißt, dass es
  noch weitere Bedingungen geben muss, die für die Auslösung
  eines Magengeschwürs verantwortlich sind. Auch die Frage der
  Bedeutung von Stress bei der Auslösung dieser Erkrankung wird
  noch gründlich untersucht werden müssen. Meistens finden sich
  Ursachen auf den verschiedensten psychischen und physiologischen Ebenen.

- Impotenz: Ein noch komplexeres Feld ist die sexuelle Impotenz
  des Mannes. Nachdem entdeckt worden war, dass zur Behebung
  dieser Störung bei 80 Prozent der Männer nur für eine verbes-
  serte Verfügbarkeit von Stickoxid im Penis (der Mangel ist bedingt durch Hemmer des Enzyms Phosphodiesterase-5) zum Beispiel mit Sildanafil (Viagra®) gesorgt werden muss und sich
  dadurch die Blutversorgung verbessert, wird allgemein davon
  ausgegangen, dass neben Partnerschaftskonflikten und alters-
  bedingtem Testosteronmangel auch enzymatische Minderfunk-
  tionen zur Impotenz führen können |18|. Trotz dieser revolu-
  tionären Entdeckung ist es erstes ärztliches Gebot, vor einer

medikamentösen Therapie zunächst nach Konflikten in der Partnerschaft, eben den psychosozialen Stressoren, zu suchen.
Früher versuchte der Therapeut, auch wenn sich die Beziehung als intakt
erwiesen haben sollte, durch eine aufwändige Psychotherapie einen oft bei der Impotenz gesehenen Teufelskreis aus Stress und
Versagen zu durchbrechen. Heute kann man dieses Geflecht aus
Versagensangst, Leistungsdruck, vermindertem Selbstwertgefühl
und Impotenz durch eine Tablette lösen. Warum sollte der Arzt
nicht, wenn es beide Partner wünschen, einer pragmatischen Therapie den Vorzug geben?

Es wird nicht ausbleiben, dass man auch bei anderen psychosomatischen Erkrankungen wichtige biologische Ursachen nicht nur in den
peripheren Organen, wie an diesen beiden Beispielen gezeigt, sondern
auch im Gehirn findet. Solche Entdeckungen werden das Leiden sehr
vieler Menschen auf relativ einfache Weise lindern. Manch einer wird
diesen Denkansatz als deterministisch zurückweisen, denn es sei zu wenig, sich nur auf die Suche nach den biochemischen Ursachen dieser
psychisch komplexen Krankheiten zu machen. Solange sich aber der
Arzt um die Aufklärung aller Ursachen bemüht, sollten wir uns gegenüber solch eindrucksvollen Forschungsergebnissen nicht verschließen.
Die praktische Anwendung von Wissen gerade aus der Neurowissen-
schaft wird uns in der Zukunft immer mehr begleiten. Eine wichtige
Diskussion ist eröffnet.
  Ich habe beispielhaft einige psychosomatische Krankheiten genannt.
Schwindel, Tinnitus, Migräne und chronische Schmerzen gehören,
wenn keine anderen Ursachen gefunden werden, auch zu dieser Gruppe
und begleiten uns täglich in der psychiatrischen Praxis.
  Einige Schmerzen und Beschwerden treten im Rahmen psychosoma-
tischer Erkrankungen besonders häufig auf:

Leitsymptome, die für eine psychosomatische Erkrankung sprechen:
- Schnelle Erschöpfung ohne besonderen Grund
- Schlafprobleme
- Rücken- und Nackenschmerzen, Muskelverspannungen

- Kopfschmerzen
- Schwindelgefühle
- Herzschmerzen oder Herzklopfen
- Magen- oder Darmbeschwerden, auch Sodbrennen
- Atembeschwerden bei kleinster Anstrengung

Liste 13

Die meisten Symptome sind uns schon aus den anderen Listen bekannt. Der Arzt kann nun aus dem Zusammenspiel der Symptome erkennen, um welches Problem oder welche Krankheit es sich handelt. Je mehr Symptome dieser Liste zutreffen und je häufiger und intensiver sie im letzten Jahr aufgetreten sind, desto eher ist das ein Hinweis auf eine psychosomatische Erkrankung.

Burnout-Syndrom

Wenn man acht oder auch mehr Stunden intensiv gearbeitet hat, ist man abends müde. Es folgt die Erholungsphase – im Kreis der Familie, beim Sport oder auf eine andere angenehme persönliche Weise. Die Welt ist wieder in Ordnung. Entspannung nach Anspannung funktioniert dann, wenn man sich im privaten Bereich in der Familie, mit dem Partner oder Freunden wohl fühlt. Wichtiger als die Größe des sozialen Netzes ist die Intensität der emotionalen Bindung zu den einzelnen Personen. Im Kollegenkreis erhält man nur selten Unterstützung – zu viele Machtkämpfe prägen den beruflichen Alltag und bestimmen die Schwere der Arbeitsbelastung. Diese sollte im privaten Bereich kompensiert werden können.

Fremdbestimmung wird immer als sehr belastend empfunden. Jeder braucht seinen eigenen Handlungsspielraum, sonst kann es keine Entspannung geben |200, 130|. Den zu geringen Handlungsspielraum haben wir in > Checkliste 6, S. 49 als einen Hauptstressor in der Arbeitswelt kennen gelernt. Wichtig für ein emotionales Wohlbefinden ist schließlich die Einbettung der beruflichen Arbeit in einen größeren Sinnzusammenhang; die Arbeit sollte im Idealfall einen Lebenssinn erfüllen. Auch Weltanschauung und religiöser Glaube sind wichtige Ressourcen zur Stressbewältigung |216| (> Kapitel 10, Kohärenz).

Doch die Realität sieht oft anders aus.

Frederike N begann ihren Beruf als Lehrerin mit Leidenschaft. Sie freute sich auf jeden Tag, an dem sie mit den Erst- bis Drittklässlern mehrere Stunden zusammen sein konnte. Sie kam nie in Zeitnot, nahm an Wochenenden gerne an Fortbildungen teil und verstand gar nicht, dass die meisten älteren Kollegen tagein, tagaus vom ewigen Stress redeten. Sie hatte das Gefühl, dass sie den Schülern mehr als nur das Pflichtprogramm beibrachte. Pädagogik war eine Lebenserfüllung. Als sie später selbst zwei Kinder hatte und ihr Ehemann für mehrere Jahre arbeitslos wurde, wusste sie zusätzlich noch das hohe Gehalt und die unkündbare Anstellung im Lehrerberuf zu schätzen. Sie ernährte die Familie, und der Ehemann betreute die Kinder.

Jetzt sah ich Frederike N mit 54 Jahren. Sie war den Aufgaben in der Schule nicht mehr gewachsen. In ihrem Bundesland hatte man die Realschulen mit den Hauptschulen zur Erweiterten Realschule zusammengelegt. «Es ist der tägliche Horror», war einer ihrer ersten Sätze, «kein Schüler hört mehr zu, jeder macht, was er will. Auf die wenigen Begabten und Willigen kann ich nicht eingehen, sonst hinke ich dem Lehrplan noch mehr hinterher.» Die Verzweiflung war echt. Ihr Lebensziel, eine gute Lehrerin zu sein, wurde durch äußere Zwänge zunichte gemacht. «Wie soll ich Deutsch unterrichten, wenn nur ein Drittel meiner Schüler der deutschen Sprache mächtig ist?»

Sie versuchte zwar anfangs noch, einen engagierten Unterricht zu halten, aber ihre Kräfte reichten nicht mehr, den Anforderungen der Schulreform mit dem Konzept der Erweiterten Realschule gerecht zu werden. Sie sah auch keinen Sinn in einer von der Schulbehörde angeordneten Leistungsnivellierung. «Und wie soll ich selbst Ruhe bewahren, wenn ich schon von zehnjährigen Jungen körperlich bedroht werde? Seit Jahren bitte ich die Schulbehörde, mich zu versetzen – umsonst. Ich soll an dieser Schule bleiben. Was kann ich noch tun?»

Friederike N war ausgebrannt. Im Vordergrund stand die körperliche Erschöpfung. Ihr fehlte jede Energie, und sie hatte aufgegeben zu kämpfen. Obwohl sie eigentlich genügend Zeit am späten Nachmittag und Abend hatte, fand sie keine Muße zur Erholung. Ihr Körper war müde; auch der abendliche Spaziergang wurde gestrichen. Schlafstörungen, schwankender Blutdruck und Herzstolpern bei hohem Pulsschlag hatten jetzt schon häufige Fehlzeiten zur Folge. Wegen unklarer Magenschmerzen wurde sie von

Arzt zu Arzt geschickt. Die Erschöpfung breitete sich aus: Sie fühlte sich auch geistig ausgelaugt, mochte nicht mehr lesen, hatte keine Einfälle mehr und zappte schon vor dem Abendessen im Fernsehen herum. Da die Schlafstörungen hartnäckiger wurden, versuchte sie sich mit ein bis zwei Gläsern Wein zu betäuben. Als es dann drei Gläser wurden, erkannte der Ehemann das Warnsignal. Gemeinsam suchten beide bei mir Hilfe.

Frederike N hatte ein Burnout-Syndrom. Das Ausgebranntsein infolge beruflicher Dauerüberlastung wird in diesem Begriff gut ausgedrückt. Der medizinische Terminus «psychovegetatives Erschöpfungssyndrom» ist viel zu umständlich. Der Burnout-Begriff wird in erster Linie für die Erschöpfung bei Angehörigen von sozialen Berufen – Ärzten, Krankenschwestern, Sozialarbeitern, Lehrern – und allgemein auch bei lang anhaltenden Belastungen im Pflege- und häuslichen Bereich angewandt.

Obwohl die «Diagnose» Burnout-Syndrom in aller Munde ist, gibt es dafür keine richtige Definition, auch nicht in den offiziellen Diagnosemanualen |96|. Es ist kein umschriebenes und offizielles Krankheitsbild. In der (Medien-)Öffentlichkeit muss diese «Diagnose» häufig bei Menschen, die im öffentlichen Interesse stehen und psychische Probleme haben, für viele Krankheiten herhalten, vom Skispringer Sven Hannavald bis zur Kaiserin Masako von Japan. Im Vergleich zur Depression ist das Burnout-Syndrom anscheinend das kleinere Übel und mit einem geringeren Stigma behaftet.

Es fehlt nicht an fachlichen Bemühungen, das Burnout-Syndrom genau zu beschreiben |100|. Die wichtigsten Beschwerden sind:

- Körperliche Erschöpfung: Energiemangel, chronische Müdigkeit, Schwächegefühl und psychosomatische Beschwerden
- Emotionale Erschöpfung: Niedergeschlagenheit, Hoffnungslosigkeit und innere Leere, manchmal auch Reizbarkeit
- Geistig-mentale Erschöpfung: Leistungseinbußen, Kreativitätsmangel und Gefühl der Sinnlosigkeit
- Soziale Erschöpfung: das Gefühl, ausgesaugt zu werden; sozialer Rückzug; die Gefahr, dass sich der Arbeitsstress auch auf den Lebensbereich Partnerschaft und Familie überträgt

Dies alles sind, nur in einer anderen Zusammenstellung, die uns längst bekannten Stress-Symptome der > Checklisten 1 bis 3 in Kapitel 2 (S. 24f). Das Burnout-Syndrom entspricht also den Symptomen beim Dauerstress. Auch wird die Nähe zu den depressiven Symptomen der > Checkliste 4 (S. 28) deutlich. Im Vordergrund steht jetzt allerdings die Erschöpfung. Dauerstress ist der übergeordnete Begriff.

Beim Burnout-Syndrom begegnen uns viele der bekannten Stressoren aus der Arbeitswelt. Die äußeren Belastungen mit der ständigen beruflichen Überforderung geben den Ton an. Frederike N war dem Kampf mit den Schülern und dem neuen Schulsystem nicht mehr gewachsen. Aber neben diesen situativen Stressoren können wir bei ihr innere Prozesse erkennen, die den Dauerstress unterhalten. Es tat sich eine immer größere Schere zwischen dem Wunsch nach Lebenserfüllung als Pädagogin und den Anforderungen des beruflichen Alltags auf. Die fehlende Autonomie, das Eingeschlossensein in einem veränderten Bildungssystem und der Mangel an Anerkennung ließen ihre pädagogischen Ziele als unerfüllbar erscheinen. Jemand, der solche hohen Ziele nicht hat, dem seine berufliche Arbeit gleichgültig ist, wird solchem inneren Druck, wie ihn Frederike N erlebt hat, nicht ausgesetzt sein.

Die Depression und das Burnout-Syndrom bei Lehrern sind über das Einzelschicksal hinaus ein sozialmedizinisches Versorgungsproblem geworden |212|. Diese beiden Diagnosen stehen an erster Stelle bei der Frühinvalidisierung von Lehrern mit 36 (Depression) und 16 (Burnout) Prozent vor allen anderen Diagnosen. Frühinvalidität ist das krankheitsbedingte Ausscheiden aus dem Erwerbsleben vor dem Erreichen des 65. Lebensjahres. Nur 6 Prozent aller Lehrer arbeiten bis zu dieser Regelaltersgrenze. 50 bis 60 Prozent steigen im Durchschnitt zehn Jahre vorher aus. In anderen Berufen scheidet nur ein Drittel der Angestellten vorzeitig aus gesundheitlichen Gründen aus dem Erwerbsleben aus |143|.

Frederike N war noch nicht in eine StressDepression hineingeraten. Wie leicht dies beim Dauerstress aber möglich ist, konnten wir am Beispiel von Anna K und anderen Patienten erfahren. Die hohe Zahl der vorzeitig in den Ruhestand versetzten Lehrer mit einer Depression lässt die Annahme zu, dass diese Menschen zu einem großen Teil eine Phase des Dauerstress oder eines Burnout-Syndroms durchgemacht haben, bevor sie depressiv wurden. Es sollte daher ein wichtiges sozialmedizinisches Anliegen der Politik sein, die krankheitsauslösenden Bedingungen an den Schulen zu beseitigen.

Bei Frederike N waren die Stressoren bekannt. So war es mein erstes Ziel, einen Antrag zur Versetzung an eine andere Schule mit einem anderen Schulsystem zu stellen. Das zweite Ziel zu erreichen war einfacher. Ich machte ihr klar, dass sie dringend an einem Programm zur Stressbewältigung und zum Konfliktmanagement teilnehmen musste. Gegen die emotionale Erschöpfung sollte ein Konzept der Selbstmotivation gestellt werden; im ersten Schritt begann sie mit Entspannungsübungen (> Kapitel 11). Wir mussten schnell handeln, um sie aus ihrer Erschöpfung herauszuholen, den Alkoholkonsum zu stoppen und einer Depression vorzubeugen. Eine Dienstunfähigkeit wäre für alle Seiten der schlechteste Weg gewesen.

Zwei Krankheitssyndrome sind vom Burnout-Syndrom zu unterscheiden:

- Neurasthenie: Über starke Erschöpfung klagen auch Menschen mit einer Neurasthenie. Die Ursache dafür liegt aber nicht in einer schweren Belastung, sondern «schwache Nerven» begleiten diese Menschen ein Leben lang bei der täglichen Arbeit. Überforderung und Schwäche sind ein Kennzeichen der Persönlichkeit. Schon geringe geistige Anstrengung mündet in sinkende Arbeitsleistung, emotionale Erschöpfung und körperliche Beschwerden, zum Beispiel Muskelschmerzen. Auch Angst, leichte Depressionen und Reizbarkeit kehren immer wieder. Dauerstress ist aber bei diesen «Nervenbündeln» nicht die Ursache all der Klagen; sie haben kein Burnout-Syndrom.

- Chronisches Müdigkeitssyndrom: Häufiger als Neurasthenie lautet in den letzten Jahren die Diagnose «Chronisches Müdigkeitssyndrom» *(chronic fatigue syndrome)*; die Symptome überschneiden sich. Auch wenn Müdigkeit und Erschöpfung im Vordergrund stehen und durchaus eine Parallele zur Neurasthenie besteht, wird die Störung wohl doch primär durch Dauerstress ausgelöst. Man forscht auch darüber, ob Infektionskrankheiten oder immunologische Störungen als Ursache eine Bedeutung haben können. Manchmal wird das chronische Müdigkeitssyndrom zur Modediagnose abgestempelt.

Alkoholabhängigkeit

Einige Berufsgruppen stehen unter besonderem Arbeitsdruck. Leinemann hat den Politiker als Prototyp herausgearbeitet; die Konsequenz der Eitelkeiten, des Erfolgdrucks und der Arbeitssucht sei die Erschöpfung |128|. Der Dauerstress führt dann in die Falle der Depression und oft in die Sucht nach Alkohol, Kokain und anderen Drogen (> Kapitel 11, Der Selbstbetrug). Diese Abhängigkeiten beobachten wir natürlich auch bei Menschen in anderen Berufsgruppen mit fehlenden Aufstiegschancen, Gratifikationskrisen und schließlich lang anhaltendem beruflichem Dauerstress (> Kapitel 4, S. 48). Das geschieht oft unmerklich, denn die legale und gesellschaftlich nach wie vor anerkannte Droge Alkohol bremst zunächst den täglichen Druck, wirkt entspannend und fördert anfänglich auch den Schlaf. Aber wenn eine Frau täglich über zwanzig Gramm reinen Alkohol und ein Mann über dreißig Gramm (das sind nur etwas mehr als ein Viertel Liter Rotwein!) konsumieren, beginnt nach den Kriterien der WHO schon das «riskante Trinken». Die nächsten Stufen sind dann der Missbrauch und die Abhängigkeit mit dem übermächtigen Wunsch, Alkohol zu konsumieren; man kann nicht mehr auf ihn verzichten, weil es zu einer Gewöhnung gekommen ist. Schließlich entwickeln sich die bekannten Unfallrisiken im Straßenverkehr, vor allem aber gravierende seelische und körperliche Gesundheitsfolgen sowie große soziale Probleme im familiären und beruflichen Umfeld. Hinzu kommt, dass linear, schon mit der kleinsten Menge beginnend, das Risiko für Krebserkrankungen zunimmt.

Bei wie vielen Alkoholkranken gerade Dauerstress die Ursache für die Krankheit ist, wurde bisher noch nicht untersucht. Wir wissen heute, dass bei der Entwicklung einer Abhängigkeit zwei Faktoren eine sehr wichtige Rolle spielen: die Erbfaktoren und die Umgebungsfaktoren. Ungünstige Konditionierungen können schon mit der Verführung Jugendlicher durch «Alkopops» beginnen. Dauerstress kann später zum Beispiel bei einer familiären Belastung der auslösende Faktor sein, abhängig zu werden. 30 bis 50 Prozent der Alkoholabhängigen haben auch eine Angstkrankheit oder eine Depression; manchmal tritt beides zusammen, manchmal die Alkoholkrankheit primär auf. Bekannt ist jedenfalls, dass viele solcher Patienten – genauso wie Menschen im Dauerstress oder mit einem Burnout-Syndrom – den Versuch machen, sich mit Alkohol zu «therapieren» und dann daran hängen bleiben. Für die ursprünglichen Sorgen ist Alkohol aber niemals eine Therapie.

Geringe Mengen Alkohol haben, ganz anders als der über das riskante Trinken hinausgehende Konsum, eine positive Wirkung auf Herz-Kreislauf-Erkrankungen, möglicherweise auch auf andere psychische Erkrankungen, wie zum Beispiel die Demenz |145|. Höchste Vorsicht ist aber bei der Depression geboten; Alkohol wirkt nicht antidepressiv |157|.

Teil IV
Die StressDepression besiegen

9. Kapitel | Ressourcen und Risiken erkennen

Stress ist nicht gleich Stress

Der israelische Soziologe und Stressforscher A. Antonovsky, der entscheidende Impulse in die Gesundheitsforschung einbrachte, fragte sich schon 1971, wie es möglich war, dass einige Menschen, die schlimmste Zeiten im Konzentrationslager verbrachten hatten und auch in den Jahren danach höchsten Strapazen ausgesetzt waren, ohne gesundheitliche Schäden überleben konnten. Von den Frauen dieser Jahrgänge 1914 bis 1923, die er später befragte, waren es immerhin fast 30 Prozent |5|.

Eine solche positive Entwicklung erleben nur Menschen, die mit starken seelischen Schutzfaktoren ausgestattet sind. Es sind unsere Ressourcen, die Pufferzonen, die uns dazu in die Lage versetzen. Diese Schutzfaktoren brauchen wir zum Erhalt unserer Gesundheit, und sie sind die Basis, von der aus wir den Kampf gegen Dauerstress und damit gegen die StressDepression starten.

Schon in > Kapitel 2 habe ich auf die Forschungen von Lazarus zum transaktionalen Stressmodell aufmerksam gemacht |126|. Diesem Modell zufolge führt ein Stressor nicht unmittelbar zu Stressreaktionen, sondern durchläuft den wichtigen Prozess der Stressverarbeitung (> Kapitel 4, Abb. 3, S. 44). Stress ist also niemals ein Zustand, sondern ein Prozess, in dem ständig Aktionen und Reaktionen auf den verschiedenen Ebenen stattfinden. Ob es nach einer Belastung überhaupt zu einer Stressreaktion kommt und ob sie abgeschwächt oder verstärkt auftritt, hängt ganz von der individuellen Bewertung des Stressors ab. In einem ersten Schritt wird die neue Situation eingeschätzt:

- Ist sie unbedeutend?
- Ist sie angenehm-positiv?
- Ist sie bedrohlich?

Bei der Bewertung des Ereignisses kommt es also zu einer Transaktion zwischen der Person und der Umwelt. Erst der zwischengeschaltete – in

der Abbildung 3 negative – Bewertungsprozess macht den Weg zum
Dauerstress frei.

Bei der *fight or flight*-Reaktion (> Kapitel 3, S. 36) muss es schon in
Bruchteilen von Sekunden zu einer Beurteilung der Gefahrenlage und zu
einer möglicherweise lebensrettenden Entscheidung kommen. Zeit für
längere kognitive Bewertungen gibt es dann nicht.

Ganz anders sieht es aber aus, wenn man Zeit hat, das Ereignis abzu-
schätzen. Wir erinnern uns an die Personen A und B, die einen Vortrag
halten sollen (> Kapitel 3, S. 34). Beide bewerten die Situation, die sie er-
wartet. Wie viele Zuhörer beobachten mich? Sind sie mir wohl gesonnen,
oder will mich jemand herausfordern? Sind die Räumlichkeiten für mich
angenehm, muss ich noch etwas daran verändern? Bin ich gerade heute
fit für diese Aufgabe? Die Ressourcen bei unserer Person B reichen nicht
aus, um den Vortrag angstfrei zu meistern. Ihr Selbstwertgefühl und ihr
Optimismus sind für eine positive Beurteilung der Situation nicht stark
genug; das färbt auf ihren Vortrag negativ ab. Sie wird hilflos; akuter
Stress ist ihre Antwort. Ganz anders die Person A: sie ist optimistisch und
erlebt ihre Umgebung stimulierend; der Vortrag kommt gut an.

Wenn Stressoren immer wieder auf uns einwirken und wir sie nicht
kontrollieren können, brauchen wir besonders starke Ressourcen, um
Stress abzuwehren, sonst kann Dauerstress die Folge sein. Positive
Ressourcen können natürlich nur bis zu einem gewissen Grad Schutz
bieten. Bei aufopfernder jahrelanger Pflege eines schwerkranken Angehörigen beispielsweise können die Stressoren ein solches Übermaß annehmen, dass sie nicht mehr kompensierbar sind; ein Zusammenbruch
ist die mögliche Folge (> Kapitel 4, Burnout-Syndrom).

Einigen wenigen Menschen ist allerdings eine hohe Widerstandskraft
in die Wiege gelegt, sie geraten auch unter höchsten Belastungen nicht
in Dauerstress, sie sollen sogar immun gegen mögliche Herzkrankheiten
sein. Es sind die Menschen im Eustress, die ich in > Kapitel 3 (S. 34)
schon erwähnt habe. Ob dabei aber wirklich keine gesundheitlichen
Folgen auftreten, auch wenn der Eustress über längere Zeit anhält, muss
die Forschung erst noch beweisen. Wir gehen auf jeden Fall davon aus,
dass diese Menschen eine höhere Stresstoleranz besitzen, die genetisch
bedingt ist. Stressoren sind für sie nicht bedrohlich, im Gegenteil, sie
nehmen sie als Herausforderung an: «Stress ist für mich ein Kick» oder:

«Ich brauche das Adrenalin». Wie sehr die Überaktivierung nach einer außergewöhnlich anstrengenden geistigen Arbeit, vor allem, wenn sie erfolgreich abgelaufen ist, für kurze Zeit nachwirken kann, kennt jeder: Noch Stunden danach wollen der Redefluss und die Gedanken nicht stillstehen.

Die Menschen geben heute viel Geld für ihre Gesundheit aus. Sie kaufen Bücher über die richtige Ernährung, über Anti-Aging oder körperliche Fitness; die psychologischen Fakten zum Schutz der Gesundheit aber lässt man häufig außer Acht. Dabei können sie von jedem Einzelnen bei der Auseinandersetzung mit Stressoren genutzt werden, zum Erhalt oder sogar zur Verbesserung des körperlichen und seelischen Befindens. Um den Stressoren nicht passiv ausgeliefert zu sein, sollten die Schutz- und Risikofaktoren bekannt sein. Gefahren können dann besser abgewehrt und präventive Maßnahmen in Angriff genommen werden. Das Wissen um die persönlichen Ressourcen bietet aber noch die weitere Chance, die Stärken, die in jeder einzelnen Person liegen, besser zur Entfaltung zu bringen. Dazu gibt es heute gute Ansätze in der positiven Psychologie (> Kapitel 10).

Aus zwei Hauptquellen schöpfen wir die Kraft, dem Dauerstress Widerstand zu leisten und unsere Stärken zu entdecken: aus den Ressourcen, die in unserer Persönlichkeit verankert sind, und aus unserem sozialen Netz.

Das soziale Netz

Michael B war ein begeisterter Gleitschirmflieger. Bis zu jenem Freitagnachmittag am Wallberg, an dem er zu einem Flug in die untergehende Sonne gestartet war. Sehr plötzlich kam ein Unwetter über dem Tegernsee auf, die Thermik änderte sich komplett, und es passierte das Entsetzliche: Michael B geriet ins Trudeln, sein Rettungsfallschirm öffnete sich zu spät, und er stürzte, bei schon beginnendem Regen, auf einen Strommast. Seine Freundin, die am vereinbarten Landeplatz wartete, musste seinen Sturz hilflos mit ansehen. Leider bestätigten sich die schlimmsten Befürchtungen: Michael B hatte sich mehrere Brüche und vor allem schwerste Verbrennungen zugezogen.

Im Rehazentrum taten die Ärzte ihr Bestes und waren auch mit dem Genesungsverlauf zufrieden, soweit man es bei einer solchen Verbrennung mit bleibenden Schäden sein kann. Sie baten mich aber um Rat, was man gegen das zunehmende Stimmungstief von Michael B machen könne. Es fiel mir auf, dass er gar nicht so sehr mit seinem Schicksal haderte, denn mit den Narben am ganzen Körper und im Gesicht hatte er sich schon intensiv auseinandergesetzt. Auch seinen Beruf als Elektrotechniker in einem mittelständischen Unternehmen würde er bald wieder ausüben können. Seine Unzufriedenheit und Hilflosigkeit bezogen sich vielmehr auf das zukünftige Zusammenleben mit seiner Freundin. Vor dem Unfall waren sie ein festes Paar, jetzt aber hatte er große Sorgen, dass sie ihn verlassen könnte. Nach dem anschließenden Gespräch mit ihr allein sah ich die Situation klarer. Sehr realistisch sah sie eine nicht einfache Zukunft für sich und ihren Freund voraus, denn er würde womöglich bleibende Narben am ganzen Körper behalten. Auch eine eingeschränkte Sexualität war nicht auszuschließen. Aber sie war sich ganz sicher, dass sie auch weiter mit ihm zusammenleben wollte. Eine Trennung hatte sie niemals erwogen. Irritiert war sie allerdings über seine ständigen Zweifel, und das führte zu Missverständnissen und Konflikten. Beide waren nicht in der Lage, dem Partner ihre Ängste und den Grund ihrer Verstimmung mitzuteilen.

Michael B hatte schon früher zum Pessimismus geneigt, und so bewertete er in seiner jetzigen schwierigen Lage auch die Beziehung zu seiner Freundin zunehmend negativ. Es war mein Ziel, nach einer Problemanalyse (> Kapitel 12, S. 207) beiden klar zu machen, dass sie wieder lernen mussten, offen miteinander zu reden. Dies gelang. Sobald Michael B sicher erkannt hatte, dass eine Trennung von ihrer Seite niemals beabsichtigt war, gewann er sein Selbstvertrauen zurück, und ein schwerer Druck wurde von ihm genommen. Die Freundin erlebte wieder den Menschen, den sie so geliebt hatte. Der Teufelskreis aus Grübeln, Ängsten und aufkeimender Fremdheit zwischen den Partnern war durchbrochen. Die Gewissheit über den sozialen Rückhalt hatte Wunder gewirkt, auch wenn die Probleme mit den möglichen Veränderungen beiden vor Augen standen. Aber es gab eine klare Perspektive.

Die Alltagspsychologie lässt keinen Zweifel daran, dass der soziale Rückhalt unsere wichtigste Stütze bei Dauerstress ist. Wer war nicht schon in einer schwierigen Lage, aus der ihn allein das Gespräch mit dem Partner, der Familie oder den Freunden herausgeholt hat. Manchmal reicht Reden nicht, erst die körperliche Berührung spendet Trost. Oder es muss der ärztliche Kontakt, wie bei Michael B, zwischengeschaltet werden. Auch die Literatur führt viele Untersuchungen darüber an, dass ein enges soziales Netz den Menschen nicht nur zufriedener macht, sondern auch gesund erhält |163|. Das gilt für seelische und für körperliche Krankheiten |182|. Besonders häufig wurde der Einfluss sozialer Isolierung und fehlender sozialer Unterstützung auf Herz-Kreislauf-Erkrankungen untersucht; zwei- bis dreifach ist in solchen Fällen das Risiko erhöht |166|. Es ist nicht so sehr die Zahl der Kontakte, die die Bedeutung des sozialen Netzes bestimmt, sondern deren Intensität, Tragfähigkeit und Verlässlichkeit. Einsamkeit ist für viele Menschen ein schwerer Stressor.

Nichts aber geht über eine gute Ehe. Verheiratete leben länger und sind gesünder als unverheiratete Menschen. Eine harmonische Ehe ist – statistisch gesehen – ein besserer Prädiktor für Gesundheit im Alter als ein niedriger Cholesterinspiegel |208|; umgekehrt können ständige Konflikte in der Ehe auch gesundheitsschädlich sein |108|.

Checkliste 14 bietet anhand des Soziogramms mit dem ICH im Mittelpunkt eine gute Möglichkeit, über sein persönliches soziales Netz nachzudenken, und kann Impulse setzen, das soziale Umfeld neu zu ordnen |150|.

Checkliste 14

Soziale Unterstützung

Überlegen Sie sich, zu welchen Menschen in Ihrem Umfeld Sie Kontakt haben: Familie, Kollegen, Verein, Nachbarn, Freunde.

Ordnen Sie diese Menschen im freien Feld unten an: Je näher Sie einen Menschen beim ICH platzieren, desto wichtiger ist er Ihnen.

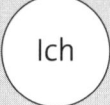

Beantworten Sie nun die folgenden Fragen:
1. Mit welchen Menschen verbringen Sie die meiste Zeit?
2. Welche Menschen aus Ihrem Umfeld sind Ihnen wirklich wichtig?
3. Mit wem reden Sie über sich selbst, über Ihre persönlichen Angelegenheiten
4. Wen würden Sie auffordern, mit Ihnen etwas privat zu unternehmen?
5. Zu wem hätten Sie gerne intensiveren Kontakt?
6. Zu wem würden Sie gerne einen neuen Kontakt aufbauen?

Je weniger die Menschen, die Sie zu Frage 1 angeben, mit denen identisch sind, die Sie bei den Fragen 2 bis 4 angeben, desto mehr lohnt es sich für Sie, Ihr soziales Umfeld Ihren Bedürfnissen neu anzupassen. Ihre Antworten auf die Fragen 5 und 6 bieten Ansatzpunkte für eine Veränderung.

Soziale Kompetenz

Unter sozialer Kompetenz versteht man die Eigenschaft, mit anderen Menschen gut zurechtzukommen. Sie wird von den intellektuellen Begabungen abgegrenzt und hat zwei Komponenten [7]:

- die Durchsetzungsfähigkeit, das ist die Fähigkeit, anderen gegenüber die eigenen Interessen zu wahren
- die Beziehungsfähigkeit, das ist die Fähigkeit, mit anderen positive Beziehungen einzugehen und aufrechtzuerhalten.

Menschen mit höherer sozialer Kompetenz leben in einem dichteren sozialen Netz und finden daher auch in Krisenzeiten mehr Halt und Unterstützung.

In einer Untersuchung kristallisierten sich die folgenden fünf Faktoren als kennzeichnend für soziale Kompetenz heraus [3]; an Hand der folgenden Checkliste können Sie sich selbst beurteilen:

⊠ **Checkliste 15**
Soziale Kompetenz

☐ Können Sie Ihren Vorgesetzten, der sich sonst nie etwas von seinen Mitarbeitern sagen lässt, bei einer Entscheidung umstimmen, indem Sie ihm zunächst vermitteln, dass Sie seine Autorität und Kompetenz anerkennen?

☐ Wenn Sie merken, dass sich ein Freund unter vielen, ihm unbekannten Personen unsicher fühlt, können Sie dann mit ihm ein Gespräch beginnen und dabei versuchen, andere Personen mit einzubeziehen?

☐ Gelingt es Ihnen, jemanden anzulächeln, der unfreundlich zu Ihnen ist, und zu versuchen, mit freundlichen Worten die Situation zu verändern?

☐ Können Sie jemandem über eine schwierige Situation hinweghelfen, indem Sie ihm klar machen, dass er fähig ist, die Schwierigkeiten zu meistern?

☐ Gelingt es Ihnen, in fremder Gesellschaft sehr schnell Kontakt zu finden, indem Sie sich mit jedem ganz unvoreingenommen unterhalten?

Wenn Sie alle fünf Fragen mit «JA» beantworten können, besitzen Sie eine sehr hohe soziale Kompetenz.

Menschen mit hoher Sozialkompetenz haben eine positive Ausstrahlung und können andere Menschen gut motivieren. Das Gefühl dagegen, von anderen nicht akzeptiert zu werden, wenig Hilfe von außen bei Alltagsproblemen zu bekommen oder selten etwas mit Freunden zu unternehmen, sind Zeichen für eine eher gering ausgeprägte soziale Kompetenz.

Emotionale Intelligenz

Gerade bei der Begegnung mit einigen jungen Ärzten habe ich mich manchmal gefragt, warum sie eigentlich diesen Beruf gewählt haben. Ihnen fehlte die intuitive Begabung, sich in die Gefühle ihrer Patienten hineinzuversetzen und ihre eigenen Gefühle zu kontrollieren. Diese Begabung wird als emotionale Intelligenz (EQ) bezeichnet. Menschen, die sie besitzen, haben es leichter im Leben; sie können mit anderen Menschen besser umgehen und in Krisenzeiten auf ein wichtiges Potential zurückgreifen |175|. Bei gutem EQ können Impulse und Stimmungen besser kontrolliert werden, und man lässt sich von seinen Emotionen nicht so leicht überrollen.

Menschen mit hoher emotionaler Intelligenz können

- die Bedeutung ihrer Gefühle leichter erkennen
- ihre Gefühle besser ausdrücken
- mit den eigenen Gefühlen angemessen umgehen

▪ die Gefühle anderer in der richtigen Intensität wahrnehmen und somit besser verstehen.

Die emotionale (EQ) und die kognitive (IQ) Intelligenz sind verschiedene Dimensionen der menschlichen Intelligenz. Während man den IQ, der eher das logische und abstrakte Denken abbildet, mit einfachen Messverfahren bestimmen kann, muss man zur Erfassung der emotionalen Intelligenz ein weites Fragenspektrum berücksichtigen (siehe unten «Stressdiagnostik»). A. Binet, der das Konzept des IQ entwickelte, war ursprünglich der Meinung, dass man den Erfolg im Leben allein über den IQ vorhersagen könne. Das war ein Irrtum. Der weitaus größere Anteil am beruflichen und gesellschaftlichen Erfolg beruht auf der emotionalen Intelligenz. Der IQ ändert sich auch im Laufe des Lebens nicht, den EQ dagegen kann man selbst weiterentwickeln oder stabilisieren.

Der Begriff EQ ist nicht ganz unproblematisch. Zum einen gibt es Überschneidungen zwischen der sozialen und der emotionalen Kompetenz, und zum anderen wird von einigen Psychologen darauf hingewiesen, dass eine einheitliche Dimension von Emotionen nicht existiere; auch wird eingewandt, dass es sich beim EQ ja gerade nicht um Eigenschaften der Intelligenz handele und somit der Begriff irreführend gewählt sei |180|.

Unabhängig von der Begriffsbildung finden wir bei der Suche nach Ressourcen in der emotionalen Bewältigung und Prävention von Dauerstress eine wichtige Stütze. Selbstbeherrschung und Selbsterkenntnis, Mitfühlen und Kooperationsbereitschaft sind eine gute Grundlage zur Konfliktlösung und für eine positive Lebensgestaltung.

Die Stärken und Schwächen der Persönlichkeit

Der amerikanische Psychologe C. Rogers hat als Voraussetzung für gute zwischenmenschliche Beziehungen neben der Empathie, also der Fähigkeit, mit anderen Menschen Gefühle zu teilen, noch die Echtheit und die unbedingte Wertschätzung genannt |161|. Diese beiden Eigenschaften passen auch gut in das Profil eines Menschen, der mit seinen Persönlichkeitsstärken schwierige Situationen meistern kann und die Welt positiv wahrnimmt.

Wir alle kennen die Situation an einem Gesellschaftsabend an einer langen Tafel. Man hat das Pech, neben jemandem zu sitzen, mit dem man nicht richtig ins Gespräch kommt. Es springt keine Wärme und Herzlichkeit über, und man hat das Gefühl, Erklärungen abgeben zu müssen, die oberflächlich und nicht echt sind. Wir können uns nicht mit unserer ganzen Persönlichkeit in das Gespräch einbringen und hoffen, dass bald das Dessert serviert wird; danach ist es erlaubt, den Platz zu wechseln. Wir freuen uns auf die Begegnung mit jemandem, mit dem wir offen und spontan über Dinge, die uns wirklich am Herzen liegen, sprechen dürfen und dessen Wertschätzung uns gewiss ist.

Der Ansatz von Rogers betont die optimistischen Seiten des Menschen und weist uns die Chancen auf, wichtige Stärken in unserer Persönlichkeit zu entdecken, ähnlich wie später die «Positive Psychologie» (> Kapitel 10).

Die moderne Psychologie beschreibt heute die Persönlichkeit in fünf Dimensionen (Hauptfaktoren). Diese werden auch die «Big Five» genannt. Es sind sehr stabile Eigenschaften, und man kann jedem Menschen jeweils individuelle Persönlichkeitsmerkmale zuordnen; über die genetische Grundlage dieser Merkmale ist man sich heute sicher.

Die Big Five wurden über einen lexikalischen Ansatz und eine anschließende Faktorenanalyse herausgefiltert und in einen Fragebogen eingearbeitet |42|. Aus dem Lexikon wurden alle Eigenschaften, die eine Persönlichkeit beschreiben könnten, durch Beurteilungen von vielen Personen und durch zahlreiche Rechenschritte so reduziert, dass nur noch die wichtigsten, aber immer noch mehrere hundert, übrig blieben. In dem anschließenden statistischen Verfahren der Faktorenanalyse suchte man dann die Eigenschaftsmerkmale heraus, die eng miteinander korrelieren. In einem letzten Schritt wurden dann fünf verschiedene Gruppen, die durch diese Variablen am besten beschrieben werden, gebildet und mit fünf neuen Oberbegriffen versehen. Mit diesen wenigen Hauptfaktoren lässt sich die Persönlichkeit eines Menschen gut darstellen.

In der folgenden Liste sind die wichtigsten Merkmale, die den jeweiligen Hauptfaktor definieren, erfasst |7|.

Big Five der Persönlichkeit

- Emotionale Labilität:
  Ängstlichkeit
  Reizbarkeit
  Depression
  soziale Befangenheit
  Impulsivität
  Verletzlichkeit
- Extraversion:
  Herzlichkeit
  Geselligkeit
  Durchsetzungsfähigkeit
  Aktivität
  Erlebnishunger
  Frohsinn
- Offenheit für Erfahrungen:
  Offenheit für Phantasie
  Offenheit für Ästhetik
  Offenheit für Gefühle
  Offenheit für Handlungen
  Offenheit für Ideen
  Offenheit für Normen und Wertesystem
- Offenheit für Verträglichkeit:
  Vertrauen
  Freimütigkeit
  Altruismus
  Entgegenkommen
  Bescheidenheit
  Gutherzigkeit
- Gewissenhaftigkeit:
  Kompetenz
  Ordnungsliebe
  Pflichtbewusstsein
  Leistungsstreben
  Selbstdisziplin
  Besonnenheit

Liste 16

Versuchen Sie sich ein Bild von Ihrem eigenen Persönlichkeitsprofil zu machen! Bedenken Sie dabei, dass die Vielfalt der möglichen Merkmale in den *Big Five* auf nur fünf Grundkategorien reduziert wurde. Damit sind natürlich nicht alle, aber doch die wichtigsten Persönlichkeitsbereiche erfasst.

Da Persönlichkeiten aber dimensional und nicht kategorial beschrieben werden, wird man neben dem Schwerpunkt in einem Persönlichkeitstypus auch in anderen Hauptgruppen zutreffende Merkmale finden. Man kann zum Beispiel gewissenhaft sein und trotzdem Eigenschaften aus der Gruppe Emotionale Labilität (älterer Begriff: Neurotizismus) erfüllen.

Die Persönlichkeitstypen sind relativ stabil und gelten ein Leben lang; auch Kinder lassen sich schon durch sie charakterisieren. Damit stellt sich aber die Frage: Wie können die tragenden Persönlichkeitszüge korrigiert werden? Die Antwort lautet:

- Gemeinsam mit dem Therapeuten sollten die Grenzen der Veränderbarkeit herausgefunden werden.
- Die Ressourcen, die in der Persönlichkeit verankert sind, sollten erkannt und entwickelt werden.

Die Persönlichkeit spielt eine wichtige Rolle bei der Erhaltung der Gesundheit. Soziale und emotionale Kompetenz können nur bei einer ausgeglichenen Persönlichkeit entwickelt werden. Dagegen haben Menschen mit einem hohen Neurotizismuswert, in dem sich die emotionale Instabilität abbildet, ein größeres Gesundheitsrisiko. Ihnen fehlt die «seelische Hornhaut»; sie sind verletzbarer, schätzen schwierige Situationen verstärkt als bedrohlich ein und zeigen unangemessene Reaktionen auf Belastungen. Es wurde nachgewiesen, dass sie eine größere Neigung zu Depressionen entwickeln und empfindlicher auf einschneidende Lebensereignisse reagieren |105|.

Perfektionisten

Menschen mit großer Ordnungsliebe, Pflichtbewusstsein und Selbstdisziplin, deren Eigenschaften sich also besonders im Faktor Gewissenhaftigkeit der *Big Five* widerspiegeln, neigen zum Perfektionismus. Diese Eigenschaft strahlt in alle Lebensbereiche aus und zentriert sich nicht nur wie bei der Arbeitssucht (siehe unten) um die berufliche Situation.

Ein Kollege bat mich um ein Gespräch, weil er in großer Sorge war, seinen wichtigsten Assistenten Martin K zu verlieren. Der junge Wissenschaftler war schon früh durch Stipendien und Auslandsaufenthalte für Forschungen ausgezeichnet worden, seine Doktorarbeit war hervorragend. Martin K wurde von seinem Chef wegen seiner wissenschaftlichen und klinischen Kenntnisse außerordentlich geschätzt; in der Fachliteratur kannte er sich bestens aus. Aber es bereitete ihm mehr und mehr Schwierigkeiten, ein Manuskript auch zu vollenden. Er ließ es Monate lang liegen, verfing sich in Detailarbeit und blieb darin stecken. Der große Wurf für kreatives Denken war ihm abhanden gekommen. Schnelles Umdenken im klinischen Alltag fiel ihm genauso schwer. Er konnte das Wichtige nicht vom Unwichtigen unterscheiden. Alles musste perfekt sein. Er isolierte sich immer mehr von seinen Mitassistenten, wurde schnell gereizt und ungeduldig – das waren schon die ersten Stress-Symptome. Als Oberarzt war er so nicht einsetzbar.

Martin K hatte einen zu hohen Anspruch an sich selbst, dem er nicht mehr gerecht werden konnte; so geriet er zunehmend unter Druck. Der Hang zum Perfektionismus nahm zwanghafte Züge bei ihm an. Auch seine Ehefrau brauchte viel Kraft, um sein penibles Wesen und seinen Geiz zu ertragen. Ich empfahl eine kognitive Verhaltenstherapie (> Kapitel 12), bei der die selbstschädigenden Einstellungen geändert werden sollten. Sein Anspruchsniveau musste auf ein vernünftiges Maß herabgeschraubt werden.

Der Perfektionist will alles kontrollieren, kann aber nicht delegieren; Fehler darf er nicht machen. Er stellt überhöhte Maßstäbe an die eigenen Leistungen. Er darf niemals Zweitbester sein. Auf Störungen reagiert er gereizt. Am Anfang ist der Arbeitgeber oder Vorgesetzte über die sorgfältige Zuarbeit begeistert, später leidet das ganze System unter seiner Unfähigkeit, Dinge abzuschließen. Das übersteigerte Bedürfnis nach Perfektion und die Arbeitssucht sind Vorboten von Dauerstress.

Die Typ A-Persönlichkeit

Wenig geschieht im Alltag noch mit Muße, meistens machen wir mindestens zwei Dinge gleichzeitig. Wir essen beim Fernsehen, joggen mit Kopfhörerstöpseln im Ohr, telefonieren beim Autofahren, arbeiten am Schreibtisch und hören gleichzeitig Musik.

Ich hatte vor kurzem die Gelegenheit, mit einem Freund zu Abend zu essen. Er ist ein interessanter Unternehmer mit vielen Kontakten in der ganzen Welt. Noch bevor wir unsere Bestellung aufgegeben hatten, blinkte die rote Anzeige seines PDA. Er bat mich, ihn zu entschuldigen, er müsse eine kurze E-Mail-Antwort schicken. Ich freute mich inzwischen über das Angebot der Weinkarte. Nach zwei Minuten war er wieder konzentriert, und wir begannen unser Gespräch von Neuem. Die Diskussion dauerte noch nicht lang und der gewählte Wein war noch nicht eingeschenkt, als er mich abermals um Einsehen bat, diesmal wegen seines vibrierendes Handys; er müsse nur ein Kaufangebot aus Asien, wo der Tag jetzt schon beginne, bestätigen. Die rote Leuchte des PDA muss eine eigene Faszination ausüben, er konnte seinen Blick nicht von ihr lassen. Noch eine wichtige Nachricht, nur ganz kurz antworten... So ging es bis zum Espresso weiter. Als ich ihn ein wenig ironisch auf diese Kommunikation ansprach, wusste er zunächst gar nicht, wovon ich sprach. Es war trotzdem ein schöner Abend.

Der ehrgeizige und gehetzte Menschentyp wurde 1974 von Friedman und Roseman als Typ A bezeichnet, ganz im Gegensatz zum entspannten Typ B |69|. Der Prototyp der Typ A-Persönlichkeit ist der Manager. Er zeichnet sich durch Leistungsstreben und Konkurrenzdenken, Hektik und Aggressivität aus, hinzu kommt eine Portion Perfektionismus. Seine Verantwortung ist ihm bewusst, und er tut alles, um das gesetzte Ziel zu erreichen. Aber seine Ungeduld irritiert viele.

Zum Beispiel in der Warteschlange am Fahrkartenschalter: Dort wartet er nicht geduldig, sondern schaut ständig nach einem Platzvorteil für sich und kann nicht nachfühlen, dass wir alle den Zug noch erreichen möchten. Nervös tritt er von einem Fuß auf den anderen, schert wieder aus der Reihe aus, sieht ärgerlich auf die Uhr, tippt auf seinem Handy herum. Wissend um seine Typ A-Persönlichkeit, schmunzeln wir über ihn, nutzen die Wartepause, um nachzudenken oder werfen schon einen Blick in die Morgenzeitung. Solche Menschen bringen uns nicht mehr aus der Ruhe.

Die oben erwähnte Arbeit von Friedman und Roseman wurde berühmt, weil der Typ A auffallend mit dem Risiko für Herzanfälle korrelierte |69|. Heute ist man unsicher, ob allein die Typ A-Persönlichkeit schon als ein unabhängiger Risikofaktor für Herz-Kreislauf-Erkran-

kungen angesehen werden darf. Zu viele andere Einflüsse, wie häufiges
Rauchen, wenig Schlaf und hoher Kaffeekonsum, die allein schon ein
hohes Erregungsniveau schaffen, sammeln sich beim Typ A. Auch neigt
diese Personengruppe leicht zu Wutanfällen, was ebenfalls eine hohe
Aktivierung des Sympathikussystems zur Folge hat.

Zwar konnten die
ersten Befunde der siebziger Jahre nicht konstant im Sinne der Autoren
bestätigt werden, aber es ist heute insgesamt gut belegt, dass Typ A-Per-
sonen ein herzriskantes Leben führen |75|, insbesondere die Männer
|54|. Dauerstress ist eine fast regelhafte Folge, und seine negativen Aus-
wirkungen auf die Gesundheit sind aus > Kapitel 8 bekannt. Strategien,
um diese Entwicklung zu verhindern, werden in > Kapitel 10 und 11
(speziell S. 191) beschrieben.

Die Typ A-Person ist, besonders wegen ihrer sozialen Defizite, nicht
sehr beliebt, wir müssen ihr aber bescheinigen, dass sie mit ihrer hohen
Effektivität Leistungen für uns alle bringt, in der Wirtschaft, in der Wissenschaft und in der Politik. Wo stände unsere Welt heute ohne den
Typ A?

Arbeitssucht: die Workaholics

Nicht jeder, der viel arbeitet, ist arbeitssüchtig. Der Gesunde findet
aber seine Identität nicht nur über die Leistung im Beruf, sondern auch
über die Familie und Freizeitaktivitäten; der Arbeitssüchtige dagegen
findet sie nur in der Droge Arbeit. Dort läuft der Motor dann auf vollen
Touren. Es gibt keine Pausen. Die Gedanken an die Arbeit können nicht
abgeschaltet werden, nicht abends beim Einschlafen und nicht morgens
beim Aufwachen und nicht in der seltenen Freizeit.

Der typisch Arbeitssüchtige verbringt sogar ein Viertel seiner Ur-
laubszeit mit beruflicher Arbeit. Er ist auch nicht zufrieden, wenn er
eine wichtige Arbeit abgeschlossen hat, sondern sucht sich sofort die
nächste. Falls es einmal keine Arbeit gibt, wird ein Workaholic wie ein
Drogenabhängiger unruhig und sehr gereizt.

Erinnern Sie sich an ein Gespräch mit einem Workaholic? Haben Sie
gemerkt, dass sich dabei alles nur um ihn und seine Arbeit dreht? Hat er
Sie vielleicht nach Ihrer persönlichen Situation gefragt oder nach Ihrem
Hobby, über das Sie auch gerne erzählt hätten? Nein, das hat er nicht;
aber er hat Ihnen erzählt, wie er schon am Tag nach seiner Bypass-Ope-

ration vom Krankenbett aus das Geschäft seines Lebens abgeschlossen hat.

Diese hochtourige, aber letztlich «wirklichkeitsleere Welt» beschreibt Leinemann auch als Wesenszug vieler Politiker |128|. Es sind die Menschen, die nie Zeit haben. Ständig sind sie angespannt und gereizt, oft auch friedliebenden Menschen gegenüber. Diese Übellaunigkeit ist die bittere Konsequenz der fehlenden Erholungsphasen. Zu einer langfristigen sozialen Bindung ist der Workaholic kaum in der Lage. Freunde hat er wenig, sein Familienleben – falls er eines hat – ist in Gefahr. Hinter der Arbeitssucht stehen als «Lösung» andere Drogen, der Alkohol oder das Rauchen und manchmal Kokain, mit der Gefahr, in eine weitere Abhängigkeit hineinzugeraten.

Im folgenden Test «Arbeitssucht bei Paaren» sind viele Aspekte der Arbeitssucht gut beschrieben |nach 195|. Den Schweregrad können beide Partner selbst errechnen.

⊠ **Checkliste 17**

Paartest zum Erkennen der Arbeitssucht

Lesen Sie jede der nachfolgenden Aussagen und entscheiden Sie, inwieweit sie für Sie selbst und Ihren Partner/Partnerin zutreffen.

Benutzen Sie dabei die folgenden Bewertungen und tragen am Schluss die Gesamtwertung ein.

1 trifft überhaupt nicht zu
2 trifft gelegentlich zu
3 trifft oft zu
4 trifft immer zu

	Selbst	Partner
▪ Ich mache die meisten Sachen lieber allein, als jemanden um Hilfe zu bitten.	——	——
▪ Ich werde ungeduldig, wenn ich auf jemanden warten muss oder wenn etwas zu langsam vorangeht. (z. B.: lange Warteschlange).	——	——
▪ Ich bin anscheinend immer in Eile und stehe im Wettkampf mit der Zeit.	——	——
▪ Ich werde gereizt, wenn ich mitten in einer Aufgabe unterbrochen werde.	——	——

- Ich bin sehr beschäftigt und habe viele Eisen im Feuer. ___ ___
- Ich ertappe mich dabei, dass ich mehrere Dinge gleichzeitig mache: z. B. etwas esse und mir eine Notiz mache, während ich gleichzeitig telefoniere. ___ ___
- Ich übernehme mich, indem ich mir zu viel zumute. ___ ___
- Ich fühle mich schuldbewusst, wenn ich nicht mit irgendeiner Arbeit beschäftigt bin. ___ ___
- Es ist wichtig für mich, dass ich die konkreten Ergebnisse meiner Arbeit sehen kann. ___ ___
- Ich bin mehr am Endergebnis meiner Arbeit interessiert als am Arbeitsprozess. ___ ___
- Die Dinge scheinen nie schnell genug für mich zu gehen oder werden für mich nicht schnell genug erledigt. ___ ___
- Ich werde schlechtgelaunt, wenn die Dinge nicht nach meiner Vorstellung gehen oder mir nicht zusagen. ___ ___
- Ich stelle dieselbe Frage noch einmal, obwohl mir schon eine Antwort darauf gegeben wurde. ___ ___
- Ich verbringe viel Zeit mit Planen und Nachdenken über zukünftige Ereignisse, während ich das Hier und Jetzt ausschalte. ___ ___
- Ich bleibe immer noch weiter an meiner Arbeit, nachdem meine Mitarbeiter schon gegangen sind. ___ ___
- Es ärgert mich, wenn Leute nicht den gleichen Anspruch auf Perfektion haben wie ich. ___ ___
- Ich gerate aus der Fassung, wenn ich in Situationen bin, die ich nicht kontrollieren kann. ___ ___
- Ich neige dazu, mich durch selbst gesetzte Fristen unter Druck zu setzen. ___ ___
- Ich habe Mühe zu entspannen, wenn ich nicht arbeite. ___ ___
- Ich verbringe deutlich mehr Zeit mit arbeiten als mit Freunden, mit Hobbys oder mit Freizeitaktivitäten. ___ ___

- Ich stürze mich kopfüber in Projekte, bevor mögliche Vorbereitungsphasen abgeschlossen sind. ____ ____
- Ich ärgere mich über mich selbst beim kleinsten Fehler. ____ ____
- Ich investiere mehr Gedanken, Zeit und Energie in meine Arbeit als in die Beziehung zu meinem Lebenspartner und zu Freunden. ____ ____
- Ich vergesse oder ignoriere wichtige Familienfeiern wie Geburtstage, Familientreffen, Jubiläen und Feiertage oder reduziere sie auf ein Minimum. ____ ____
- Ich fälle wichtige Entscheidungen, bevor ich alle Fakten zusammen habe und Gelegenheit gehabt habe, sie gründlich zu überdenken. ____ ____

Summe _____

Bewertung:

25–56: Sie sind nicht arbeitssüchtig
57–66: Sie sind leicht arbeitssüchtig
67–100: Sie sind hochgradig arbeitssüchtig

Bei der Durchführung dieses Tests geht es aber nicht nur um Punkte:

- Beobachten Sie, wie Sie Ihre eigene Arbeit und die Ihres Partners beurteilen.
- Nehmen Sie zur Kenntnis, wo Sie bei der Selbstbeurteilung und der Beurteilung des Partners übereinstimmen bzw. nicht übereinstimmen.
- Machen Sie sich Gedanken über die Unterschiede in der gegenseitigen Wahrnehmung: Haben Sie sich in einer Weise verändert, die Ihr Partner gar nicht wahrgenommen hat?
- Werden Sie gegenseitig aufmerksam auf kleine Veränderungen in Ihrer Arbeitsweise oder Zielvorstellung. Diese können möglicherweise Unterschiede in der Qualität Ihres täglichen Zusammenlebens bewirken.

Ein hoher Summenwert ist ein Warnsignal, denn die Arbeitssucht
- frisst die knappe Zeit
- nimmt die Lebensfreude

- löst soziale Bindungen
- hat eine hohe Assoziation zu anderen Drogen
- führt zu Dauerstress und StressDepression
- ist ein maximales Risiko für körperliche Krankheiten.

Der Kreis schließt sich. In > Kapitel 4 und 5 habe ich die Stressoren, die von außen auf uns einwirken, beschrieben; in diesem Abschnitt sind es die Stressoren, die aus der eigenen Person abgeleitet werden – die Risiken und Schwächen der Persönlichkeit. Besonders hervorgehoben werden der Perfektionist, die Typ A-Persönlichkeit und der Arbeitssüchtige; sie sind am besten in Bezug auf das Auftreten von Dauerstress untersucht. Aber auch andere Persönlichkeitsstrukturen disponieren zu Dauerstress und psychischen Krankheiten, insbesondere Menschen mit einer hohen emotionalen Labilität (*Big Five*, siehe oben). Für den Arzt und den Psychologen ist die genaue Erfassung der Persönlichkeit ein wichtiges Element bei der Problemanalyse seines Patienten (> Kapitel 10 und 12).

Optimisten

Optimisten leben länger und sind gesünder.

1 300 gesunde Männer sollten sich selbst einschätzen: eher als Optimisten oder eher als Pessimisten. Nach zehn Jahren war das Auftreten einer Herzkrankheit bei den Pessimisten doppelt so hoch wie bei den Optimisten |116|. –180 junge Ordensschwestern schrieben ihre Biographien; wer mehr positive Gefühle äußern konnte, lebte im Durchschnitt sieben Jahre länger als eine Schwester mit negativen Einstellungen |47|. – Dies sind nur zwei von zahlreichen Studien, die alle die gleiche Tendenz wiedergeben: Optimisten können Stressoren aller Art besser abpuffern als Pessimisten. Damit wird Optimismus zu einer wichtigen Ressource im Bemühen um Gesundheit.

Optimismus muss aber auch auf einem realistischen Boden wachsen. Blinder Optimismus führt zu Selbstzufriedenheit und zur Verkennung von Risiken. Positiv, aber realitätsfremd eingestellte Raucher verleugnen die Gefahr, die von jeder Zigarette ausgeht. Eine optimistische Typ A-Persönlichkeit kann sich nicht vorstellen, dass gerade bei ihr das Risiko für Herz-Kreislauf-Erkrankungen erhöht sein könnte. Die Katastrophen treffen ja nur die anderen.

Insgesamt gehen Optimisten aber durchaus problemorientiert an ihre Aufgaben heran und können sich dadurch Vorteile verschaffen; sie erfahren auch mehr soziale Unterstützung als Pessimisten. Wie aber insgesamt der gesundheitsfördernde Aspekt des Optimismus erklärt werden kann, ist noch nicht ganz verstanden |100|.

Auch ein gut ausgeprägtes Selbstwertgefühl ist eine wichtige Ressource zur Stressbewältigung. Selbstwertgefühl ist eng mit psychischer Gesundheit und Lebenszufriedenheit verknüpft |215|. Es wird beispielsweise dadurch gesteigert, dass man auf Erlebnisse zurückgreifen kann, in denen man eine schwierige Belastung selbständig gemeistert hat. Es ist keineswegs sinnvoll, bei Stress sofort nach sozialer Unterstützung zu rufen; allein das Wissen um ein gut funktionierendes soziales Netz ist oft Hilfe genug. Andererseits kann ein gestörtes Selbstwertgefühl die Stressbereitschaft erhöhen. Die emotionale Labilität steigert sich, und die Menschen werden in ihrer Lebensführung unsicher; Ängste können auftreten |130|.

Auf der Basis einer optimistischen Lebenseinstellung und eines gesunden Selbstwertgefühls kann sich eine gute Widerstandsfähigkeit gegen Stressoren entwickeln |111|. Diese Stärke der Persönlichkeit nennt man auch Resilienz oder *hardiness*.

Sie ist eine weitere wichtige Ressource, um mit Krisen richtig umzugehen. Menschen mit ausgeprägter Widerstandsfähigkeit sind bei Niederlagen nicht resigniert, sondern suchen schnell nach neuen Lösungen; eine Krise wird sogar als Herausforderung angenommen. Allein auf Grund ihrer optimistischen Grundeinstellung gehen sie davon aus, dass eine schwierige Situation innerhalb einer bestimmten Frist geregelt werden kann; deswegen gehen sie sofort an die Arbeit. Sie wollen die Kontrolle über ihr Handeln selbst in der Hand behalten (> Kapitel 11, Aufgabe 10). Sie haben – so der Begriff der Psychologen – eine internale Kontrollüberzeugung im Gegensatz zu jenen, die auf Grund ihrer externalen Kontrollüberzeugung andere Personen für sich handeln lassen.

Menschen mit *hardiness* wollen ihr Schicksal nicht den Entscheidungen anderer überlassen; sie sind neugierig und akzeptieren, dass es Höhen und Tiefen im Leben gibt. Diese Menschen stehen auch bei Sturm wie ein Fels in der Brandung. Man hat herausgefunden, dass ihnen auch der Umgang mit Krankheiten leichter fällt (> Kapitel 10, Salutogenese und Prävention). Alle beschriebenen Ressourcen sind eine Grundlage zur Stressbewältigung. Das Wissen um diese Eigenschaften stärkt in Krisensituationen die eigene Handlungsfähigkeit. Genauso wichtig ist es, die Schwächen, die in der eigenen Person verankert sind, gut zu kennen; nur dann kann man versuchen, sie zu minimieren.

Kohärenz – Werte und Lebenssinn

Auch allgemeine Werte und Lebenseinstellungen können für viele in schwierigen Lagen eine Stütze sein. Weiß hat auf die Bedeutung von Weltanschauung und religiösem Glauben für die Stressbewältigung und die Gesundheit hingewiesen |216|. Wichtige Ressourcen sind auch Intelligenz, Bildung und ein geregeltes Einkommen. Einige sehen ihre Selbstverwirklichung in einer gesunden Lebensweise und körperlicher Fitness (> Kapitel 11). Andere gewinnen in der Wahrnehmung und Ausweitung ihres kulturellen Hintergrundes Sinnerfüllung; Lesen, der Besuch von kulturellen Veranstaltungen und Museen oder eigene schöpferische Tätigkeit stärken sie. Für viele ist die Begegnung mit Menschen, besonders aber die Hilfe und Mitverantwortung für Mitmenschen eine Lebensorientierung, für andere wird die Natur, genauso wie das Erlebnis von Liebe, Schönheit oder Genuss zum tragenden Erlebniswert |66|.

Nach Antonovsky besteht das Geheimnis der Gesundheit darin, dass man sich die Welt auch in schwierigen Situationen erklären kann, dass man überzeugt davon ist, die Anforderungen des Lebens durch eigene Kraft oder auch mit fremder Hilfe bewältigen zu können, und dass man die Auseinandersetzung mit diesen Lebensanforderungen als sinnvoll erlebt. Eine solche Weltsicht unterstützt die Bewältigung auch schwerer Belastungen und schützt vor gesundheitsschädlichen Auswirkungen lang anhaltender körperlicher Stressreaktionen |100|. Diese Lebenseinstellung bezeichnet Antonovsky als Kohärenzgefühl *(sense of coherence)*. Menschen mit hohem Kohärenzgefühl können Stressoren in einen großen Zusammenhang einordnen und sie besser abpuffern.

Testprogramm «Stressdiagnostik»

Wir haben jetzt die Grundlagen der modernen Psychologie zur Stressforschung kennen gelernt. Nicht der Stressor allein, sondern die individuell empfundene Intensität ist der Maßstab für die Belastung. Diese wird durch die vorhandenen Ressourcen und die Möglichkeit der Stressverarbeitung, das positive oder negative Coping-Verhalten (> Kapitel 10), bestimmt. Stress ist nicht gleich Stress. Wer über Pufferzonen verfügt und sie richtig einsetzt, kann sich vor Dauerstress und den Folgen schützen. Wer Schwächen, die in seiner Persönlichkeit liegen, nicht leugnet und an ihnen positiv arbeitet, hat gute Chancen, seine Stressresistenz zu stärken.

Einige wichtige Ressourcen können in den Checklisten abgefragt werden, genauso wie in den vorherigen Kapiteln die einzelnen Stressoren, die Stressreaktionen und die Belastungsfolgen mit ihren psychischen und psychosomatischen Konsequenzen anhand von Checklisten erkannt werden können.

Zur ausführlichen individuellen Ermittlung und Bewertung von Stress wurde der Test «Stressdiagnostik» entwickelt. Es ist ein Computerprogramm, das in einer knappen Stunde einen Überblick über die Belastungssituation, über die Stärken und Schwächen im Umgang mit Stressoren und über die gesundheitlichen Folgen, so wie sie in diesem Buch beschrieben worden sind, verschafft. Das Erkennen der Ressourcen ist das Herzstück der «Stressdiagnostik». Der Test dient der individuellen Risikovorsorge und der Prävention stressbedingter Erkrankungen und kann unter www. Test-Park.de im Internet aufgerufen werden. Ein Kurztest liegt diesem Buch als CD-ROM bei. Dieser Kurztest überprüft folgende Themenbereiche:

- Belastungen im persönlichen Bereich
- Perfektionismus und Typ A-Persönlichkeit
- Unterstützung durch das soziale Umfeld
- Psychosomatische Belastungsfolgen.

10. Kapitel | Stressbewältigung – die Grundlagen

Von zwei Seiten nähern wir uns im vorliegenden Buch dem Massenleiden StressDepression: Zum einen über den Kampf gegen den Stress, über die Stressbewältigung (eher theoretisch in diesem und mit praktischen Ratschlägen im folgenden Kapitel) und zum anderen, falls eine StressDepression dennoch aufgetreten ist, über die ärztliche und psychologische Behandlung dieser Krankheit (> Kapitel 12).

Strategien zum Stressmanagement

Die verschiedenen Formen der Stressbewältigung werden auch als Stressmanagement bezeichnet. Die Strategie der Stressbewältigung ruht auf drei Pfeilern |100, 11, 130|.

- Minimierung der Stressoren
- Kognitives Stressmanagement
- Reduzierung der Stressreaktionen

Der erste und wichtigste Pfeiler ist natürlich das Bemühen, die Stressoren, denen wir tagtäglich ausgesetzt sind, zu erkennen (> Kapitel 4) und zu minimieren. Sie lassen sich grundsätzlich nicht vermeiden, aber wir versuchen, sie zu reduzieren. Praktische Verfahren dazu, zum Beispiel das richtige Zeitmanagement, werden in > Kapitel 11 beschrieben.

Kognitives Stressmanagement

Wir können unser Wissen nutzen, dass Lernschritte im Gehirn gespeichert werden und das Zellwachstum des Nervengewebes anregen (> Kapitel 7, S. 99). Neue positive Einstellungen rufen solche Änderungen hervor. Wichtige Verfahren, diese tatsächlich herbeizuführen, sind verhaltenstherapeutische Strategien und die Positive Psychologie.

Alexander L hatte vor vielen Jahren eine Chefarztstelle in einem Krankenhaus einer kleinen Stadt erhalten. Obwohl der Ort durchaus reizvoll war und er mit seiner Familie ein schönes Jugendstilhaus bezogen hatte, fühlte er sich nicht wohl. Er hatte höhere Ambitionen, die sich aber nicht erfüllten; er glaubte, von der wissenschaftlichen Welt abgeschnitten zu sein. Die Verbitterung über seine Lebensverhältnisse war für ihn ein massiver Dauerstress. Seine Mitarbeiter mussten seine Nervosität und seinen Ärger täglich erdulden. Er merkte, dass er von Monat zu Monat die Lust an der Arbeit verlor und sich auf dem Weg in eine Depression befand. Da bat er mich um Hilfe.

Früher konnte er in schwierigen Lebenssituationen durchaus optimistisch und aktiv reagieren. Jetzt war er durch das ständige Klagen auch anderer Kollegen über die hohe Arbeitsbelastung im Arztberuf in eine Jammerspirale hineingezogen worden. Es war eine wichtige therapeutische Aufgabe, bei Alexander L einen Perspektivenwechsel vorzunehmen. Gab es nicht auch positive Aspekte in seiner Klinik und im Zusammensein mit den Menschen dieser kleinen Stadt? Konnte man etwas ganz Neues ins Leben rufen? Wäre es zum Beispiel möglich, einen Verein zur besseren ärztlichen Versorgung des Landkreises zu gründen? Gäbe es dafür Sponsoren? Könnte man vielleicht einen Fortbildungskongress auf seinem Fachgebiet in der Stadt etablieren? Alexander L erkannte langsam, dass seine Lage gar nicht so ausweglos war. Er merkte, dass es außer der Kränkung für ihn auch sehr positive Ansätze gab, und es gelang ihm, emotional Distanz zu seinen Problemen aufzubauen. Der Dauerstress legte sich langsam.

Der Ansatz beim kognitiven Stressmanagement ist die bewusste Änderung der eigenen Einstellungen und der Bewertung von Problemen und schwierigen Lebenssituationen. Dazu gehören:

- Schwierigkeiten als Herausforderung annehmen – «*take it as a challenge*»
- Mehr Distanz zu unangenehmen alltäglichen Aufgaben gewinnen
- Die Realität akzeptieren
- Sich den erfreulichen und wesentlichen Dingen des Leben zuwenden
- Nicht zu viele Erwartungen an Dritte haben
- Von festgefahrenen Vorstellungen abgehen
- Sich nicht so wichtig nehmen, kein Selbstmitleid entfalten
- Sich nicht selbst abwerten
- Neid ablegen

- Vergeben können
- Keine Fremdbestimmung zulassen
- Nicht grübeln

Die Umsetzung dieses Ansatzes in Selbsthilfe wird in > Kapitel 11 beschrieben. Es darf nicht aus den Augen verloren werden, dass eine kognitive Neuorientierung kein Selbstzweck ist, sondern einer besseren Regulation der Emotionen dient. Ziel ist, durch die Neubewertung einer kritischen Situation kurzfristig aufgetretene Wut und Ärger zu dämpfen und Angst und Depressionen langsam schwinden zu lassen. Mit Geduld ist dies durchaus zu erreichen. Natürlich kann man nicht auf einmal alle Einstellungen ändern wollen. Deshalb empfehle ich meinen Patienten, sich bei der Neubewertung auf einige wenige, für ihre Person typische Probleme zu konzentrieren.

Stressreaktionen reduzieren – Spannungszustände lösen

Die Stressreaktionen haben wir in > Kapitel 2 (Checkliste 1 bis 3, S. 24 f) kennen gelernt; Entspannung ist der entscheidende Schritt, um sie einzudämmen.

Die spontane Entspannung:
Die meisten Menschen ärgern sich in jeder Woche viele Male. Früher hieß eine psychotherapeutische Regel, man solle seine Wut herauslassen und sie nicht in sich hineinfressen. Heute wissen wir, dass dieser Rat falsch ist. Wutausbrüche führen nur zu einer sehr kurzen emotionalen Entlastung, danach steigt der Spannungspegel wieder an. Selbst das Nachdenken über die Ursachen der Wut oder das Speichern von unangenehmen Ereignissen vermehrt nur den Ärger |170|; negative Gedanken sollte man so wenig wie möglich im Kopf behalten (> Kapitel 11).

Nach einem ärgerlichen Ereignis, sei es ein leichter Autounfall oder eine sehr unangenehme menschliche Begegnung, sollte man bewusst abwarten, bis sich parallel zur physiologischen Erregungskurve auch die emotionale Anspannung wieder gelegt hat. Erst dann, so sieht es heute die Aggressionsforschung, sollte man den Ärger am besten konstruktiv ausdrücken, ohne aber sein Gegenüber zu verletzen, und gemeinsam die Ursachen des Ärgers klären |7|. Bagatellisieren oder Verleugnen sind keine hilfreichen Strategien. Wir alle wissen aber, dass unsere Stress-reaktionen – Angstgefühle, Nervosität, Angespanntheit und die Unfä-higkeit abzuschalten – über Stunden andauern können.

Um den Spannungszustand wieder zu lösen, sollte man

* ein entlastendes Gespräch mit Menschen suchen, die zuhören kön-nen und einem Mut zusprechen;
* sich kurz entspannen: Atemübungen oder Muskelentspannungs-übungen sind bei plötzlicher Anspannung immer sinnvoll; sie müs-sen aber vorher erlernt sein (> Kapitel 11);
* sich bewegen: gleich, ob joggen oder schwimmen oder ein langer Spaziergang – wichtig ist ein anderer Körperrhythmus; er dient der körperlichen Abreaktion und der kognitiven Distanzierung.

Es ist am besten, alle drei Regenerationsmöglichkeiten zu nutzen. Die passive Ablenkung vor dem Fernseher ist bei akutem Stress wenig hilf-reich. Ganz absehen sollte man von Beruhigungsmitteln, Alkohol, Rau-chen oder auch unkontrolliertem Essen. Betäubungsmittel rächen sich spätestens am nächsten Morgen.

Die systematische Entspannung:
Bemerken Sie schon Stressreaktionen über eine längere Zeit oder sind sogar schon psychosomatische Beschwerden aufgetreten (> Liste 13, S. 129), ist ein Wechsel in der Lebensgestaltung dringend anzuraten. Im-mer sinnvoll sind folgende drei Basisstrategien, mit denen man auch viel besser gegen akuten Stress gewappnet ist:

* Regelmäßige Entspannungsübungen
* Vertiefung des sozialen Netzes
* Vermehrte körperliche Aktivität

Man sollte das Stressmanagement mit derjenigen Strategie beginnen, die einem am meisten liegt und die man auch über eine lange Zeitspanne durchhalten kann.

Erinnern wir uns an Anna K; ihre Geschichte und den ersten Teil ihrer Be-handlung kennen wir aus > Kapitel 1. Die Depression konnte ich bei ihr zügig behandeln. Sie lernte, wichtige Zäsuren in ihren Alltag zu setzen; den Tag konnte sie besser strukturieren und sie hatte verstanden, wie wichtig das Zeitmanagement bei Dauerstress ist. Damit sind wir schon mitten im Therapieprogramm «Stressmanagement» für Anna K, von dem ich nun einen Ausschnitt wiedergeben möchte.

Nach einer Denkpause war sie bereit, das verhaltenstherapeutisch orientierte Stressmanagement zu beginnen. Sie wollte selbst wissen, warum sie sich in so viele Probleme verstrickt hatte. Wir begannen zunächst mit der Problemanalyse. Ich bat sie, in Ruhe zu Hause eine Aktivitätenliste aufzuschreiben, und meine ersten Fragen dazu lauteten:

Was würden Sie in Zukunft anders und besser machen? Was hat Ihnen früher Spaß gemacht? Was tun Sie heute gerne? Welche Wünsche haben Sie? Welche Wünsche können auch realistisch umgesetzt werden?

Ihre Aktivitäten und ihre Antworten auf diese Fragen besprachen wir ausführlich in den nächsten Stunden.

Der nächste Fragenkomplex bezog sich dann auf die Selbstreflexion im Berufsleben. «Kommt der Stress im Umgang mit Ihrem Chef eher durch äußere Bedingungen, oder setzen Sie sich selbst unter Druck?» Anna K sollte darstellen, ob sie bei den langen Visiten selbst einen Einfluss auf Veränderung hatte und ob sie falschen Erwartungen erlegen war. Auch wollte ich wissen, ob es für sie zu unangenehmen oder gar bedrohlichen Situationen kam. Eine letzte kritische, aber notwendige Frage zu diesem Komplex lautete: «Wie schätzen Sie Ihre Fähigkeiten als internistische Oberärztin ehrlich ein?»

Diese Rahmenfragen wurden in mehreren Stunden besprochen. Es zeigte sich, dass viele Verhaltensweisen auch von ihrer Seite geändert werden konnten. So hatte sie sich in den letzten Jahren fast gar keine Zeit mehr für Fortbildung genommen und musste bei den Visiten allzu oft Wissenslücken offenbaren. Auch abends hatte sie keine Zeit mehr, alle notwendigen Labordaten für die Visite abzurufen; das führte dann am nächsten Morgen zu unangenehmen Szenen. Sie waren ihr besonders peinlich, weil ihre Gewissenhaftigkeit in Frage gestellt wurde.

Ein nächster Schritt im Rahmen der Verhaltenstherapie war die kognitive Umstrukturierung. Anna K musste den Kopf wieder frei bekommen, weg von den belastenden Problemen des Alltags, hin zu Stress mindernden und aufmunternden Gedanken. Einige Fragen dazu waren:

Gibt es auch positive Seiten in der Zusammenarbeit mit Ihrem Chef?

Haben Sie zu hohe Erwartungen? Verallgemeinern Sie zu stark? Wie fühlen Sie sich, wenn Sie an eine zügige Visite denken? Was würde ein guter Freund Ihnen in dieser Situation raten? Was wäre schlimmer als diese Situation? Wie wichtig ist das Problem wirklich für Sie?

In ähnlicher Weise bearbeiteten wir die Themen Familie und Partnerschaft. Parallel zu den Gesprächen lotete ich aber schon aus, zu welchen Eigeninitiativen Anna K im Rahmen des Stressmanagements bereit war, insbesondere, welche der drei Basisstrategien sie bald in Angriff nehmen wollte.

Ich konnte sie zunächst zu Entspannungsübungen motivieren, weil man diese in den Alltag relativ gut einschieben kann. Sie setzte sich mit der Methode der Muskelentspannung nach Jacobsen (> Kapitel 11, S. 183) auseinander und entdeckte ein Urlaubsangebot auf Mallorca, in dem auch diese Entspannungsübungen zusammen mit einem Wanderprogramm angeboten wurden. Es erforderte zwar eine fein abgestimmte Logistik in der Familie und bei den Arbeitskollegen, um sich relativ kurzfristig drei Wochen Urlaub nehmen zu können, aber sie schaffte es; ihr Wille zur Veränderung und ihre Liebe zur Natur waren der Ansporn.

Sie kam zufrieden aus dem Urlaub zurück, war ausgeruht, und die Schmerzen im Nacken waren nicht mehr so drängend; Schwindelattacken kannte sie seit Wochen nicht mehr. Die Übungen zur Entspannung schaffte sie nur zweimal am Tag, einmal vor dem Schlafengehen und das andere Mal – in der täglichen Morgenkonferenz. Eigentlich wollte sie mir ihre kleine Schandtat nicht erzählen, aber dann mussten wir doch beide darüber lachen. Die Morgenkonferenz, so sagte sie, zog sich ewig in die Länge. Ihr Chef hatte die Neigung zur Selbstdarstellung. Er holte die Meinungen aller Oberärzte immer sehr ausführlich ein, entschied dann aber doch autokratisch, so dass ihre Motivation zum Mitdenken allmählich schwand. Sie nutzte die wertvolle Zeit für ihre Entspannungsübungen; das geht auch im Sitzen, und keiner hat bis jetzt etwas davon gemerkt.

Im Laufe der Zeit entwickelte sie auch Aktivitäten, um ihr soziales Netz enger zu knüpfen. Die Defizite zeigten sich beim Ausfüllen der Checkliste 14 (> Kapitel 9, S. 143 f). Anna K merkte, dass sie sich aus ihrer eingeengten familiären Situation befreien musste. Es war ihr bewusst, dass der Aufbau tragfähiger Strukturen länger dauert, aber erste Initiativen setzte sie in Gang. Sie aß jetzt mit den Kollegen mittags in der Kantine und hatte anlässlich eines Elternabends eine kleine Gesprächsrunde mit Gleichgesinnten initiiert, um dem Problem der ewigen Computerspiele der Söhne näher zu kommen. Sie merkte, wie sie jetzt mit ihrer positiven Ausstrahlung – auf sie trafen die Persönlichkeitsmerkmale «Offenheit» der *Big Five* aus der Liste 16 (S. 147 f) zu – wieder viel besser ankam. Anna Ks Angespanntheit löste sich zusehends, und sie hatte neue Hoffnungen und Ideen. Es war ihr durch die ersten Erfolge des Stressmanagements gelungen, eine lang verdeckte Ressource, nämlich ihre Widerstandskraft, aufleben zu lassen.

Coping-Verhalten – die verschiedenen Bewältigungsstrategien

Gemäß dem transaktionalen Stressmodell ist die Bewertung der Stress-Situation oft wichtiger für die Reaktion darauf als der Stressor selbst. Auf die Bewertung folgt die Bewältigung, das Coping (siehe auch > Kapitel 3, S. 33 f).

Wenn wir ausgeruht aus den Ferien kommen, bringt uns ein kleiner Auffahrunfall mit leichtem Blechschaden nicht aus der Fassung. Wir akzeptieren, dass Autofahren mit Risiken verbunden ist, sind dankbar, dass kein großer Schaden entstanden ist und niemand verletzt wurde, und erledigen in Ruhe die notwendigen Formalitäten. Passiert uns aber ein ähnlicher Unfall am letzten Tag vor den Ferien morgens auf dem Weg zur Arbeit, wenn wir schon in Zeitnot das Haus verlassen haben, wird der Unfall als Katastrophe erlebt. Wir schreien den Unfallgegner an, obwohl wir möglicherweise selbst Schuld haben, holen unnötigerweise die Polizei herbei, und die Aufnahme des Unfalls zieht sich über Stunden in angespannter Atmosphäre hin.

Vor den Ferien haben die meisten Menschen keine Ressourcen mehr zur Verfügung; sie zeigen bei der Bewältigung der kritischen Situation ein negatives Coping-Verhalten, nach den Ferien dagegen ist das Coping-Verhalten in der Regel positiv.

Der Bewältigungsstil hängt sehr von der Persönlichkeit ab. Es werden zwei Stile unterschieden |127, 124|:

- Problemorientiertes Coping: Es erfolgt eine problembezogene Neubewertung der Situation, indem der Betroffene versucht, den Stressor zu verändern; er geht aktiv an das Problem heran. Bei einer bevorstehenden schweren Prüfung etwa wird sich der problembezogen handelnde Kandidat A ausführlich mit der empfohlenen Prüfungsliteratur befassen. Er versucht, die Lieblingsfragen des Prüfers in Erfahrung zu bringen und sich einer Arbeitsgruppe anzuschließen. Die Stoffmenge wird aufgeteilt, und er grenzt wichtige von unwichtigen Themen ab. Durch dieses problemzentrierte Arbeiten erscheint die bevorstehende Prüfung weniger bedrohlich.

■ Emotionsorientertes Coping: Die Lösung des Problems setzt bei den eigenen Emotionen an; um die Angst oder den Ärger zu bewältigen, werden Entspannungsverfahren erlernt. In unserem Beispiel wird Kandidat B Unterstützung bei Freunden suchen. Er übt positives Denken ein. Insgesamt entwickelt er eine defensive Neubewertung, um mit der Bedrohung fertig zu werden.

Das aktive Coping ist für die Stressbewältigung grundsätzlich vorzuziehen, kann aber nur auf realistischem Boden erfolgen. Problemorientiertes Stressmanagement ist nur dann möglich, wenn man die Kontrolle über die Situation behält, so wie Kandidat A. Depressive Menschen haben häufig keine Kontrollmöglichkeit mehr, weil sie früher in ähnlichen Situationen schon ihre Hilflosigkeit erfahren haben. Es ist die von Seligman beschriebene «erlernte Hilflosigkeit» (> Kapitel 8), die sie resignieren lässt, wenn sie erneut depressiv werden. Auch bei einer schweren Krankheit oder bei Trauer über den Verlust des Partners werden zunächst vermeidende oder verleugnende Strategien eingesetzt, um sich vor dem Zusammenbruch zu schützen. Erst langsam nimmt der emotionale Schmerz ab und macht einer Realitätszuwendung Platz |100|.

Wie sehr das individuelle Coping-Verhalten mit den Risiken und Ressourcen der eigenen Persönlichkeit verknüpft ist, zeigen auch zwei weitere Bewältigungsansätze:

■ Ein negativer Bewältigungsansatz erzeugt zusätzlichen Stress |97|: Wenn zum Beispiel jemand beruflich gescheitert ist und die daraus resultierenden Schwierigkeiten nicht als Herausforderung annimmt, sondern sich nur Schuld und Versagen zuschreibt, sein Denken nur um Vergangenes kreisen lässt, wird er schließlich resignieren. Er vermehrt den Stress, statt ihn zu mindern.

■ Umgekehrt reicht es aber auch nicht aus, in Stress-Situationen einfach eine positive Änderung zu erhoffen. Es ist vielmehr eine reale

Einschätzung der eigenen Kompetenzen nötig, um mit anstehenden Problemen fertig zu werden, und es muss eine Rückmeldung erfolgen, ob man die schwierige Situation auch wirklich meistern kann. Eine solche Überzeugung nennt man Selbstwirksamkeitserwartung; sie ist eine gute Voraussetzung für einen leichteren Umgang mit Stressoren und auch eine gute Basis, um mit gesundheitlichen Schwierigkeiten fertig zu werden |13|.

Sowohl Ressourcen und Risiken als auch die verschiedenen Bewältigungsstile öffnen vielfältige Möglichkeiten, mit Belastungen fertig zu werden. Flexibilität im Rahmen der Bewältigungsstrategien ist wichtig, weil immer sehr unterschiedliche Probleme gelöst werden müssen. Mal kann es die Minimierung des Stressors sein, mal die Neubewertung der Situation, mal die Distanz zum Geschehen und manchmal auch die Flucht, in der Hoffnung, dass ein Wunder geschieht. Alle wichtigen Möglichkeiten werden in dem Testprogramm «Stressdiagnostik» (> Kapitel 9, S. 159) berücksichtigt und unter den Kategorien «positive und negative Verarbeitung» zusammengefasst.

Jeder hat die Chance, sich seine individuelle Bewältigungsstrategie zu wählen; um sie allerdings immer richtig zu erkennen, kann professionelle Hilfe von außen nötig sein.

Selbsthilfe oder Hilfe von außen?

Die Antwort auf diese Frage hängt von vier Variablen ab:
- von der Stärke der Stressoren, denen man ausgesetzt ist
- von den persönlichen Ressourcen und dem Anteil an positivem Coping-Verhalten
- von den persönlichen Risiken und dem Anteil an negativem Coping-Verhalten
- von den Belastungsfolgen mit psychischen und/oder psychosomatischen Beschwerden

In Abbildung 8 sind diese Variablen für drei Personen – alle klagen über zu hohe Belastungen – aufgelistet, jeweils mit einem Score von 1 (sehr gering) bis 4 (sehr stark). (s. «Stressdiagnostik» S. 159)

Person A

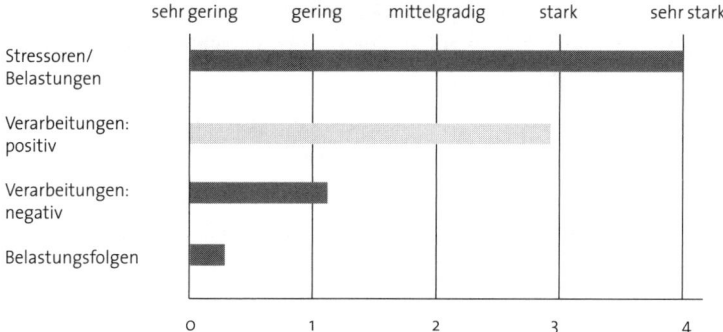

Person B

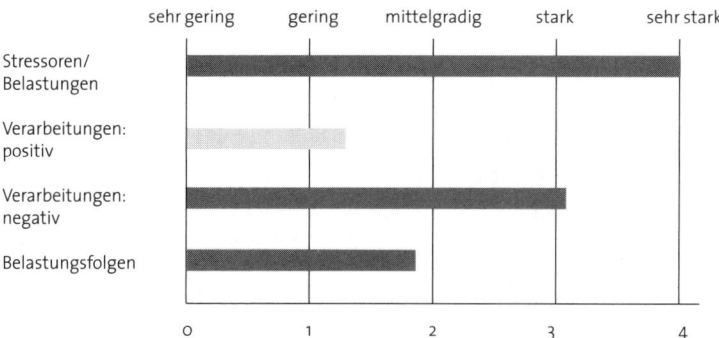

Person C

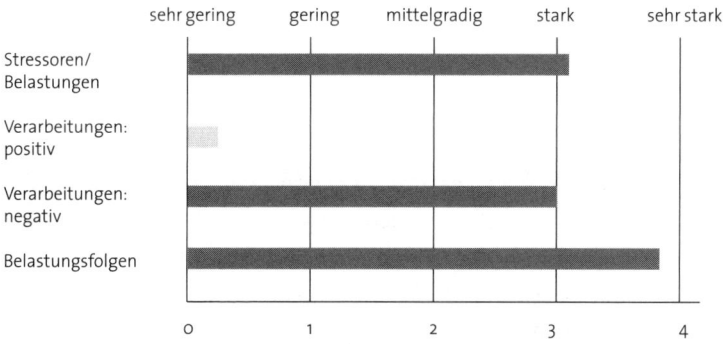

Person A kann bei guter Motivation die Methoden der Selbsthilfe eigenständig anwenden. Sie hat starke Ressourcen. Es sind bisher nur sehr geringe Belastungsfolgen aufgetreten. Stressmanagement ist ein wichtiger Weg zur Vorbeugung von Dauerstress.

Person B ist ein Grenzfall. Das negative Coping-Verhalten überwiegt. Da aber die Belastungsfolgen noch gering sind, sollte sie die Stressbewältigung zunächst mit den Methoden der Selbsthilfe beginnen. Wenn sich aber die Belastungsfolgen nicht verringern, sollte Hilfe von außen hinzugezogen werden.

Person C hat sehr starke Belastungsfolgen entwickelt. Da ihr auch positive Verarbeitungsmöglichkeiten fehlen, ist sie auf ärztliche oder psychologische Hilfe angewiesen.

Abb. 8

Es hängt sehr von den Neigungen und Fähigkeiten des Einzelnen ab, ob er sich die Zeit nimmt, wichtige Elemente des Stressmanagements selbst zu erarbeiten, oder sich lieber auf die Hilfe eines Therapeuten stützt. Alle Verfahren des folgenden Kapitels 11 kann man sich selbst aneignen; auf ergänzende Buchlektüre weise ich jeweils hin.

- Wenn Belastungsfolgen länger anhalten und sich körperliche Beschwerden wie zum Beispiel Bluthochdruck, Herzbeschwerden oder Rückenschmerzen eingestellt haben, ist immer der Arzt aufzusuchen.
- Auch starker Leidensdruck erfordert Hilfe von außen.
- Wie weit Stressreaktionen und Belastungsfolgen schon bei Ihnen aufgetreten sind, können Sie an Ihrem persönlichen Stressprofil aus dem Fragenkatalog «Stressdiagnostik» ablesen.

Salutogenese und Prävention

Wir haben viele Faktoren kennen gelernt, die Menschen in Stress-Situationen schützen. Darüber hinaus haben einige Menschen eine bessere Stresstoleranz oder sogar Stressresistenz; sie empfinden Stressoren als Eustress, als positive Herausforderung. Diese Eigenschaften sind zum Teil in der Persönlichkeit verankert und angeboren und zum Teil erlernt, in der frühen Kindheit oder später. Stresstoleranz und Stressresistenz stärken den Gesundheitszustand. Antonovsky hat sich die Frage gestellt, welche Grundeigenschaften zu dieser Stresstoleranz führen. Nach seinen Studien sind es vor allem zwei Konzepte: ein ausgeprägtes Kohärenzgefühl, also eine positive Lebenseinstellung, die im Wesentlichen auf der Verstehbarkeit und Handhabbarkeit von Problemen beruht, und die Widerstandskraft. Im Kohärenzgefühl und der Widerstandsfähigkeit sieht Antonovsky die Schlüssel zur Gesundheit (> Kapitel 9). Diesen Ansatz bezeichnet er als Salutogenese, die Aufrechterhaltung der Gesundheit. Er beschreibt Gesundheit und Krankheit als ein Kontinuum. Gesundheit und Wohlbefinden können aktiv erreicht werden und sind nicht mehr allein durch Abwesenheit von Krankheit definiert. Die Salutogenese steht im Gegensatz zum Konzept der Pathogenese, das gesund und krank als zwei Pole sieht. Damit stehen für den Psychologen nicht mehr die Analyse und Therapie von negativen psychischen Zuständen wie Ängsten, Depressionen oder Süchten im Vordergrund, sondern vielmehr ein hohes Gesundheitsniveau, das durch Optimierung der Ressourcen und Senkung der Belastungen erreicht werden soll.

Durch die Mobilisierung unserer Schutzfaktoren können wir gesundheitlichen Schäden durch Stress vorbeugen und leisten damit einen wichtigen Beitrag zur Prävention des Massenleidens StressDepression. Diese präventiven Maßnahmen haben den großen Vorteil, dass sie gesundheitspolitisch kostengünstig sind, denn sie können von jedem durch Eigeninitiative wahrgenommen werden. Sie sind genauso wichtig wie die von allen Seiten propagierte notwendige Veränderung des Ernährungs- und Bewegungsverhaltens der Bevölkerung (> Kapitel 11). In den bisherigen Empfehlungen zur Primärprävention kommen aber die Maßnahmen zur Verhütung von Dauerstress und Depression nicht vor (> Kapitel 8, S. 118).

Wohlbefinden

Wohlbefinden ist das eigentliche Ziel von Gesundheit; es setzt sich aus mehreren Konstrukten wie Lebenszufriedenheit und Lebensqualität zusammen.

Die Bedingungen für einen Idealzustand können wir an der durch Abbildung 8a repräsentierten Person D ablesen:

- Wenige Belastungen/Stressoren

- Hohes Niveau der Schutzfaktoren; positiver Verarbeitungsstil
- Geringe Neigung zu einem negativen Verarbeitungsstil
- Keine oder kaum Belastungsfolgen; fehlende seelische oder körperliche Krankheiten

Person D

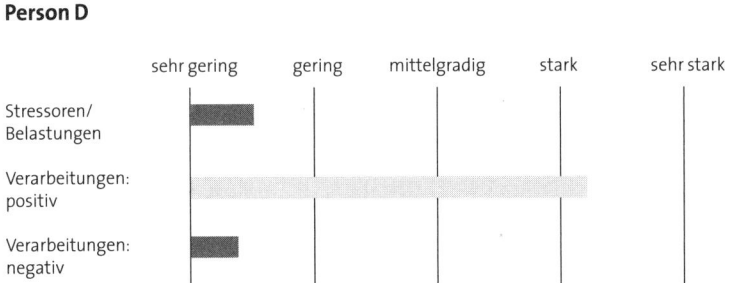

Abb. 8a

Zu den stärksten Schutzfaktoren zählen positive Sozialbeziehungen, Anlagen zu schöpferischer Tätigkeit und ein ausgeprägtes Selbstwert- und Kohärenzgefühl. Ein positiver Verarbeitungsstil vermehrt das Wohlgefühl (siehe oben und Kapitel 9). Es gibt darüber hinaus einen Typ von Menschen, der die Fähigkeit hat, häufig Freude und Glück zu empfinden; das sind Ressourcen, die zu besonderer Zufriedenheit disponieren.

Die größte Kraft für unser Wohlbefinden schöpfen wir aus unserer Persönlichkeit. Diese Aussage wird durch Studien bei Lotteriegewinnern gestützt, die nach einer kurzen Phase der Euphorie nicht glücklicher als vorher sind |28|. Ihre Zufriedenheit wird also primär durch die psychische Grundstruktur bestimmt; Geld allein macht eben nicht glücklich. Diese Aussage gilt allerdings nur, wenn bereits ein gewisser Lebensstandard erreicht ist. In Amerika wird diese Grenze nach neuesten «Glücksumfragen» bei 20 000 Dollar Einkommen pro Jahr überschritten. Unterhalb dieser Grenze macht Geld doch glücklich.

Optimistisch soll uns das Wissen stimmen, dass wir das Wohlbefinden durch die Aktivierung unserer Ressourcen oder eine Änderung der Einstellung zu Problemen steigern können – ob in Selbsthilfe oder mit professioneller Hilfe.

Sie können Ihre eigene Lebenszufriedenheit anhand der folgenden Checkliste überprüfen. Je niedriger der Summenwert ist, desto intensiver sollten Sie sich aktiv um Ihr Wohlbefinden kümmern |52|.

☒ Checkliste 18
Wie zufrieden sind Sie mit Ihrem Leben?

Lesen Sie die nachfolgenden Aussagen und geben Sie jeweils den Grad des Zutreffens an.

7 trifft vollkommen zu	3 trifft eher nicht zu
6 trifft zu	2 trifft nicht zu
5 trifft eher zu	1 trifft überhaupt nicht zu
4 weder zutreffend noch unzutreffend	

Punkte

- Mein Leben kommt in vielerlei Hinsicht meinem Ideal nahe. _____
- Meine Lebensbedingungen sind exzellent. _____
- Ich bin mit meinem Leben zufrieden. _____
- Bislang habe ich die für mich wichtigen Dinge in meinem Leben bekommen. _____
- Wenn ich mein Leben noch einmal leben könnte, würde ich fast nichts ändern. _____

Summe _____

Bewertung:

5 bis 9 Punkte:	Sie sind extrem unzufrieden mit Ihrem Leben.
10 bis 14 Punkte:	Sie sind sehr unzufrieden mit Ihrem Leben.
15 bis 20 Punkte:	Sie sind unzufrieden mit Ihrem Leben.
21 bis 25 Punkte:	Sie sind halbwegs zufrieden mit Ihrem Leben.
26 bis 30 Punkte:	Sie sind sehr zufrieden mit Ihrem Leben
31 bis 35 Punkte:	Sie sind extrem zufrieden mit Ihrem Leben.

Die meisten Befragten dieser US-amerikanischen Studie erreichten einen Wert zwischen 21 und 25. Ein Wert von über 25 Punkten bedeutet eine überdurchschnittliche Lebenszufriedenheit.

Positive Psychologie

Selten sind die Grundlagen eines therapeutischen Konzepts, dessen Autor wiederum der uns schon bekannte Psychologe Seligman ist, so einfach zusammenzufassen: Die positive Psychologie will die Stärken des Menschen aufdecken und mobilisieren, um eine optimale Wirkung auf das Erleben und Verhalten im Alltag und im Zusammenleben mit anderen Menschen zu erzielen |186|. Dabei stützt sich das Konzept besonders auf die folgenden Stärken und Fähigkeiten, die wir im Zusammenhang mit den Persönlichkeitsressourcen zum Teil schon kennen gelernt haben |8| (> Kapitel 9):

- Verzeihen, Güte, Mitgefühl, Liebe, Solidarität, Empathie, Altruismus, Maßhalten
- Positives Denken, Hoffnung, Humor, Beharrlichkeit, Erleben von Sinnhaftigkeit
- Kommunikative Fähigkeiten, Kreativität, Mut, emotionale Intelligenz
- Glück empfinden und Genießen (> Kapitel 11).

Das Konzept der positiven Psychologie ist ein wichtiger Ansatz zur Stressbewältigung, sowohl in Zusammenarbeit mit einem Therapeuten als auch in der Selbsthilfe.

Positives Denken ist ein Ziel der positiven Psychologie und seit der Veröffentlichung von D. Carnegies Buch *Sorge dich nicht, lebe!* auch im Alltag fest verankert |32|. Der Begriff erklärt sich aus sich selbst heraus. Die Einstellungsänderungen im Kapitel 11 basieren auf positivem Denken, und auch die Gesprächstherapie bei depressiven Patienten nutzt diese Strategie. Immer wieder machen wir unseren Patienten Hoffnung, bald wieder gesund zu werden und die Kontrolle über ihr Fühlen, Denken und Handeln zurückzugewinnen.

Leider sind die Begriffe positives Denken, Optimismus, Erfolg und Glück durch Motivationstrainer aller Art überstrapaziert worden; uns interessiert hier der wissenschaftliche Kern des Konzepts.

Auch Gelassenheit und Achtsamkeit sind zwei Haltungen aus der positiven Psychologie, die bei der Stressbewältigung sehr wertvoll sind.

Gelassenheit ist ein Zustand zwischen Gleichmut und Zuversicht.

Weniger wichtige Probleme können wir mit Gleichmut akzeptieren, wichtige und lösbare Probleme mit Zuversicht ändern. Mal kann das Ändern, mal das Akzeptieren sinnvoller sein. Gelassenheit zeichnet sich dadurch aus, dass wir den Mittelweg zwischen beiden finden.

Achtsam sind wir dann, wenn wir unsere Wahrnehmung bewusst schärfen, aber eine innere Distanz zu den Problemen aufbauen, so dass wir sie ohne Vorurteile neutral bewerten können. Erst dann wird klar, dass Probleme von unterschiedlichen Perspektiven aus betrachtet werden können. Menschen mit hoher emotionaler Intelligenz (> Kapitel 9) sind achtsam; sie vermeiden vorschnelle Urteile, was wiederum zu einer hohen sozialen Akzeptanz führt.

Die Achtsamkeit steigert die Stresstoleranz, denn die Umgebung und die eigene Befindlichkeit werden bewusster wahrgenommen und die Realität wird besser angenommen. Wenn sich in schwierigen Situationen die Emotionen aufschaukeln und sich die ersten Stressreaktionen bemerkbar machen, ist ein Perspektivwechsel von großem Vorteil. Die Achtsamkeit hilft uns dabei.

11. Kapitel | Selbsthilfe –
Wie kann ich mich vor Dauerstress schützen?

An Ratgebern zum Stressabbau ist kein Mangel. Für den Leser ist es aber oft schwierig zu erkennen, ob die Informationen, die ihn erreichen, auf wissenschaftlichem Boden gewachsen sind oder eher auf langjährigen praktischen Erfahrungen beruhen. Dabei können auch letztere Therapien für den Einzelnen sehr hilfreich sein (siehe unten). Warum Empfehlungen aber, deren Wirksamkeit wissenschaftlich noch nicht belegt ist, immer vorsichtig beurteilt werden müssen, möchte ich an drei Beispielen zeigen.

Vitamin E, das man rezeptfrei kaufen kann, wurde bisher in hohen Dosen zur Vorbeugung von Demenz und von Krebserkrankungen positiv beurteilt; es konnte aber jetzt gezeigt werden, dass Dosen über 400 IE keine antidementielle, krebsvorbeugende oder herzschützende Wirkung haben, sondern im Gegenteil sogar zu Herzschwäche führen |92|; zur Zeit sollten nur noch Dosen bis maximal 150 IE täglich eingenommen werden. – In einem weit verbreiteten Buch wird die Einnahme von Omega-3-Fettsäure als «biologischem Mittel» bei Depressionen empfohlen |190|. Die Wirksamkeit ist aber noch gar nicht erwiesen (> Kapitel 8, S. 121). – Schließlich sind Johanneskrautextrakte gegen Depressionen, wie auch die Omega-3-Fettsäure, rezeptfrei zu erhalten. Man ist sich noch gar nicht sicher, wie wirksam dieses «biologische Mittel» überhaupt ist. Das große Risiko liegt darin, dass die Extrakte des Johanneskrauts, wenn sie mit anderen Medikamenten (zum Beispiel der Pille oder Antibiotika) zusammen eingenommen werden, gefährliche Wechselwirkungen entfalten können |18|. – Positive und negative Befunde stehen bei allen Therapien oft nebeneinander; die Einnahme von allen Medikamenten muss deshalb immer sehr behutsam erwogen werden.

Ich habe aus der Literatur und der eigenen ärztlichen Erfahrung die für die Stressbewältigung wichtigsten Methoden herausgefiltert und entsprechend ihrer Bedeutung ausführlicher oder nur kurz dargestellt.

Es sind diejenigen Strategien zusammengefasst, die in Selbsthilfe angewandt werden können. Ich beginne mit den Übungen, die am leichtesten und am schnellsten erlernbar sind, denn ich gehe davon aus, dass ein gestresster Manager oder eine Mutter mit drei kleinen Kindern zunächst auch für solche Übungen nur wenig Zeit findet.

Zäsuren setzen

Als ersten Schritt setze ich gerne bei Menschen im Dauerstress eine Zäsur. So lässt sich – das haben auch die Fallbeispiele gezeigt – schnell eine erste positive Wendung erreichen. Hier seien einige von vielen anderen Möglichkeiten aufgeführt.

- Zuerst Ordnung schaffen: Einige Menschen brauchen wohl ihre Unordnung. Ich hatte Mitarbeiter, deren Tische, Regale und Fußboden mit Büchern und Zeitschriften vollgestopft waren, aber in ihrem Kopf war trotzdem alles klar geordnet. Die meisten Menschen aber verschaffen sich durch eine vernünftige Ordnung in möglichst vielen Lebensbereichen eine Struktur im Alltag |119|. Tatsächlich gibt ein aufgeräumter Schreibtisch oder ein vom Unkraut befreiter Garten relativ schnell ein positives Erlebnis. Eine solche Zäsur im Dauerstress wird nicht nur durch den Effekt und das ästhetische Vergnügen des Ergebnisses erreicht, sondern durch die Handlung selbst. Die Konzentration auf eine andere Arbeit, besonders auch eine handwerkliche Tätigkeit, gerade dann, wenn man den ganzen Tag am Schreibtisch gesessen hat, lenkt ab und beruhigt. Zusätzlich kann man von seinem Erfolg zehren, weil man ein oft lang vor sich her geschobenes Ziel erreicht hat.
- Dann spazierengehen: Eine halbe Stunde am Tag, es geht auch in der Dunkelheit, sollte man sich unbedingt gönnen. Der veränderte Körperrhythmus lässt die Gedanken wieder fließen – endlich hat man Zeit zum Nachdenken –, man fühlt sich wohler und tut außerdem etwas für seine körperliche Gesundheit. Je schneller man geht, desto besser ist es. Gerade depressive Menschen, die sich eher einschließen möchten, sollten den Weg nach draußen finden. Spazierengehen kann natürlich durch alle anderen körperlichen Aktivitäten ersetzt werden.
- Zwischendurch ein Nap: *Nap* ist das kleine mittägliche «Nicker

chen», das den Tag psychologisch in zwei Teile trennt. Es wirkt Wunder. Nach fünf bis fünfzehn Minuten fühlt man sich wie neugeboren. Man lernt schnell, beinahe in jeder Situation einzuschlafen, und es gibt dazu fast immer eine Gelegenheit. Man sollte sich aber möglichst dazu hinlegen. Findet man mittags gar keine Zeit für diesen Minischlaf, kann man ihn auf die Zeit nach Arbeitsschluss verlegen.

- Die Schlafregeln beachten: Der Schlaf ist bei vielen Menschen gestört. Dauerstress und Depression sind wohl die häufigste Ursache. Die Schlaflosigkeit ist so ärgerlich, weil sie die Tagesmüdigkeit erhöht, die Konzentrations- und Leistungsfähigkeit am Tage verringert und das Wohlbefinden schmälert. Dadurch kann man in einen Zirkel hineingeraten, der wiederum das Grübeln in der Nacht verstärkt und den Schlaf verschlechtert.

Bevor Sie sich Schlafmittel vom Arzt verschreiben lassen, prüfen Sie in der folgenden Checkliste, ob Sie alle Schlafregeln schon befolgen.

☒ **Checkliste 19**
Schlafregeln

☐ Halten Sie Ihre individuell notwendige Schlafmenge ein?
Nicht jeder braucht acht Stunden Schlaf, für viele reichen fünf bis sechs Stunden. Vielleicht müssen Sie Ihre Schlafzeit verkürzen. Ältere Menschen brauchen noch weniger Schlaf. Prüfen Sie, wie viele Stunden Sie wirklich schlafen oder wach liegen.

☐ Haben Sie ungünstige Schlafgewohnheiten?
Liegen Sie nicht zu lange im Bett, gehen Sie nicht zu früh ins Bett. Machen Sie am Tag nur Ihren kurzen Mittagschlaf. Im Bett sollte man nur mit dem Partner Spaß haben oder schlafen, nicht lange lesen, arbeiten oder fernsehen.

☐ Halten Sie regelmäßige Schlafzeiten ein?
Planen Sie feste Zeiten ein, zu denen Sie ins Bett gehen und wieder aufstehen; auch am Wochenende und im Urlaub sollten Sie grundsätzlich Ihren Tag-Nacht-Rhythmus beibehalten.

☐ Haben Sie angenehme Schlafbedingungen?
17 Grad sind optimal im Schlafzimmer.

☐ Wenden Sie Entspannungsübungen an?
Sie sind nötig, um das Grübeln über die Schlaflosigkeit und den Druck,
einschlafen zu müssen, abzubauen. Beginnen Sie mit den Übungen
zum Einschlafen erst dann, wenn Sie die Entspannungsübungen am
Tage richtig beherrschen. Eine Wirkung ist nicht sofort zu erwarten.

☐ Achten Sie auf Ihre Ernährung, um besser zu schlafen?
Nehmen Sie am nicht zu späten Abend leicht verdauliche Speisen zu
sich. Nach 17 Uhr sollten koffeinhaltige Getränke gemieden werden.

☐ Üben Sie regelmäßig eine sportliche Aktivität aus?
Sport sollte aber nicht am späten Abend betrieben werden, er regt den
Kreislauf zu sehr an.

☐ Gestalten Sie Ihren Abend entspannend?
Befreien Sie sich jetzt von der Tagesarbeit. Planen Sie Gemeinsames
mit Ihrer Familie oder den Freunden; gehen Sie mit ihnen spazieren;
denken Sie an Ihr Hobby!

- Dem Alltag entfliehen: Manchmal bleibt nicht einmal mehr die
Zeit, Wunschvorstellungen zu spinnen und sich in Gedanken zu
verlieben. Spätestens wenn der Stress zum Dauerstress wird, sollte
man nach Wegen suchen, wie man die Routine durchbrechen
kann. Denken Sie zurück: Waren die Machtkämpfe im Büro und
die Zwänge des Alltags wirklich so wichtig, dass Sie dafür den immer ersehnten großen Urlaub in ein fernes Land geopfert haben?
Besprechen Sie mit Ihrer Familie oder Ihrem Partner, wie Sie gemeinsam Ihre Leistungsgrenzen ausloten können, und planen Sie
einmal etwas Ungewöhnliches, einen spontanen Ausflug, einen
Ballonflug, den Sie bisher nicht gewagt haben. Oder melden Sie
sich endlich für den Trommel-Workshop an, der sie schon so lange
reizt, den Sie sich aber früher finanziell nicht leisten konnten –
jetzt können Sie es! Sie sollten Wege finden, wie Sie aus dem All-
tagstrott heraus kommen. Dabei soll eine solche Herausforderung
aber nicht selbst zum Stressor werden.

Zeitmanagement

Zeitdruck ist ein wichtiger Stressor (> Kapitel 4). Es gibt durchaus nützliche Empfehlungen zur einfachen Veränderung der Zeitstruktur, etwas T. Küstenmachers *Simplify your life* |119|. Häufig habe ich mich aber gefragt, wie ein generelles Schema auf die sehr individuellen Stress-Situationen eines Vorstandsvorsitzenden, eines Lehrers oder einer Mutter mit kleinen Kindern passen kann. Tatsächlich wurden die Leistungen von Trainingsseminaren zum Zeitmanagement auch schon in Frage gestellt |132|. «Delegieren!» ist ein Schlagwort der Ratgeber. Aber an wen? Viele Menschen im Dauerstress sind allein für ihre Arbeit verantwortlich; wenn sie diese nicht schaffen, steht ein Anwärter für die Position schon in den Startlöchern. Und wer sorgt für das Abendessen, wenn die erschöpfte allein erziehende Mutter nach Hause kommt?

Zur Überprüfung Ihres Zeitbewusstseins können Sie die Checkliste 20 ausfüllen. Alle relevanten Fragen zum richtigen Zeitmanagement sind dort gestellt |185|. Nur wenn Sie niedrige Summenwerte erreichen, sollten Sie sich mit oben erwähnten Literaturempfehlung näher beschäftigen, denn auch das kostet Zeit.

☒ Checkliste 20
Wie gut ist Ihr Zeitmanagement?
Geben Sie an, wie häufig die nachfolgenden Aussagen auf Sie zutreffen.

0 fast nie
1 manchmal
2 häufig
3 fast immer

Punkte

- An jedem Arbeitstag reserviere ich einen Teil der Zeit für vorbereitende, planerische Arbeit.   _____
- Ich delegiere alles, was delegierbar ist.   _____
- Ich lege Aufgaben und Termine schriftlich mit Erledigungsterminen fest.   _____
- Ich bemühe mich, jeden Vorgang nur einmal und dann abschließend zu bearbeiten.   _____

- Ich erstelle täglich eine Liste mit zu erledigenden Aufgaben, geordnet nach Prioritäten. Die wichtigsten Dinge bearbeite ich zuerst. ____
- Ich versuche den Arbeitstag von störenden Telefonanrufen, unangemeldeten Besuchern und plötzlich einberufenen Besprechungen möglichst freizuhalten. ____
- Ich versuche die Arbeit nach meiner Leistungskurve zu ordnen. ____
- Mein Zeitplan hat Spielräume, um auf akute Probleme reagieren zu können. ____
- Ich versuche meine Aktivitäten so auszurichten, dass ich mich zunächst auf die wichtigen Dinge konzentriere. ____
- Ich kann auch nein sagen, wenn andere meine Zeit beanspruchen wollen und ich wichtigere Dinge zu erledigen habe. ____

Summe ____

Bewertung:

0 – 15 Punkte: Sie betreiben kein Zeitmanagement und lassen sich von anderen treiben. Es würde sich für Sie sehr lohnen, an einem Zeitmanagement zu arbeiten.

16 – 20 Punkte: Sie versuchen, Ihre Zeit in den Griff zu bekommen, sind aber noch nicht konsequent genug, um damit auch Erfolg zu haben. Es würde sich für Sie lohnen, Ihr Zeitmanagement zu verbessern.

21 – 30 Punkte: Ihr Zeitmanagement ist gut bis sehr gut.

Wenn Sie eine niedrige Punktzahl haben, denken Sie noch einmal über die möglichen Fehler bei der Zeitplanung nach |100|:

- den Anfang hinauszögern
- sich mit Unwichtigem aufhalten, keine klaren Prioritäten setzen
- überlange Arbeitszeiten
- eine Arbeit nicht abschließen
- auf Pausen verzichten
- hastig und deshalb fehlerhaft arbeiten

- häufig von einer angefangenen Arbeit zur anderen wechseln
- zu enger Zeitplan, kein Platz für Unvorhergesehenes
- die für einzelne Aufgaben benötigte Zeit unterschätzen
- «Ordnungswahn» oder mangelhafte Ordnung

Das Ziel eines Zeitmanagements ist es, die Souveränität über die eigene Zeit zurückzugewinnen. Sie sollten versuchen, eine ausgewogene Balance zwischen Zeit für Arbeit und «freier» Zeit, zwischen Zeit für sich und Zeit für andere zu finden. Werfen Sie noch einmal einen Blick auf Ihre «Tagesaktivitäten» (> Abb. 4a, S. 58) und fragen Sie sich, wie groß Ihr Wunsch nach Veränderung ist.

Die Kunst des Entspannens

Bewusste Entspannung ist ein sehr altes und wirkungsvolles medizinisches Hilfsmittel, das man gerne bei psychischen Störungen und in der Schmerztherapie einsetzt. Sie ist außerdem eine wichtige Methode zur Stressbewältigung. Entspannung ist sowohl bei akuter psychischer Erregung effektiv als auch, regelmäßig eingesetzt, bei stressbedingten körperlichen Beschwerden und Schmerzen (> Kapitel 8). Entspannung bewirkt schließlich ein Gefühl der Erholung und des Wohlbefindens.

Entspannen kann jeder. Man muss die Fähigkeit, körperlich zu entspannen und dabei die Gedanken abzuschalten, aber systematisch trainieren und gezielt anwenden. So wird die Fertigkeit der Konzentration auf die eigenen körperlichen, emotionalen und mentalen Signale geschult |209|. Entspannungsübungen sind sinnvoll bei:

- der akuten Stressbewältigung
- der Behebung schon entstandener Folgen bei Dauerstress
- der Prävention von Dauerstress und dem Wunsch, das Gefühl von Entspannung auch in den Alltag einzubauen
- Angsterkrankungen
- Depressionen.

Bei depressiven Patienten ist allerdings zu beachten, dass viele auch bei den Übungen stark grübeln und nicht abschalten können; bei ihnen sollten die Entspannungsübungen abgebrochen werden.

Drei Verfahren haben sich besonders bewährt: die Progressive Muskelentspannung, das Autogene Training und die Atementspannung. Zu allen Techniken gibt es Ratgeber und CDs, mit und ohne Entspannungsmusik |zum Beispiel 87, 121|. Jeder sollte Verschiedenes ausprobieren und für sich die Entspannungsmethode wählen, die ihm am meisten liegt.

Progressive Muskelentspannung

Diese Methode wurde schon in den zwanziger Jahren von dem amerikanischen Neurophysiologen E. Jacobsen entwickelt. Im Rahmen der Verhaltenstherapie (> Kapitel 12) wird sie bei psychischen Störungen seit drei Jahrzehnten regelmäßig mit Erfolg angewandt. Sie gewinnt im Vergleich zu den anderen erwähnten Verfahren immer mehr an Bedeutung, weil ihre Wirksamkeit in vielen Studien belegt wurde, weil sie leicht erlernbar ist und weil man sie an fast jedem Ort und in vielen Situationen kurzzeitig anwenden kann, wenn man sie gut beherrscht |100, 209|. Die Grundlage ist einfach: Angst, Erregung und Stress sind mit Muskelverspannung gekoppelt. Erreicht man nun eine Muskelentspannung, so geht damit eine Erregungsreduktion einher, und parallel dazu sollen auch psychische Symptome nicht mehr empfunden werden. Ziel der Übungen ist es, auch nur gering verspannte Muskeln wahrzunehmen und sie dann zu entspannen. Beim Lösen fühlt man Wärme und Schwere in den betreffenden Muskeln.

Die Entspannung erreichen Sie in folgenden vier Schritten |100|:

1. Lenken Sie die Aufmerksamkeit auf die jeweilige Körperregion.
2. Spannen Sie den Muskel an.
3. Halten Sie die Spannung für 5-10 Sekunden – atmen Sie dabei weiter.
4. Lösen Sie die Spannung über 45-60 Sekunden – atmen Sie dabei aus.

Zweimal am Tag sollte man sich anfangs fünfzehn Minuten Zeit nehmen, um diese Entspannung zu lernen. Man übt in einer Lang- und später in einer Kurzform und kann sich dann in wenigen Minuten tief entspannen. Schließlich begibt man sich mit seinen Gedanken auf eine «Reise durch den Körper», konzentriert sich auf die verschiedenen Körperteile, fühlt, welche Muskeln angespannt sind und entspannt diese schließlich. Die hohe Schule dieser Methode gipfelt in der Möglichkeit, auf ein Signalwort hin, zum Beispiel «Jetzt», zu entspannen. Auf Grund der Lerntheorie (> Kapitel 5, S. 67) wird das Wort «Jetzt» dabei mit Entspannung verbunden.

Autogenes Training

Diese Technik ist aus der Hypnose entwickelt worden. Während man aber dort auf einen Hypnotiseur angewiesen ist, kann man beim Autogenen Training sich selbst, also «autogen», in einen Zustand der Ruhe und Wärme versetzen. Diese Form der Autosuggestion führt dann zur körperlichen und schließlich auch zur mentalen Entspannung. Autogenes Training ist eine wirksame Methode zum Stressabbau in Selbsthilfe; allerdings ist der Übungsaufwand höher als bei der Progressiven Muskelentspannung |130|.

Atementspannung

Atemübungen sind auch in die Übungen der Progressiven Muskelentspannung und des Autogenen Trainings integriert. Richtiges Atmen kann durch regelmäßige Übungen erlernt werden; ruhiges Atmen entspannt. Entspannungstechniken führen allerdings nur so lange zu einer anhaltenden Atemberuhigung, als dabei keine körperliche Aktivität ausgeübt wird; langfristig vermindern sie nicht die Atemfrequenz. Auch die Pulsrate kann durch Atemübungen oder eine andere Entspannung nicht nachhaltig vermindert werden |209|.

Um eine sehr schnelle Entspannung zu erreichen, ist die folgende Atemübung |211| nützlich. Führen Sie sie am besten mit lockerer Kleidung und in bequemer Rückenlagen mit leicht angewinkelten Beinen durch.

1. Einatmen: Atmen Sie durch die Nase ein, so schnell oder langsam, wie es für Sie angenehm ist.
2. Ausatmen: Atmen Sie durch die Nase langsam und konzentriert aus.
3. Sprechen Sie dabei in Gedanken langsam ein zweisilbiges Wort, zum Beispiel «Ruhe».
4. Wiederholen Sie die Übung beliebig oft.

Andere Entspannungstechniken

Wer sich nicht allein auf Ratgeber-Bücher verlassen will und etwas über den wissenschaftlichen Hintergrund und die Wirksamkeit der vielen Verfahren erfahren möchte, sei auf das Handbuch von Vaitl und Petermann zu diesem Thema verwiesen |209|. Dort werden auch die Hypnose und die Biofeedback-Verfahren beschrieben.

- Biofeedback ist eine Methode, in der man mit besonderen Techniken erlernt, wie man physiologische Reaktionen, zum Beispiel die Pulsrate, die Herzfrequenzvariabilität (> Kapitel 7, S. 105), den Blutdruck oder die Atemfrequenz selbst steuern kann. Die Daten werden in einem Computer gespeichert; auf dem Bildschirm kann man die gemachten Fortschritte verfolgen. Es gibt heute schon Geräte für die Selbstanwendung der Biofeedback-Methode. Die Forschungen zur Wirksamkeit dieser Methode beim Dauerstress sind im Gange.

- Hypnose kann nicht in Selbsthilfe angewandt werden. Ihre Wirksamkeit speziell bei der Depression und beim Dauerstress ist bisher nicht nachgewiesen worden.

- Für die Akupunktur gibt es weder bei der Depression noch beim Dauerstress eine wissenschaftlich begründete Indikation (> Kapitel 12, S. 219).

- Fernöstliche Meditation – eine innere Versenkung –, zum Beispiel Yoga, ruft die gleiche Entspannung wie die Progressive Muskelentspannung oder das Autogene Training hervor, bleibt aber in seiner Effizienz hinter diesen beiden zurück. Sie wird daher bei Krankheiten, etwa einer Angsterkrankung, nicht empfohlen. Es kann sogar sein, dass Ängste unter Meditation eher geweckt werden.

Einstellungen konstruktiv und positiv ändern

Sophie L und Max H waren beide etwas über dreißig Jahre alt, als ich sie kennenlernte. Sophie war in einem kleinen Verlag als Lektoratsleiterin eine interessante Stelle angeboten worden, und sie freute sich, dass sie unter den vielen Bewerbern ausgewählt wurde. Der Wermutstropfen war die kleine Stadt, in der sie nun während der Woche lebte, in einer bescheidenen Ein-Zimmer-Wohnung. Und schwierige Entscheidungen standen an. Sollte sie ihre hübsche Drei-Zimmer-Wohnung in der Hauptstadt aufgeben? Auch Max hatte dort ein eigenes Apartment. Sollten sie sich jetzt in der Nähe ihres neuen Arbeitsplatzes endlich zusammen eine große Wohnung mieten? Aber dann müsste auch Max die Hauptstadt verlassen. Wann wäre der richtige Zeitpunkt, und würde er bei der schwierigen Arbeitslage auch in der Kleinstadt wieder eine Halbtagsstelle als Dekorateur finden? Wohl kaum. Nebenher schrieb er Texte für den Rundfunk, die eher schlecht als recht bezahlt wurden. Konnte er von seiner schriftstellerischen Arbeit allein leben? Der Versuch wäre ein großes Wagnis.

Nach einer langen Zugfahrt am Freitag blieb bis zum frühen Montagmorgen für Sophie und Max gar nicht mehr viel Zeit, endlich wieder zusammen zu sein, Freunde zu treffen und dazu alles Wichtige zu besprechen. «Das ständige Umwälzen immer der gleichen Fragen nervt langsam», sagte mir Sophie, «und wir beiden kriegen uns jetzt häufiger mal in die Wolle. Mobilsein – ja, aber an jedem Wochenende und dann immer ich?» «Ich brauche meine freie Zeit, um meine Texte fertig zu machen», wandte Max ein und öffnete schon die zweite Packung Zigaretten an diesem Tag. Ärgerlich erwiderte Sophie: «Du musst Dich schon entscheiden: Entweder wir sind bereit, unseren Lebensstandard zurückzuschrauben, ziehen zusammen und verzichten auf das Ambiente der Großstadt oder wir haben zusätzlich eine zweite Wohnung in der Hauptstadt, leben dafür aber im ewigen Stress. Hast du schon vergessen, wie ich um den Posten im Verlag gekämpft habe?»

Max brummte in sich hinein: «Dann verzichte ich eben auf alles, auf meinen Beruf, auf die Reisen, auf eine schöne Wohnung und den Kontakt zu unseren Freunden und den vielen Künstlern.» «Und auch auf eine Familie?» fragte Sophie.

Das war das nächste brennende Thema. Sie hatten sich schon lange entschieden zusammenzubleiben, und wünschten sich auch ein Kind. Aber war Max dann wirklich bereit, die Rolle des Hausmanns zu übernehmen? Wäre er dann mit sich und einem kleinen Kind zufrieden, er, der bisher so umtriebig war und gerne die schönen Seiten des Lebens mitnahm? Die Chancen, dass er in den nächsten Jahren das Geld für die Familie verdiente, standen nicht gut. Auch Sophie sah das Problem auf sich zukommen, dass sie sich nicht nur zwischen Mutterrolle und Karriere zu entscheiden hatte, sondern zusätzlich für den gemeinsamen finanziellen Rückhalt aufkommen musste.

Die Zukunftsängste zwangen beide, die möglichen Familienmodelle immer und immer wieder durchzuspielen.

Sophie bekam das Thema nicht aus dem Kopf, konnte sich infolgedessen auch nicht genügend auf ihr neues berufliches Aufgabenfeld konzentrieren. Sie verkörperte sonst den Ruhepol in der Partnerschaft, jetzt aber war sie reizbar und nervös. Die Gedanken ließen sie auch nachts nicht in Ruhe, und es fehlte ihr der erholsame Schlaf. Max war auf den ersten Blick nicht viel anzumerken, nur Sophie beobachtete seine Flucht in Zigaretten und Alkohol; er trank jetzt abends schon eine ganze Flasche Wein. Sonst, so sagte er, habe er gar keine guten Ideen mehr im Kopf. «Muss denn alles so zubetoniert, so bis in die Ewigkeit festgelegt sein?»

Mit dieser Frage von Max endete unser erstes Gespräch. Es stand außer Zweifel, dass beide diesem Dauerstress entkommen mussten. Was konnten sie selbst dazu beitragen?

Zehn Aufgaben

In diesem Abschnitt geht es um ein konkretes Ziel: über die Einstellung gegenüber der Umwelt und der eigenen Person bei Belastungen nachzudenken und sie kognitiv zu verändern.

Dazu haben Sie jetzt ein stabiles Fundament:

- Sie können Stressoren richtig zuordnen.
- Sie können Ihre Stressreaktionen richtig beschreiben.
- Sie wissen, ob schon Belastungsfolgen aufgetreten sind.
- Sie sind sich der Ressourcen und Risiken, die in Ihrer Person liegen, bewusst.
- Sie wissen, dass eine sehr wichtige Ursache für Dauerstress Ihren Einstellungen entspringt und dass Sie Ihre Gedanken umstrukturieren können.
- Sie kennen die Strategien zur Stressbewältigung.

Eine Änderung der Einstellung ist besonders dann wichtig, wenn Sie festgestellt haben, dass Sie die äußeren Stressoren nicht beeinflussen können. Sie sollten sich fragen, wie groß Ihr eigener Anteil an den jetzigen Schwierigkeiten ist und welche Umbewertungen Sie vornehmen können.

Das Selbsthilfe-Programm und auch die kognitive Verhaltenstherapie

(> Kapitel 12) sind keine theorienlastigen Therapien; es kommt vielmehr darauf an, Verhalten Schritt für Schritt zu konditionieren. Zum Selbsthilfe-Programm gehören zahlreiche schlichte Rezepte, Dinge, die eigentlich allseits bekannt sind, etwa dass man weniger fernsehen und sich stattdessen lieber öfter mit Freunden verabreden sollte. Das mag zum Teil banal klingen, aber die Umsetzung muss klappen, und das ist nicht einfach. Es kommt also darauf an, in einem Lernprogramm einfache Aufgaben und Übungen festzulegen, diese dann aber konsequent durchzuführen. Dann sind die Aussichten auf Erfolg groß.

Dabei helfen Ihnen die folgenden zehn Aufgaben aus einem Repertoire vieler anderer Möglichkeiten; sie haben sich besonders bewährt und können bei Dauerstress gut angewandt werden |130|.

Aufgabe 1
Stressverstärker suchen
Kommt es vor, dass Sie in Stress-Situationen sagen:
☐ Ich bin völlig unfähig.
☐ Ich darf keine Fehler machen.
☐ Ich habe immer Pech.
☐ Ich kann sowieso nichts machen.

Wenn eine oder mehrere dieser Selbstaussagen auf Sie zutreffen, gehen Sie mit Ansprüchen und Erwartungen an Probleme heran, die Sie überprüfen sollten. Warum sollten Sie sich nicht mehr zutrauen und warum versinken Sie in Selbstzweifeln? Wenn Sie das Gefühl haben, immer alles falsch zu machen, sind Sie schließlich gar nicht mehr motiviert. Müssen Sie wirklich immer perfekt sein? Warum setzen Sie sich selbst unter Druck? Warum sehen Sie Katastrophen dort, wo keine sind?

Aufgabe 2
Die Stress-Situation beschreiben und relativieren
Das Erkennen eines Problems ist die Voraussetzung für die Änderung |130|. Durch die objektive Analyse wird Ihnen auch bewusst, dass Sie die Stress-Situation relativieren und Distanz gewinnen können. Vielleicht gelingt es Ihnen schon durch einen solchen Perspektivenwechsel, die Belastung zu vermindern.

- Beschreiben Sie den Stressor ganz objektiv, ohne Interpretation; allein das Aufschreiben relativiert die Probleme:

_____

_____

_____

- Formulieren Sie Ihre Bewertung, so wie Sie sich dabei fühlen und worauf Sie achten:

_____

_____

_____

- Sprechen Sie mit Menschen, die Ihnen nahe stehen, über die Situation und fragen dann: Gibt es andere Aspekte oder Ratschläge? Womit mache ich mir das Leben schwer?
- Beobachten Sie, wie andere mit ähnlichen Problemen umgehen.
- Was würde ein guter Freund Ihnen in dieser Situation sagen?
- Was werden Sie später darüber denken, nach einem Monat, nach einem Jahr oder nach vielen Jahren?
- Was wäre schlimmer als diese Situation?

Aufgabe 3
Realität nach allen Seiten hin überprüfen
Eine Problemanalyse sollte immer mit einer Realitätsprüfung beginnen |100, 130|.

- Haben Sie den Sachverhalt genau überprüft, oder haben Sie nur emotional reagiert? Lesen Sie noch einmal die verschiedenen Bewältigungsstile in > Kapitel 10.
- Welche anderen Möglichkeiten gibt es, die Situation zu erklären?
- Sehen Sie nur die Negativseiten? Gibt es auch positive Seiten?
- Können Sie aus den negativen Erlebnissen eine wichtige Information für die Zukunft gewinnen? Auch aus der Vergangenheit kann man lernen.
- Verallgemeinern Sie zu stark?
- Haben Sie zu hohe oder falsche Erwartungen?
- Führen Sie durch Ihre Befürchtungen Probleme erst herbei?
- Dramatisieren Sie?

Schätzen Sie zum Schluss die ganze Bandbreite des Problems ab.

- Gibt es Tatsachen, die einfach nicht verändert werden können?
- Schätzen Sie Ihre Arbeitsleistung richtig ein?
- Sind Ihre sozialen Beziehungen wirklich stabil?

Manchmal klafft ein Spalt zwischen der eigenen Wahrnehmung und der Realität. Bei Günther F in > Kapitel 4 war es so. Er leugnete einen verminderten Arbeitseinsatz, der von seinem Dienstherrn moniert wurde, und er fühlte sich gemobbt. Oft kann man die Realitäten objektiv nicht verändern. Anna K (> Kapitel 1) war durch Beruf und Familie überfordert und sie konnte nur in Grenzen an einer kognitiven Umstrukturierung (> Kapitel 10, S. 163) arbeiten. Sophie L und Max H müssen tatsächlich an mehreren Fronten kämpfen: auf dem schwierigen Arbeitsmarkt, mit dem fehlenden finanziellen Rückhalt und bei der Familienplanung.

Der Realität darf man also nicht ausweichen. Einen Konflikt kann man auch nicht lösen, indem man ihn schönredet. In der Konfrontation mit den harten Tatsachen – ob im Alltag, im Beruf, in der Familie oder in der Liebe – sollte man sich intensiv mit dem Für und Wider auseinander setzten. Erst auf dieser Basis beginnt eine gute Stressbewältigung mit positivem Denken. Am Ende kann ein Kompromiss stehen, er ist vielleicht nur die zweite Wahl, aber immer noch besser als Dauerstress.

Das Wort «hätte» sollten Sie dann ganz aus Ihrem Wortschatz ausschließen, wenn Sie aus Ihrer negativen Erfahrung keinen weiteren Nutzen mehr ziehen können. Ausschließlich rückwärts gewandtes Denken und Grübeln ist nicht hilfreich: «Wenn ich diesen Paragraphen in der Anweisung gründlicher gelesen hätte, wäre es nicht zu der Kette von Fehlern gekommen.» Sagen Sie sich, dass dieser Fehler in Zukunft bei Ihnen nicht wieder vorkommt, und dann machen Sie mit Entschlossenheit einen Strich unter die unerfreuliche Vergangenheit. Jetzt kommt es darauf an, dass Sie etwas verändern – *take it as a challenge*.

Aufgabe 4
Ressourcen mobilisieren und Schwächen vermindern
Gehen Sie noch einmal die *Big Five* der Liste 16 (S. 147 f) durch. Schärfen Sie Ihre Sinne, um Ihre eigenen Probleme zu entdecken. Erst wer seine Schwächen kennt, kann sie auch ändern. In welchen Punkten

wollen und können Sie Ihr eigenes Verhalten ändern? Treffen bei Ihnen einige Risiken aus > Kapitel 9 zu?

Schreiben Sie jetzt auf:
* Meine wichtigsten Ressourcen sind:

_____

_____

_____

* Welche Ressourcen kann ich für das anstehende Problem am besten mobilisieren?

_____

_____

_____

* Meine größten Schwächen sind:

_____

_____

_____

* Welche Schwächen sollte ich für das anstehende Problem möglichst verringern?

_____

_____

_____

Haben Sie sich als Typ A-Persönlichkeit identifiziert(> Kapitel 9, S. 150)? Dann haben Sie die Möglichkeit |nach 130|:

* über sich selbst zu lachen, die komischen Seiten Ihres Strebens wahrzunehmen und von Ihrem Verhalten Abstand zu nehmen
* andere Interessen auszubauen und den Horizont zu weiten
* für andere mehr Verständnis zu entwickeln und zu akzeptieren, dass andere Menschen ganz andere Ziele und Einstellungen haben
* nicht alles selbst zu machen, sondern möglichst viel zu delegieren
* anderen gegenüber mehr Geduld zu zeigen, ihnen zuzuhören und nicht nur Forderungen zu stellen
* langsamer zu werden; Sie sollten bewusst ruhiger sprechen und langsamer gehen.

Aufgabe 5

Die Lebensorientierung positiv verändern

Sie mussten sich in der letzten Zeit mit den negativen Dingen des Lebens auseinandersetzen. Gerade wenn Sie unter Dauerstress stehen, eine Lebenskrise hinter sich haben oder gescheitert sind, sollten Sie darüber nachdenken, wie Sie neue persönliche Ziele erreichen können. Versuchen Sie, die Perspektive zu ändern.

- Welche positive Orientierung können Sie Ihrem Leben geben?
- In welchem Lebensbereich können Sie einen neuen Ansatz finden?
- Lesen Sie noch einmal den Abschnitt über Werte und Lebenssinn (> Kapitel 9, Kohärenz). Religion, Kultur, karitative Tätigkeiten, körperliche Fitness – wo könnten Sie einen neuen persönlichen Schwerpunkt setzen?

Nehmen Sie sich für die Antwort viel Zeit und gehen dann zu Aufgabe 6, um Ihre Vorstellungen konkret umzusetzen.

Aufgabe 6

Das Verhalten ändern

Es ist unser erstes wichtiges Ziel, eine neue Einstellung zu gewinnen; das geht nicht von heute auf morgen. Man muss die einzelnen Aufgaben immer wieder an Beispielen trainieren und sie sich aufschreiben, auch wenn das zunächst sehr einfach klingen mag. Das abstrakte Wissen um eine mögliche Veränderung allein ist nicht genug. Die kognitive Umbewertung von Problemen muss auch in Verhalten umgesetzt werden – und das geht nur in kleinen Schritten.

Definieren Sie Ihre Ziele ganz genau und formulieren Sie sie, so fällt es Ihnen auch leichter, sie nach Priorität zu ordnen. Zum Beispiel: «Jeden Morgen ordne ich die Arbeiten nach Dringlichkeit und beginne jeweils mit der dringendsten Aufgabe» |130|. Mit einem Ziel vor Augen ist man eher bereit, auch lästige Konfrontationen in Kauf zu nehmen; die Stresstoleranz steigt. Nehmen Sie sich nur wenige Ziele vor, damit Sie nicht gleich scheitern. Machen Sie sich auch klar, was Sie sicher nicht erreichen können oder wollen.

Schreiben Sie auf:

- Meine Ziele für das Zeitmanagement sind:

_____

_____

_____

Wie kann ich mich abschirmen?

_____

_____

- Meine Ziele bei der Entspannung sind:

_____

_____

- Sehen Sie sich noch einmal die Checkliste 14 (S. 143f) an. Wo können Sie Ihr soziales Netz erweitern und vor allem intensivieren?
- Meine Ziele zur Verbesserung meines Sozialkontaktes sind:

_____

_____

Konkret: _____

Was will ich am nächsten Wochenende tun?

_____

_____

Mit wem will ich eine Reise vorbereiten?

_____

_____

Welche Kollegen in meinem Umfeld sind ständig unzufrieden, beeinflussen mich negativ, so dass ich alles tun sollte, sie zu meiden?

_____

_____

- Meine Ziele im Bereich Freizeit sind:

_____

_____

- Diesen Bereich will ich auch ändern:

_____

_____

_____

Aufgabe 7

Das Selbstwertgefühl stärken

Ganz wichtig für die Einstellung gegenüber der Umwelt und den Belastungen, denen wir ausgesetzt sind, ist unser Selbstwertgefühl. Ein stabiles Selbstwertgefühl bedeutet, mit sich zufrieden zu sein; es steigert die Stresstoleranz (> Kapitel 9, S. 157).

- Sind Sie in der Lage, Arbeiten zurückzuweisen, die Sie gar nicht erledigen müssten?
  Können Sie dann auch «Nein» sagen?
  Das nächste Mal sage ich «Nein», wenn

  _____

- Welches sind die nächsten Schritte, um Ihre Selbstsicherheit zu steigern?

  _____

Aufgabe 8

Das Konzept des Positiven Denkens (> Kapitel 10) sinnvoll anwenden

- Ich könnte mehr Gelassenheit zeigen bei

  _____

  Das nächste Mal bleibe ich ganz ruhig, wenn

  _____

- Ich könnte mehr Achtsamkeit an den Tag legen bei

  _____

Aufgabe 9

Die negativen Gedanken ausschalten und das Grübeln abstellen

- Welches Problem könnten Sie auf diese Weise viel einfacher lösen?
- Gelingt es Ihnen, negative Wörter aus Ihrem Wortschatz zu verbannen, zum Beispiel «Ich kann nicht»? Schreiben Sie über eine Woche solche

negativen Zitate auf und versuchen Sie, diese durch eine positive oder neutrale Aussage zu ersetzen:

«Ich kann nicht»	>	«Ich sollte es noch mal versuchen»
_____	>	_____
_____	>	_____
_____	>	_____
_____	>	_____

Aufgabe 10
Kontrolle über das eigene Handeln wiedergewinnen
Unter Stress gerät man auch dann, wenn man das Gefühl hat, mehr und mehr von außen bestimmt zu werden. Fremde bestimmen über das, was man zu tun und zu lassen hat, und vor allem über die eigene Zeit (> Kapitel 9, S. 115).

Es steht außer Frage, dass die Kontrolle über das eigene Handeln ein entscheidender Faktor für ein glückliches und zufriedenes Leben ist |130|. Aber erst mit einem Zeitpuffer können Sie sich auf Ihre Tagesaktivitäten konzentrieren und sie genießen. Ohne Zeit können Sie nicht nachdenken, und nur mit Nachdenken kann das eigene Leben sinnvoll gestaltet werden. Wenn Sie nicht Herr über Ihre Zeit werden, können Sie sich aus dem Sog der Zeitnot, die den Dauerstress und die StressDepression nach sich zieht, nicht befreien. Nach M. Csikszentmihalyi ist das richtige Zeitmanagement die Basis zum *Geheimnis des Glücks* |45|. Zum praktischen Umgang siehe oben > Zeitmanagement.

Für welche Strategie haben sich Sophie L und Max H entschieden?

«Jetzt können wir wieder klar denken», sagte mir Sophie, nachdem beide von ihrem spontanen Urlaub in der Türkei, mal in den Bergen zum Wandern, mal an der Küste zum Baden, geschwärmt hatten. «Zu Hause haben wir dann beide auch an einem Qui Gong-Kurs zur Entspannung teilgenommen, gemeinsames Üben macht Spaß.» «Haben Sie schon Prioritäten in Ihrer Lebensplanung setzen können?», fragte ich. Max erläuterte mir das Ergebnis ihrer Überlegungen. «Wir sind genauso vorgegangen, wie Sie es uns empfohlen haben, und haben alle zehn Aufgaben zur Selbsthilfe durchgearbeitet. Als dann die Gelassenheit in den Tempelanlagen von Ephesos über uns kam, kannten wir unser wichtigstes Ziel: die Familie. Wir verlassen die Hauptstadt, und ich habe schon meine Fühler nach einem neuen Job ausgestreckt.» «Und wer betreut das Kind, wenn die Familie größer wird?» «Ich sorge dafür, Sophie ist nicht so flexibel», sagte er vergnügt. «Und ich werde auch das Geld verdienen», warf sie lachend ein.

«Welche Ressourcen konnten Sie beide mobilisieren, um jetzt diese klaren Entscheidungen zu treffen?», fragte ich noch, denn wir hatten bei einem früheren Gespräch sehr ausführlich über die eigenen Stärken und Schwächen gesprochen. Max war ein Optimist, und ich hatte auch keine Sorgen, dass er sich mit Arbeit überlasten würde. Die hatte ich eher bei Sophie, die jegliche Planung sehr genau nahm. Sie wollte genau wissen, was in den nächsten Jahren geschieht. In den Tag hinein leben lag ihr nicht. Sie konnte auch auf das Bohèmeleben in der Großstadt verzichten.

«Abstand nehmen ist die beste Antistresstherapie. Die größte Unterstützung fanden wir in den Gesprächen mit unseren Freunden», meinte Sophie; «sie machten uns erst richtig unsere Lage klar, die ja gar nicht so schlecht ist. Wir sehen unser neues Zusammenleben jetzt total positiv, und ohne Grübeln geht wirklich alles viel besser. Max will sogar die Zeit, in der er wahrscheinlich arbeitslos ist, nutzen, um endlich mit seinem Roman zu beginnen, den er schon Jahre vor sich hergeschoben hat.»

Beide kamen mit ihren Schwierigkeiten deswegen gut zurecht, weil sie auf Grund ihres hohen emotionalen Quotienten ein wertvolles soziales Netz aufbauen konnten und jetzt gute Ratschläge zurückerhielten (> Kapitel 9). Sophie und Max konnten mit einem positiven Coping-Verhalten ihre Erwartungen zurückschrauben und sich auf einem realitätsnahen Boden schnell wieder zurechtfinden. Übergreifende Ziele ließen momentane Schwierigkeiten klein erscheinen. Sie hatten verstanden, was Selbsthilfe bei Dauerstress bedeutet.

Was mache ich in einer akuten Krise?

Wenn der Kopf mit negativen Gedanken voll ist, man die Grübeleien nicht mehr abschalten kann und sie einem schon am frühen Morgen die Kraft rauben, ja man sogar Angst bekommt, panisch zu reagieren, muss man sich kognitiv wieder zurücknehmen, nachdenken und innerlich ein Stück zurücktreten.

Fragen Sie sich:

- Ist wirklich etwas ganz Schlimmes passiert?
- Was ist der nächste Schritt?
- Habe ich früher schon ähnliche Krisen überwunden?
- Wie ist mir das gelungen? Welche Strategien der Stressbewältigung habe ich damals – vielleicht noch unbewusst – eingesetzt?
- Mit wem kann ich jetzt reden?
- Wie wird die Zeit danach aussehen?

Manchmal kann man die Gedanken einfach nicht mehr kontrollieren. Oder man weiß nicht, wo man mit der Arbeit beginnen soll, die guten Vorsätze für ein Zeitmanagement sind verblasst, und alles artet in Hektik aus. Viele Arbeiten werden begonnen und keine zu Ende gebracht. Sie werden für Ihre Umgebung ungenießbar und sind im akuten Stress (> Checklisten 1 bis 3, S. 24 f)! Um sich dann abzureagieren und abzulenken, sollte man auf eine erlernte Entspannungsübung zurückgreifen können (> Kapitel 10).

Wenn sich die Gedanken immer noch nicht gelöst haben und Sie in einer Notsituation sind, bietet sich der Gedankenstopp an. Sie sprechen mehrmals das Wort «Stopp!» laut vor sich hin und schlagen dabei mit der Hand auf den Tisch, damit Sie abgelenkt werden. Treten die quälenden Gedanken weiterhin auf, können Sie ein sinnloses Wort ohne Assoziation, zum Beispiel «lagulö», immer wieder laut vor sich her sagen. Sie müssen sich ganz auf das Wort konzentrieren. Es ist ein pragmatischer Weg, um nicht in eine Angstspirale hinein zu geraten, der oft erstaunlich gut wirkt |130|.

Der Selbstbetrug

Alkohol und Nikotin oder zahlreiche andere Drogen wie das Kokain wirken entspannend, machen aber süchtig.

Es gibt in Deutschland 15 Millionen süchtige Raucher und 4 Millionen schwer Alkoholkranke. Regelmäßig trinken 30 Millionen Deutsche Alkohol. Von Nikotin wird man sehr viel schneller abhängig als von Alkohol. Eine Ursache für die Alkoholabhängigkeit ist Dauerstress, eine andere Ursache liegt in der Genetik, das gilt auch für Nikotin- und andere Drogenabhängigkeiten. Viele Menschen im Dauerstress, besonders aber die beruflichen Risikogruppen wie Journalisten, Politiker, Manager oder Gastwirte, sind somit doppelt gefährdet. Rauchen beginnt oft mit schulischen Stress-Situationen, besonders dann, wenn Eltern und Freunde auch rauchen. Alkohol, Rauchen und Drogen steigern scheinbar das Sozialprestige unter Jugendlichen (ich habe auf diese Probleme schon in > Kapitel 8, Alkoholabhängigkeit hingewiesen).

Da Alkohol- und Nikotinkonsum ein starkes Gesundheitsrisiko sind – immerhin ist Rauchen der Hauptrisikofaktor für Herz-Kreislauf-Erkrankungen (> Kapitel 8, Liste 12), muss auch an dieser Stelle vor beiden Drogen gewarnt werden. Sie sind bei Dauerstress kein Verfahren zur Stressbewältigung, sondern Selbstbetrug. Erlaubt ist nur der kontrollierte, geringe Alkoholkonsum, – das ist das schon erwähnte Viertel Rotwein für den Mann und das Achtel Rotwein für die Frau. Aber gerade diese «kleine» Menge sollte man nicht zur Beruhigung trinken, sondern bewusst als Genussmittel zu sich nehmen. Rauchen sollte generell vermieden werden. In größeren Mengen werden nicht nur Alkohol und Nikotin, sondern natürlich auch die anderen Drogen, auf deren spezielle Gesundheitsschädigung |18| ich hier nicht eingehen kann, selbst zum Stressfaktor.

Auch Beruhigungsmittel, vor allem Benzodiazepine wie Diazepam (etwa Valium®) oder Lorazepam (etwa Tavor®), können Angst und Stress kurzfristig lösen. Sie sollten aber nur vorübergehend vom Arzt eingesetzt werden, weil sie auch abhängig machen können |18|. Es wird zwar nur ein verhältnismäßig geringer Teil der Menschen davon süchtig, man kann aber im Voraus nicht erkennen, wer dazugehört. Benzodiazepine sind niemals eine Dauerlösung und schließlich auch ein Selbstbetrug bei Dauerstress und anderen Sorgen. In Ausnahmen verordne ich bei Angststörungen, manchmal bei Depressionen, wenn sie mit Angst verknüpft sind, oder bei hartnäckigen Schlafstörungen auch über viele Monate Benzodiazepine. Aber ich kontrolliere dann sehr genau, ob die Patienten eine Neigung zur Abhängigkeit entwickeln und die Dosis von sich aus steigern wollen.

Sport, Ernährung und Hormone

Wie viel Sport müssen wir treiben und wie kalorienarm müssen wir leben, um uns effektiv gegen Dauerstress zu wappnen? Genau wissen wir das nicht. Aber das Ziel ist definiert: Wir sollten möglichst lange gesund bleiben und uns wohl fühlen, denn Krankheit selbst ist ein großer Stressor. Den einen Weg zur Verhütung von Dauerstress, nämlich die Stressbewältigung, haben wir gerade ausführlich kennen gelernt, ein weiterer Weg ist Bewegungssteigerung und gesunde Ernährung. Vermehrte körperliche Aktivität und verbessertes Ernährungsverhalten sind als wichtige Gesundheitsfaktoren anerkannt.

Somit tragen Bewegung und gesunde Ernährung indirekt auch zur Primärprävention von Dauerstress und damit auch der StressDepression bei.

Kritische Stimmen wenden ein, dass zu viel «Kult» um die Gesundheit gemacht wird. «Je mehr ich für meine Gesundheit tue, desto weniger gesund fühle ich mich. In diesem Sinne ist Gesundheit eben nicht machbar, nicht herstellbar, stellt sich vielmehr selbst her. Gesundheit gibt es nur als Zustand, in dem der Mensch vergisst, dass er gesund ist.» |53|.

Dies ist eine Extremposition. In der anderen Position, die ich in diesem Buch vertrete, sollten wir, wenn es möglich ist, aktiv etwas für die Gesundheit tun. Allerdings darf diese Aktivität nicht in einen «Gesundheitswahn» ausarten, sondern wir sollten uns in dem Maß mehr bewegen und gesünder ernähren, in dem wir uns wohl fühlen und somit stresstoleranter werden. Eine gute Gesundheit ist eine wichtige Pufferzone, um Dauerstress abzuwehren (> Kapitel 10, Salutogenese und Prävention; Wohlbefinden).

Bewegung

Die biologischen Bewegungseinschränkungen beginnen mit dem 40. Lebensjahr und nehmen pro Lebensdekade um 10 bis 15 Prozent zu. Diese wachsende Einschränkung kann durch ständige Bewegung der Muskulatur, des Skeletts und der Gelenke zum Teil kompensiert werden, damit die Koordination, die Kraft und die Beweglichkeit möglichst lange erhalten bleiben. Durch ausreichende Bewegung und regelmäßiges körperliches Training kann dem Alterungsprozess insgesamt vorgebeugt, können insbesondere Herz, Atmung und Kreislauf stabilisiert werden. Diese Befunde sind wissenschaftlich gut belegt |194, 131, 98|.

Es ist in über fünfzig Studien gezeigt worden, dass Bewegungsmangel ein Risikofaktor für Herz-Kreislauf-Erkrankungen ist (siehe auch

> Liste 12, S. 119). Regelmäßige körperliche Aktivität, so haben es viele Längsschnittuntersuchungen bewiesen, senkt das Sterblichkeitsrisiko und insbesondere die Todesrate durch Herz-Kreislauf-Erkrankungen um 35 Prozent; zusätzlich wird das Risiko für die Entstehung von Darm-, Prostata- und Brustkrebs sowie von Osteoporose vermindert.

Hinzu kommt – und das ist für unser Thema wichtig –, dass körperliche Fitness das Wohlbefinden und das Selbstwertgefühl, zwei wichtige Antistressparameter, langfristig steigert. Regelmäßiger Sport führt auch zu einem attraktiveren Aussehen, was wiederum das Selbstwertgefühl hebt. Außerdem bewirkt Sport einen deutlich spürbaren Stimmungsanstieg. Dieses Phänomen kennt jeder, vor allem nach mehrstündiger anstrengender Bewegung; die Marathonläufer halten sich durch diesen «Kick» auf den Beinen. Wodurch er zustande kommt, weiß man noch nicht genau, diskutiert werden ein höherer Serotoninspiegel (> Kapitel 7, S. 100) und eine vermehrte Ausschüttung von Endorphinen im Gehirn. Bei Frauen hat körperliche Aktivität eine größere Wirkung auf die Stimmung als bei Männern |160|.

Sogar bei herzkranken Patienten senkt körperliches Training (wie auch die Verfahren zum Stressmanagement, > Kapitel 10) sowohl den Stress als auch das Herz-Kreislauf-Risiko, wie eine neuere Studie zeigt |23|; auch Depressionen traten in den untersuchten Fällen seltener auf. Bei depressiven Patienten gehört regelmäßige und anstrengende körperliche Bewegung (nicht nur gemütliches Spazierengehen) jetzt zum Bestandteil des Therapieprogramms; das ist eine relativ neue Erkenntnis. Körperlich aktive Patienten sind weniger depressiv als inaktive |125|.

Regelmäßige körperliche Aktivität – das bedeutet intensive Bewegung von mindestens 30 Minuten an drei, besser an fünf Tagen in der Woche! Dabei sollen 50 bis 70 Prozent der eigenen maximalen Leistungsfähigkeit erreicht werden, was einer Ergometerleistung von 75 bis 100 Watt entspricht |131|.

Einfache Ernährungsregeln

Die Regeln für eine gesunde Ernährung sind sehr einfach, wenn man das gesicherte Wissen aufzählen will. Deshalb beschränke ich mich hier auf die wenigen Grundtatsachen. Gehen wir – wie bei der Bewegung –

davon aus, dass eine positive Wirkung auf die Herz-Kreislauf-Erkrankungen und das Wohlbefinden erzielt werden soll und damit auch einer möglichen StressDepressionen vorgebeugt wird, so muss man nur wenig beachten |nach 219|: Übergewicht und besonders die viszerale Adipositas sollen vermieden werden; das geschieht am besten durch fettarme Kost. Dass ballaststoffreiche Kost mit viel Obst und Gemüse und der regelmäßige Verzehr von Seefischen sich positiv auf die Gesundheit auswirken, ist belegt.

Weiterhin gibt es gute Hinweise darauf, dass Omega-3-Fettsäuren im Fischöl, besonders hoch angereichert etwa im Lachs und Hering, bei Herz-Kreislauf-Erkrankungen als Schutzfaktoren wirken (siehe aber bei der Depression, > Kapitel 8, S. 121). Omega-3-Fettsäuren kann man rezeptfrei erhalten.

Eine ausreichende Vitamin- und Mineralstoffeinnahme zusammen mit der täglichen Nahrung ist in Mitteleuropa für den Durchschnitt der Bevölkerung gewährleistet, wenn man täglich genügend Obst und Gemüse isst und sich einer normalen Sonnenbestrahlung aussetzt. Allerdings liegt bei einem Teil der Bevölkerung die Versorgung unter dem optimalen Niveau |138|; besonders im höheren Alter, bei kranken Menschen und bei Depressiven kann es zu Gewichtsverlusten und damit zu einer Minderaufnahme dieser Stoffe kommen. Die Bedeutung sehr hoher Dosen von Vitaminen als Antioxidantien zum Schutz vor Krebserkrankungen wird in der Wissenschaft widersprüchlich diskutiert, zur Zeit eher verneint, wie etwa bei Vitamin E (S. 176).

Gesundes Altern

Wie kann man gesundes Altern fördern?

Viele Ärzte empfahlen bis vor einigen Jahren bei Frauen in der Menopause, wenn sie psychische Beschwerden hatten, gerne eine Hormonersatztherapie. Dann aber zeigten die Ergebnisse der Women's Health Initiative, dass eine Hormontherapie möglicherweise mehr schadet als nützt. Der Ausgleich eines verminderten Hormonspiegels schützt nicht vor dem Herzinfarkt oder der Demenz, und er steigert sogar die Raten für Brustkrebs und Schlaganfall. Für mich als Psychiater entfällt somit eine wichtige Therapieform bei Patientinnen mit klimakterischen Beschwerden und Depressionen, denn viele Frauen hatten sich unter der

Hormonersatztherapie sehr wohl gefühlt. Nur noch sehr niedrige Hormondosen sollten jetzt verschrieben werden, und ob man geringe Dosen von Testosteron bei Frauen zur Steigerung der Libido und des Wohlbefindens verschreiben darf, bleibt vorerst auch unklar.

Bei Männern wurde eine Hormonersatztherapie im «Klimakterium virile» schon früher in Frage gestellt. Zwar wusste man von der aktivierenden Wirkung des Testosterons, aber man wollte das Risiko der oft erheblichen Nebenwirkungen, insbesondere des möglichen Wachstums eines Prostatakrebses, nicht in Kauf nehmen. Sexuelle und körperliche Aktivität erhöhen den Testosteronspiegel, Dauerstress senkt ihn (> Kapitel 7, Geschlechtshormone und Wachstumshormon). Es ist immer noch nicht ganz sicher, ob die geringere Sexualität im Alter mit einem physiologisch niedrigeren Testosteronspiegel zusammenhängt; ein Schwellenwert sollte nicht unterschritten werden |140|. Viagra® jedenfalls entfaltet seine Wirkung unabhängig von hohen oder niedrigen Testosteronwerten (> Kapitel 8, S. 127).

In den letzten Jahren wurden die positiven Wirkungen von DHEA (Dehydroepiandrosteron), einem dem Testosteron verwandten Hormon, bekannt. DHEA galt schnell als «Antistress-Hormon», und tatsächlich vermag es die Leistungsfähigkeit und das Wohlbefinden bei einigen Männern und Frauen zu steigern. In ersten kleineren Studien konnte sogar eine antidepressive Wirkung nachgewiesen werden. Wahrscheinlich hat aber auch DHEA das gleiche krebserzeugende Potential wie Testosteron, und es gibt leider keine großen kontrollierten Langzeitstudien, aus denen man genau die Wirkungen und die Risiken ablesen könnte. Da aber im Einzelfall durchaus eine Indikation für DHEA besteht, bleibt jetzt nur die Empfehlung, sich bei dem Wunsch einer Hormonergänzung an einen Spezialisten zu wenden |85|. Er wird dann prüfen, ob ein Hormonmangel vorhanden ist und die Risikovorsorgeuntersuchungen veranlassen, wenn er DHEA oder auch Testosteron verordnen will. Über die mögliche Steigerung der Libido unter DHEA gibt es widersprüchliche Ansichten.

Da es viele Hinweise gibt, dass DHEA sich positiv auf das Wohlbefinden, das Aktivierungspotential und die Depressivität bei Männern und Frauen auswirken kann, wäre es ein Gewinn für das Wissen um das gesunde Altern, wenn die Forschungen zu DHEA beschleunigt würden.

203 Selbsthilfe – Wie kann ich mich vor Dauerstress schützen?

Natürlich sind die Hormone nur ein Aspekt gesunden Alterns, aber ein durchaus wichtiger Ansatz.

Glück empfinden und das Genießen lernen

Glück hält in der Regel nicht lange an, die Menschen gewöhnen sich rasch an Schönes und Positives; aber sie verarbeiten auch Schicksalsschläge schnell, bis auf die Trauer über den Verlust eines nahen Menschen und die Ängste nach schweren Traumen.

Auf der Suche nach dem Glücklichsein – so Csikszentmihalyi in seinem Buch *Flow* |45| – sollen wir uns Herausforderungen immer ganz hingeben. Sie zu meistern bedeute Glück. Flow erlebt der Chirurg bei einer Operation, der Autor beim Füllen einer leeren Seite und der Gärtner beim Gestalten eines Beetes. Gleich, welche Aufgabe – sie darf uns nur nicht überfordern.

Für den Alltag gibt es gute Ratschläge zum Erleben des Glücks |110|. Leider wird aber allzu viel über die Erkenntnisse der Hirnforscher zum Glück geschrieben. Tatsächlich wissen wir noch zu wenig darüber. Wir kennen zwar einige Mechanismen zur Regulation der Sexualität beim Tier und wissen, dass die Botenstoffe Dopamin und Serotonin daran beteiligt sind |140|; diese Erkenntnisse sollten uns aber nicht zu der Annahme verleiten, damit gleich die Ursachen des Glücks zu kennen und Serotonin und Dopamin als Glückshormone zu bezeichnen.

Glücklich sein können ist, wie alle Persönlichkeitseigenschaften, zu einem Teil ererbt. Den anderen Teil können wir durch unser Verhalten beeinflussen, vor allem das Genießen. Dazu hat uns die Verhaltenstherapie im Sinne des positiven Denkens einige Anregungen gegeben. Glückliche Momente bewusst wahrzunehmen und zu genießen kann man trainieren.

Das ist ganz praktisch gemeint, denn es geht in unserem Zusammenhang nicht um die philosophische Bestimmung des Begriffs Glück. Wo sind Erholung und Genuss für den einzelnen am größten? Für den einen ist es das Erlebnis in der Natur; er freut sich auf die geruhsame Wanderung, die riskante Bergbesteigung, den Abenteuerurlaub im fernen Land oder die beschauliche Gartenarbeit. Für den anderen ist es der Sport. Wieder andere erleben Genuss nur durch die Kultur, sei es beim Lesen oder in der Musik, einem Theater- oder Kinobesuch oder in der Auseinandersetzung mit der bildenden Kunst. Viele reisen gerne oder malen oder musizieren. Aber es gibt noch so viele andere Freuden des Genießens!

Wie auch immer – um zu genießen, muss man sich freie Zeit verschaffen; das ist die Voraussetzung für Erholung. Hier sind einige Anregungen, wie man auch geringe Freizeit positiv erleben kann |nach 100|:

- Lernen Sie zunächst, rechtzeitig zu erkennen, wann Sie Erholung brauchen.
- Lassen Sie Ihre Erholung nicht in Freizeitstress oder «Gesundheitswahn» ausarten.
- Versuchen Sie, alte und zukünftige Belastungen in der Freizeit strikt abzuwehren; schalten Sie alle anderen Tätigkeiten ab (das Handy hat doch eine Mailbox), lassen Sie sich nicht ablenken und genießen Sie bewusst.
- Empfinden Sie das Nichtstun als Quelle der Regeneration, nicht als vergeudete Zeit.
- Sie müssen sich Ihren persönlichen Genuss – vom Saunabesuch über besondere Gaumenfreuden bis zur teuren Reise – auch gönnen.
- Nehmen Sie sich genug Zeit zum Genießen.
- Erleben Sie die Vorfreude auf etwas Schönes ganz bewusst; Sie erleben dann einen zweifachen Genuss; deshalb planen und gestalten Sie die schönen Dinge – aber geben Sie auch dem Zufall eine Chance.
- Der Kopfarbeiter braucht als Ausgleich körperliche oder handwerkliche Aktivität; wer aber schon im Beruf mit solcher Arbeit stark gefordert wird, sollte sich eher mit geistigen Dingen beschäftigen.
- Wer im Beruf eher gelangweilt ist, kann in der Freizeit Herausforderungen suchen; wer aber völlig erschöpft in den Urlaub geht, sollte sich seelisch und körperlich in erster Linie entspannen.
- Genießen Sie ausgesuchte Dinge, das aber mit hoher Intensität; wenn zu viel auf Sie einstürmt, kann es sogar besser sein, auf eine Freude zu verzichten. Eine Balance zwischen Verzicht und Genuss zu finden ist eine hohe Lebenskunst.

- Freuen Sie sich über die kleinen Dinge des Alltags; so trivial das klingen mag: Ein blühender Kirschbaum, der Duft eines frisch gebackenen Kuchens, ein schönes Musikstück im Radio – das alles bringt Glücksmomente, die Sie sich noch nach Tagen zurückrufen können.

12. Kapitel | Hilfe von außen

Menschen im Dauerstress erkennen ihre Belastungen meistens selber, manchmal auch erst dank der Hinweise von Familie, Freunden oder Kollegen. Der Weg durch dieses Buch hat dem Leser von der Diagnose bis zur Therapie die Strategien gegen den Dauerstress, die jeder von uns selbst anwenden kann, deutlich gemacht. Sollten aber schon Folgekrankheiten aufgetreten sein (> Kapitel 8), ist Hilfe von außen nötig. Das gilt vor allem dann, wenn sich schon eine Depression, möglicherweise eine StressDepression, bemerkbar macht. Der depressive Patient kann nämlich, besonders zu Beginn der Erkrankung, meistens nicht erkennen, ob er depressiv ist. Er will, wenn die Krankheit nicht allzu schwer ist, nicht wahrhaben, dass er depressiv ist; er merkt zwar, dass etwas nicht in Ordnung ist, aber er vergräbt sich immer weiter nach innen, statt von außen Hilfe zu holen. Manchmal fehlt auch die Kraft dazu. Wenn man ihn auf sein verändertes Verhalten anspricht, gibt es immer Gründe, warum es ihm gerade heute nicht gut geht; mal ist es die viele Arbeit, mal die lauten Kinder, mal die Frühjahrsmüdigkeit. Er mag nicht zulassen, dass diese Traurigkeit eine Krankheit ist. Deswegen ist es so wichtig, dass die Familie oder die Freunde dies wissen und dass sie die Symptome (> Checkliste 4, S. 28) kennen. Der depressive Patient findet den Weg zum Arzt erst, wenn dieser Zustand lange anhält oder sich verschlechtert. Später kann er dann nachempfinden, dass die Schlafstörung oder die Unruhe von damals schon ein Zeichen der Krankheit war.

Manchmal sind bereits in der Vorphase des Dauerstress oder in der beginnenden depressiven Phase die vorhandenen Ressourcen ausgeschöpft worden. Diese Menschen haben sich zum Beispiel an Freunde gewandt, die ihnen aber auch nicht weiterhelfen konnten, oder sie hofften, nach einem Urlaub wieder fit zu sein, kamen aber trauriger als vorher zurück, weil sie noch mehr Zeit zum Grübeln hatten und der Kontrast zwischen dem eigenen Verhalten und dem der glücklichen Urlauber ihnen wehtat. Sie haben – ähnlich wie im Depressionsmodell der erlernten Hilflosigkeit (> Kapitel 8) – feststellen müssen, dass ihr eigener Kampf gegen die Depression nichts ausrichten konnte, und sind – so wie die erschöpften Tiere unter künstlichem Stress – noch mehr in die Verzweiflung hineingeraten. Der depressiv Kranke braucht also Hilfe von außen, alleine kommt er da nicht heraus.

Natürlich haben auch die Elemente der Selbsthilfe (> Kapitel 11) mit dem Ansatz der Entspannung, des positiven Denkens oder der gedanklichen Umstrukturierung von negativen, depressiven Gedanken eine große Bedeutung in der Psychotherapie depressiver Patienten, aber sie können nur in kleinen Schritten und am Anfang nur unter fachkundiger Anleitung erlernt werden.

Es gibt heute viele Möglichkeiten, durch psychotherapeutisch geschulte Psychologen und Ärzte Hilfe zu bekommen. Viele niedergelassene Ärzte haben eine psychotherapeutische Zusatzausbildung. Beim Psychiater gehört sie zur Grundausbildung. Entschließt man sich zu einer Psychotherapie, sollte man sich aber vorher genau im Klaren sein, welche Art der Therapie einem angeboten wird. Sind schon körperliche Beschwerden oder Krankheiten aufgetreten, ist immer der Rat eines Arztes (natürlich besonders eines Psychiaters mit seiner ärztlichen Ausbildung) einzuholen. Das Gleiche gilt, wenn Medikamente verschrieben werden müssen, was bei einer Depression meistens der Fall ist. Manche Psychologen sind auch für den Bereich Stressmanagement speziell ausgebildet.

Psychotherapie: die kognitive Verhaltenstherapie

Es gibt eine große Zahl von psychotherapeutischen Angeboten |21|. In der praktischen Therapie gewinnen aber zwei Methoden immer mehr an Bedeutung: die Verhaltenstherapie, die auf dem Prinzip des Umlernens oder Modifizierens von unerwünschtem oder krankem Verhalten beruht, und die kognitive Therapie, die den Schwerpunkt auf gedankliche Veränderung und Umbewertung von negativem Denken setzt. Man verbindet heute in der täglichen Psychotherapie gerne die beiden Elemente miteinander und spricht deshalb auch von kognitiver Verhaltenstherapie. Sie ist übersichtlich, für jedermann leicht nachzuvollziehen und kann ganz pragmatisch angewandt werden. Gerade bei Dauerstress, Angststörungen und Depressionen hat sich die kognitive

Verhaltenstherapie in der Praxis gut bewährt. Und sie hat einen weiteren Vorteil: Ihre Wirksamkeit ist zweifelsfrei bei diesen und vielen anderen Indikationen in großen Studien nachgewiesen worden.

Das gilt für andere Psychotherapien nicht, wie zum Beispiel für die tiefenpsychologisch fundierte Psychotherapie, die sich aus der Freudschen Lehre der Psychoanalyse ableitet (> Kapitel 5, S. 65). Für sie gibt es nur vereinzelte Nachweisstudien, genauso so wie für die Gesprächspsychotherapie und die Paar- und Familientherapie.

Ich habe oben beschrieben, wie man durch eine neue positive kognitive Einstellung Stress bewältigen kann (> Kapitel 10, S. 160). Dahinter steht die Theorie, dass unsere Gedanken und Gefühle zu einem wichtigen Teil das Ergebnis von Lernprozessen sind. Bei der Angst oder der Depression können sie fehlgeleitet sein, und es ist das Ziel der kognitiven Therapie, solch «falsches» Denken wieder richtig zu polen und in der Folge das Verhalten neu zu orientieren.

Reine Verhaltenstherapie wurde bei Gudrun W (> Kapitel 5, S. 66) angewandt. Sie hatte eine Spinnenphobie und wurde mit der Variante der Konfrontationstherapie erfolgreich behandelt. Sie lernte, ihre Reaktion zu ändern, und konnte so den Kreis aus Angst, Flucht und Vermeidung durchbrechen. Praktische Übungen mit dem Therapeuten halfen ihr, die Angst zu bewältigen. Sie lernte auch, später im Alltag mit solchen Ängsten umzugehen.

Bei Panikstörungen (> Kapitel 5) hat sich die kognitive Therapie gut bewährt. Der Patient wird genau über die Angstentstehung aufgeklärt und lernt, eine Reaktion des Körpers, etwa einen Herzschmerz, nicht mehr als bedrohliches Ereignis – nämlich einen Herzinfarkt – zu interpretieren, sondern als Überreaktion des Körpers. Zusammen mit dem Therapeuten werden Strategien zur gedanklichen Umstrukturierung und Neubewertung der Symptome erarbeitet. Zusätzlich werden Entspannungsübungen zur Verminderung des Erregungsniveaus eingesetzt. Es werden mit dem Patienten Lösungsansätze entwickelt, die viel Ähnlichkeit mit den Bewältigungsstrategien beim Dauerstress haben (> Kapitel 10).

Kommen wir schließlich zur kognitiven Verhaltenstherapie bei Depressiven. Für sie ist ein spezifischer Ansatz erarbeitet worden, um die negative Selbsteinschätzung und das eingeengte depressive Verhalten positiv zu verändern |82|. Bei Depressiven ist der Zugang zu positiven Ressourcen verschüttet; die Schuld für ihre Probleme, Missgeschicke und Beschwerden suchen sie nur bei sich selbst. Es ist ein wichtiges Ziel im Rahmen der kognitiven Therapie, den Depressiven das negative Denken über sich selbst, über das Umfeld, in dem sie leben, und über die Zukunft, die sie erwartet, bewusst zu machen. Der verengte Ausschnitt, in dem sie jetzt leben, soll erweitert und die Negativspirale gestoppt werden. Das geschieht über einen sog. sokratischen Dialog, in dem mit dem Patienten gemeinsam konstruktive Gedankengänge auf realem Boden entwickelt werden. Der Depressive soll erkennen, wie negativ er die Welt wahrnimmt und wie irrational seine Vorstellungen sind, wenn er das Scheitern nur sich selbst anlastet und sein skeptisches Gedankengut immer gleich verallgemeinert. Die dunkle Brille soll durch eine helle ersetzt werden. Der Therapeut öffnet einen realistischen Blick, stellt die negativen Gedanken in Frage und ermöglicht rationale Alternativgedanken.

Karin P ist jetzt etwas über vierzig Jahre alt. Sie hatte sich mit ihrem gleichaltrigen Mann zehn Jahre lang bemüht, eine große Krankengymnastikpraxis mit mehreren Angestellten aufzubauen. Beide haben sehr hart gearbeitet, um erfolgreich zu sein; deswegen hatten sie auch auf Kinder verzichtet. Die Arbeit in der Praxis wurde aufgeteilt: sie machte die körpernahen Übungen, während er das Sporttraining und die Übungen an den Geräten betreute; ihm lag der enge Kontakt mit den Menschen nicht so sehr.

Jetzt kam sie nach einem Selbstmordversuch mit Beruhigungsmitteln zu mir; sie war schwer depressiv. Sie sah vorzeitig gealtert aus und war völlig abgemagert. Karin P musste zunächst für einige Tage im Krankenhaus versorgt werden.

Zu Beginn unseres Gesprächs schälte sich schnell die Ursache heraus. Sie war überarbeitet, aber im Mittelpunkt stand ihr Eheproblem, und sie litt jetzt an einer StressDepression.

Sie war zwölf Jahre verheiratet, aber seit zwei Jahren zog sich ihr Mann mehr und mehr aus der Beziehung zurück. Er hatte vor einigen Jahren einen Urlaub mit Extremsport – ein Fahrradrennen durch die Berge von Zypern – gemacht und war seitdem nicht mehr wiederzuerkennen. Die Arbeit in der Praxis interessiert ihn kaum noch, das Wichtigste für ihn war die Teilnahme an einem Triathlon-Wettbewerb im nächsten Jahr. Die Tatsache, dass er für eine derartige körperliche Belastung schon relativ alt war, schob er beiseite; er müsse eben deswegen noch mehr trainieren. Gemeinsame Urlaube gab es nun nicht mehr.

Ich erfuhr, dass die emotionale Brücke zwischen beiden schon seit einigen Jahren bröckelte, eine Gemeinsamkeit nach der anderen fiel weg, selbst das letzte Hobby zu zweit, das Wandern. Bis vor zwei Jahren hatte für Karin P wenigstens noch der regelmäßige sexuelle Kontakt Nähe bedeutet, aber auch der war nun abgebrochen. Leider war sie auch nicht in der Lage, der Bindung selbst eine neue Richtung zu geben. Im Gegenteil: Sie konnte seine Zufriedenheit nicht mehr ertragen, während sie gereizter und nervöser wurde. Die viele Arbeit in der Praxis, die sich für sie jetzt noch mehrte, weil ihr Mann nicht mehr so intensiv mithalf, überschattete alles.

Den Grund für sein sexuelles Desinteresse mochte man ihm nur schwer abnehmen: Beim Training für den Extremsport schütte er so viele Endorphine aus, dass er völlig glücklich sei und Sexualität nicht mehr brauche; er sei im «Dauer-Flow» (> Kapitel 11, S. 203). Aber sie konnte ihm auch nicht nachweisen, dass er eine Freundin hatte.

Später war Karin P in der Lage, mir mehr über den Charakter ihres Mannes zu erzählen. «Er gehörte wohl nicht erst in den letzten Jahren zu jenem Menschenschlag, der seine Gefühle nicht nur verbirgt, sondern sie auch wirklich nicht hat. Diese Männer sehen nur ihr Ego und können sich nur in der Sexualität entfalten. Nun ist selbst das vorbei», sagte sie. «Früher haben wir häufig miteinander geschlafen, und ich war ihm fast hörig und wie geblendet. Aber schon wenige Minuten danach war immer alles wie abgebrochen, ich kannte ihn dann gar nicht mehr wieder, er zog sich sofort zurück, und Zärtlichkeiten gab es nicht mehr. Zu Beginn unserer Bekanntschaft reizte mich dieses Verhalten sogar, aber das legte sich mit der Zeit. Beim Rückblick wird mir jetzt klar, wie gestört er schon immer war. Beim Essen, ja selbst zusammen mit Gästen, konnte er sich nie aktiv an einem Gespräch beteiligen, er schwieg einfach. Selbst auf unseren Wanderungen blieb er stumm. In der Praxis arbeiteten wir wie Roboter nebeneinander her. Sein liebstes Hobby war das Joggen, allein und stundenlang. Er ist ein Mensch, der wohl wirklich nur seine Endorphine braucht, früher durch Sex und heute durch den Extremsport.» Und mit einem tiefen Seufzer schloss sie das Gespräch: «Ich wurde immer verzweifelter und wollte wirklich nicht mehr leben.»

Wie sah die kognitive Verhaltenstherapie in diesem Fall aus?

Alle Prinzipien der Stressbewältigung und der Selbsthilfe kamen in der Arbeit mit dem Therapeuten zum Tragen, sie wurden jetzt aber in einen Behandlungsplan eingebaut und in Einzelschritte untergliedert |82|.

Zu Beginn brauchte Karin P intensive Unterstützung, um aus der akuten Krise herauszukommen. Medikamente halfen ihr dabei. Es waren zunächst engmaschige Gespräche zweimal in der Woche nötig, um zu entscheiden, wie lange sie jetzt noch bei ihrer Freundin wohnen sollte und wie sie ihr soziales Umfeld wieder aktivieren konnte. Ihr Mann führte die Praxis zunächst allein. Katrin P war für einige Wochen nicht arbeitsfähig. Immer wieder musste ich beruhigend auf sie einwirken, denn für sie gab es nur eine Lösung: Die Ehe sollte getrennt werden, und auch in der Praxis war an ein Zusammenarbeiten nicht mehr zu denken. Was sie dann machen sollte, war ihr völlig unklar. In einem Tagesprotokoll wurden ihre Aktivitäten genau festgehalten. Entspannungsübungen, die sie ja in ihrem Beruf gut beherrschte, nahmen darin einen wichtigen Platz ein. Sie hatte aber in den Jahren des Ärgers vergessen, diese bei sich selbst anzuwenden.

In den ersten Einzeltherapiestunden ging es zunächst um die Problemanalyse. Im Vordergrund stand die Struktur der Beziehung zu ihrem Mann. Sie machte sich jetzt klar, wie negativ ihre gesamte Selbsteinschätzung eigentlich war. Jahrelang lebten sie nebeneinander her, und fast nur negative Rückmeldungen prägten den Alltag mit ihrem Mann. Anerkennung gab es nicht, auch kaum aus dem Umfeld, denn er brach immer mehr die sozialen Kontakte ab.

Ich erklärte Karin P das Modell der kognitiven Verhaltenstherapie, und sie verstand schnell, wie sie über die letzten Jahre durch Arbeitsüberlastung und fehlenden Ausgleich im privaten Bereich in den Dauerstress hineingeraten war und schließlich aus dem Strudel nicht mehr herauskam. Einen emotionalen Ausgleich gab es von keiner Seite mehr, jetzt nicht einmal mehr über die Sexualität. Allein die berufliche Leistung und der Kontakt zu ihren Patienten boten über die Jahre zu wenig Bestätigung. All dem wollte sie mit Selbstmord ein Ende setzen, das war für sie der einzige Ausweg.

In den nächsten Sitzungen, die nun in wöchentlichem Abstand stattfanden, musste der Alltag strukturiert werden. Ein Wochenplan wurde erstellt. Ab der sechsten Woche, nachdem die Depression sich schon deutlich gebessert hatte, wollte sie wieder arbeiten. Sie hatte sich mit ihrem Mann ge-einigt, dass sie vorübergehend vormittags und er nachmittags die Stellung hielt. Ein gemeinsames Arbeiten lehnte sie ab. Das hatte aber auch die Konsequenz, dass sie weniger Patienten annehmen konnten und weniger verdienten.

Im kognitiven Programm ging es dann darum, die negativen Gedanken zu identifizieren. Ganz genau wurde in Spalten auf einem Blatt Papier festgehalten, in welchen Situationen bei ihr solche typischen Gedanken auftraten und welche Gefühle dabei ausgelöst wurden. «Ich mache immer alles falsch» war mehrfach von ihr zu hören und spiegelte ihre negative Selbsteinschätzung wider. Meine Aufgabe als Therapeut lag nun darin, mit Karin P gemeinsam diese Aussage auf ihren Realitätsgehalt hin zu überprüfen. «Machen Sie wirklich alles falsch? Nennen Sie mir das letzte Beispiel», und: «Würde das Ihre Freundin auch so sehen?» Karin P merkte nun, dass ihre Aussage nicht mehr haltbar war. Eine Situation nach der anderen wurde überprüft, und es konnte so ein langsamer Prozess der Umbewertung der Gedanken und der Gefühle stattfinden. In dieser Phase wurde auch der Gedankenstopp (> Kapitel 11, Was mache ich in einer akuten Krise?) bei pessimistischen Vorstellungen eingeübt.

Ein anderes Thema für Karin P war die weitere Analyse ihrer sozialen Kompetenz im Alltag. Im Rollenspiel wurde ein Verhalten geprobt, wie man bestehende soziale Schranken besser auflösen und die Beziehung zu Freunden intensivieren kann.

Leider weigerte sich Karin P immer noch, ein gemeinsames Partnergespräch zuzulassen. Aber immerhin erlaubte ihre hartnäckige Weigerung den Schluss, dass sie sich innerlich auf eine Trennung vorbereitete. So kristallisierte sich bei ihr langsam die Überzeugung heraus, dass sie sich aus der Praxis zurückziehen wollte, um lieber als Angestellte, möglichst in einer anderen Stadt, zu arbeiten. Ich bin bei der Umsetzung solcher lebenswichtigen Entscheidungen noch während der Depression sehr zurückhaltend, denn oft ändert sich die Perspektive, wenn die Depression vorüber ist. Bei Katrin P aber festigte sich der Entschluss zur Trennung auch unabhängig von der Depression. Jetzt musste die Konsequenz gezogen werden, denn das Leben nebeneinander zermürbte sie; sie fühlte sich gedemütigt.

Es waren bittere Entscheidungen; sie trugen aber zur Stabilisierung ihres Zustandes bei. Die Depression hatte sich schließlich ganz aufgelöst.

In der Regel wird eine solche Therapie über 30 Stunden durchgeführt, und es ist wertvoll, wenn über einen Zeitraum von bis zu zwei Jahren (oder länger) der Kontakt zum Therapeuten für ein eventuelles Krisenmanagement oder auch nur für die Auffrischung des Geübten gehalten wird.

Eine besondere Form der Psychotherapie, die interpersonelle Psychotherapie, ist speziell für die Depression entwickelt worden. Sie eignet sich gerade dann besonders gut, wenn schwere Schicksalsschläge (> Kapitel 4) zu einer StressDepression geführt haben. Denn die psychische Störung wird als Folge eines misslungenen Anpassungsprozesses an solche *life-events* gesehen. Es werden zwischen Therapeut und Patient Strategien zur Bewältigung der interpersonellen Probleme entwickelt. Viele Studien haben die Effektivität dieser Psychotherapie gezeigt |21|. Sie hat aber gegenüber der kognitiven Psychotherapie zwei Nachteile: Bei schweren Depressionen ist sie nicht genügend wirksam und muss in jedem Fall mit Antidepressiva kombiniert werden; außerdem gibt es in Deutschland nicht viele Zentren, an denen diese Therapie beherrscht wird.

Therapie mit Medikamenten

Es kommt selten vor, dass ein Patient von mir nur ein Antidepressivum gegen seine Depression verlangt, auch wenn eine Psychotherapie indiziert ist, und zwar mit der Begründung, dass die Depression eine biologische Erkrankung sei, die man dann auch «chemisch» behandeln müsse. Meistens ist es umgekehrt: das Für und Wider der Einnahme der Tabletten wird genau abgewogen, Risiken der Nebenwirkungen werden den Vorteilen der Wirkungen gegenübergestellt, und die Möglichkeit einer Kombination von Psychotherapie und Pharmakotherapie wird ausführlich diskutiert.

Die Nebenwirkungen der neuen Antidepressiva sind gering, meistens verschwinden sie nach den ersten Wochen der Einnahme. Auch wenn man sie über eine lange Zeit einnimmt, wird der Alltag davon nicht beeinträchtigt, und diese Medikamente machen nicht süchtig |17, 18|. Viele Patienten haben zu Beginn der Einnahme Vorbehalte gegen Antidepressiva, dann ändert sich aber die Meinung nach einigen Tagen der Therapie oft schnell. Dies konnte auch in einer Meinungsumfrage, die unsere Arbeitsgruppe mit Allensbach durchführte, bestätigt werden |19|.

Die Wirksamkeit von Antidepressiva ist sicher nachgewiesen, dennoch bleiben Wünsche offen. Denn 30 Prozent der Patienten haben nach zwei Jahren immer noch Restsymptome der Depression, und gerade diese Patienten erleiden zu 80 Prozent einen Rückfall |18, 78|. Die verbleibende depressive Symptomatik wird selbst zum Stressor und kann neue depressive Phasen auslösen. Wir müssen deshalb als Ärzte alles tun, damit die Depression voll ausheilt. Leider kann man nicht im Voraus sagen, welches Antidepressivum bei wem gut anspricht, das muss immer wieder individuell ausgetestet werden. Auf jeden Fall sollte nach zwei Wochen Einnahme zumindest eine leichte Besserung von 20 Prozent eingetreten sein, sonst sollte man das Präparat wechseln; es ist verlorene Zeit, wenn man das Präparat dann länger gibt |198|. Dieser Befund meiner psychopharmakologischen Arbeitsgruppe ist noch zu wenig bekannt. Wir empfehlen auch dringend, die Antidepressiva, wenn sie gut angesprochen haben, nicht gleich wieder abzusetzen, sondern mindestens sechs Monate weiter zu nehmen, damit es nicht zu einem Rückfall kommt (so genannte Erhaltungstherapie).

In die Therapie der Depression muss sich auch der Allgemeinarzt einschalten; die Psychiater hätten bei der Häufigkeit der Krankheit gar nicht die Kapazität, allen Depressiven zu helfen. Aber wenn die Therapie beim Hausarzt nicht angeschlagen hat, sollte der zweite Versuch in die Hände eines Spezialisten gelegt werden. Ich empfehle auch, die Therapie der bipolaren Störung (> Kapitel 6) dem Psychiater zu überlassen, denn gerade die Vorbeugung von depressiven oder manischen Phasen mit den entsprechenden Mitteln (Phasenprophylaktika) ist kompliziert und bedarf großer Erfahrung.

Schon bei der Therapie von Grace S (> Kapitel 6, S. 82) wurde auf die Notwendigkeit einer Langzeittherapie (d.h. über die Zeit der Erhaltungstherapie von sechs Monaten hinaus) mit Antidepressiva bei ihrer wiederkehrenden Depression hingewiesen. Sie hatte frühzeitig zugestimmt und war später frei von depressiven Episoden. Je häufiger depressive Phasen auftreten und je schwerer sie sind, desto zwingender ist eine Langzeittherapie. Wenn die Phasen mit Selbstmordabsichten gekoppelt sind, darf eine solche Therapie gar nicht mehr in Frage gestellt werden.

Patienten mit einer bipolaren Störung verordne ich häufig ein Lithi-umpräparat zum Schutz vor neuen Phasen. Einer meiner Patienten hatte sich auch endlich entschlossen, dieses zu nehmen. Nach zwei Jahren be-sprachen wir das Resultat. Insgesamt stand er zu der Langzeittherapie, bedauerte aber, dass mit der Therapie auch die leichten manischen Intervalle verschwunden waren. Gerade in diesen Phasen war er äußerst kreativ gewesen; das, was er sich sonst in Wochen mühsam erarbeitete, war ihm dann in nur wenigen schlaflosen Nächten gelungen. Dafür musste er aber auch monatelang die Depression hinnehmen und untätig in ihr verharren. Gerade die Langzeittherapie muss sehr sorgfältig zwi-schen dem Psychiater und dem Patienten abgestimmt werden; es ist im-mer eine sehr persönliche Entscheidung.

Wann eine Psychotherapie und wann eine Therapie mit Medikamen-ten sowohl zur Behandlung als auch zur Verhütung einer neuen depres-siven Phase erfolgen soll, wird in den letzten Jahren in unserem Fach sehr intensiv diskutiert. Auf der Basis mehrerer großer Studien – eine davon erschien kürzlich in den *Archives of General Psychiatry* |49, 88| – möchte ich folgendes Vorgehen bei der wiederkehrenden Depression (nicht bei der bipolaren Störung) empfehlen |18|:

▪ Bei der akuten leichten Depression gibt es zur Behandlung zwei Optionen: Antidepressiva und die kognitive Verhaltenstherapie (alternativ die interpersonelle Verhaltenstherapie); die Psychothe-rapie ist dann indiziert, wenn der Patient prinzipiell Medikamente ablehnt. Beide Verfahren wirken gleich gut.

▪ Bei einer akuten mittelschweren und schweren Depression sollte einem Antidepressivum der Vorzug gegeben werden. Es wurde zwar gezeigt, dass auch bei dieser Gruppe die kognitive Verhal-tenstherapie fast so gut wirkt wie die Medikation, aber die Betrof-fenen sind zu Beginn einer schweren Erkrankung oft gar nicht in der Lage, aktiv an dem Prozess einer Psychotherapie teilzuneh-men. Die kognitive Verhaltenstherapie hat den weiteren Nachteil, dass gute Ergebnisse nur dann erzielt werden, wenn sich ein sehr erfahrener Therapeut der Behandlung annimmt |88|, und sie ist auch zeitaufwändiger. Schließlich stehen Verhaltenstherapeuten bei akutem Beginn der Erkrankung selten sofort zur Verfügung, lange Wartezeiten sind leider üblich.

Wenn allerdings deutlich wird, dass schlimme Kindheitstraumen wie sexueller Missbrauch oder der Verlust der Mutter eine wichtige Rolle in der Genese der jetzigen Erkrankung spielen, sollte eine Psychotherapie favorisiert werden.

■ Zur Verhütung von Rückfällen – das gilt für alle Schweregrade – wirken Antidepressiva und die kognitive Verhaltenstherapie gleich gut. Wenn unter Antidepressiva keine Nebenwirkungen auftreten, kann ein Medikament ohne Probleme über viele Jahre weiter eingenommen werden. Der Nachteil der Pharmakotherapie besteht darin, dass nach Absetzen der Medikamente der vorbeugende Effekt wieder nachlässt. Der Vorteil der Psychotherapie liegt in ihrer überdauernden Wirkung: Der Patient hat ja gelernt, wie er mit den frühen Symptomen einer Depression umgehen soll, er kann die ersten Beschwerden schnell richtig einordnen und kognitiv gegensteuern. Man weiß aber noch nicht, wie lange dieser positive Effekt anhält.

Es spricht zur Zeit alles dafür, zur Rückfallverhütung beide Verfahren zu kombinieren. Dies gilt besonders dann, wenn die Depression schwer und auch mit Selbstmordgedanken verbunden war. Es ist allerdings bisher nicht gezeigt worden, dass die Kombination einer Monotherapie überlegen ist.

Begleittherapien

Neben der Psychotherapie und der Therapie mit Medikamenten gibt es noch eine Reihe anderer Behandlungsmethoden, die aber nicht alleine, sondern oft begleitend angewandt werden können. Auf einige Möglichkeiten habe ich schon hingewiesen, wie zum Beispiel auf die Entspannungsübungen als wichtiges Element der Psychotherapie oder die Bewegungstherapie zur notwendigen Aktivierung der depressiven Patienten durch körperliche Betätigung (> Kapitel 11).

Häufig werden auch Antidepressiva mit anderen Medikamenten gemeinsam gegeben, wenn noch Restsymptome vorhanden sind (so genannte Augmentationstherapie) |18|. Man kann etwa die Antidepressiva mit Schilddrüsenhormonen oder mit Lithiumpräparaten kombinieren. Auch wird oft die Wirkung zweier Antidepressiva genutzt.

Auf zwei Begleittherapien möchte ich etwas ausführlicher eingehen, weil sie vom Patienten auch allein zu Hause, natürlich in Absprache mit seinem Arzt, angewandt werden können: den Schlafentzug und die Lichttherapie.

▪ Über die Entdeckung der Schlafentzugstherapie habe ich schon in > Kapitel 6 (S. 85) berichtet. Bei 60 Prozent der depressiven Patienten spricht die Therapie an. Man hat beobachtet, dass die Stimmungsaufhellung in der zweiten Nachthälfte erfolgt; deswegen beginnt man heute mit der Therapie um 1.30 Uhr nachts. Der Patient darf dann bis zum Morgen nicht einschlafen, nicht einmal einnicken; auch am folgenden Tag muss er wach bleiben. Leider verschwindet der positive Effekt bei drei von vier Patienten wieder in der ersten Erholungsnacht. Deswegen wiederholt man den Schlafentzug gerne in einer Dreier-Serie pro Woche. Die Basistherapie wird beim Schlafentzug beibehalten. Wenn nach dem dritten Versuch kein Erfolg sichtbar ist, sollte man keinen weiteren Schlafentzug mehr ausprobieren. Man forscht noch intensiv daran, warum Schlafentzug diese antidepressive Wirkung hat; sicher ist man sich bisher nur, dass die Störung der inneren Uhr dabei eine entscheidende Rolle spielt.

▪ Das ist auch so bei der Lichttherapie. Wiederum wird – jetzt durch eine intensive Lichtbestrahlung – der Tag-Nacht-Rhythmus beim depressiven Patienten neu eingestellt. Wir können uns in die Wirkungsweise einer solchen Therapie gut einfühlen, denn jeder kennt das Unbehagen und den Trübsinn, der uns beschleicht, wenn wir in den kurzen Novembertagen das Sonnenlicht durch den Nebel kaum mehr wahrnehmen. Besonders gut wirkt die Lichttherapie bei der saisonalen Depression (> Kapitel 6, S. 88). Aber ich wende sie mit Erfolg auch bei der StressDepression an. Die Lichtboxen erhält man in Fachgeschäften zusammen mit den notwendigen Expositionsdaten. Das Licht schaltet man am besten morgens zwischen 6 und 8 Uhr ein, vier Wochen lang, manchmal reicht schon eine Woche.

Bei beiden Begleittherapien liegt es auf der Hand, darüber zu spekulieren, ob die Wirkung nicht durch einen Scheineffekt hervorgerufen wird (siehe unten). Aber man hat sich besondere Versuchsanordnungen aus-

gedacht, um die «wahre» Wirkung zu messen. Sie ist bei der Schlafent-
zugtherapie sicher vorhanden, und auch bei der Lichttherapie ist man
sich heute sicher, dass das Morgenlicht zumindest eine jahreszeitlich be-
dingte Depression lindern kann.

Alternative Therapien

Eine immer wieder gestellte Frage lautet: Haben neben den beiden
Basistherapien – der Psychotherapie und der Pharmakotherapie – auch
Alternativtherapien eine Berechtigung bei der Behandlung der StressDepression? Bei dem einen hat ein neues «biologisches Medikament» gewirkt, bei dem anderen eine «neue Psychotherapie», bei dem dritten hat
die Akupunktur endlich den Durchbruch gebracht, oder der Heiler hat
Wunder bewirkt.

Der Auseinandersetzung mit der Wirksamkeit auch dieser Therapien möchte ich eine theoretische Bemerkung voranstellen. Sowohl der
Patient als auch der Therapeut unterliegen bei der Beurteilung aller
Behandlungseffekte sehr häufig einer Selbsttäuschung. Die Überzeugung, dass eine Behandlung wirkt, nennt man Placebo-Effekt. Um dieses Phänomen bei der Behandlung mit einer neuen Therapie auszu-
schalten, um also zu prüfen, ob sie tatsächlich wirkt, vergleicht man
zum Beispiel in Medikamentenstudien das neue Präparat mit einem
Medikament ohne Wirkstoff, einem Placebo. In beiden Gruppen
kommt dann die gleiche Kraft der Überzeugung zum Tragen, und nur
die «wahre» Wirkung des neuen Medikamentes wird von den For-
schern gemessen.

Ein anderer Grund für die häufige Selbsttäuschung bezüglich der
Wirksamkeit einer Therapie ist die «Regression zur Mitte». Man weiß
aus der Statistik, dass von der Norm abweichende Phänomene, so auch
ein krankhafter seelischer Zustand, im Mittel wieder in den Normalzustand zurückfallen (regredieren). Bei welchen Menschen und wann das
eintritt, kann man nicht genau voraussagen, da es nur eine statistische
Beobachtung ist. Aber man muss davon ausgehen, dass die therapeuti-
schen Schritte, die in der Zwischenzeit unternommen werden, zum Beispiel der Gang zu einem Heiler, aber auch zum Facharzt, statistisch eher
zu einer Besserung als zu einer Verschlechterung beitragen. Das Interessante ist nun, dass wir alles, was zur Besserung beigetragen hat, nicht

dieser natürlichen Rückkehr in den Normalzustand zuschreiben, sondern der Aktion, die wir zwischenzeitlich unternommen haben, also der
Hilfe des Facharztes oder eben auch des Heilers. Wir sollten also nicht
aus dem Erfolg im Einzelfall auf eine generelle Wirksamkeit schließen.
Die naturwissenschaftlich geprägte Medizin und die Psychologie versuchen, diese beiden Phänomene soweit wie möglich aus den Studien zur
Wirksamkeit neuer Therapien fernzuhalten.

Ich möchte ein Beispiel nennen, aus dem die Bedeutung sowohl der
Placebowirkung als auch der Hinwendung zum Patienten sehr gut er-
sichtlich wird.

In meiner Klinik wurde die Wirksamkeit der Akupunktur bei Depres-
sionen untersucht |16|. 70 Patienten, die alle ein Antidepressivum er-
hielten, wurden in drei Gruppen aufgeteilt: Die erste Gruppe erhielt nur
das Medikament, die zweite und dritte Gruppe erhielten zusätzlich eine
Ganzkörperakupunktur über vier Wochen. Die Akupunkteure waren in
traditioneller chinesischer Akupunktur erfahren. In der zweiten Gruppe
wurden die Akupunkturpunkte spezifisch bestimmt, an 18 verschiedenen Punkten wurde genadelt. In der dritten Gruppe, der Placebogruppe,
wurde an ähnlichen, aber unspezifischen Orten die Nadel oberflächlich
eingestochen. Die Patienten der beiden Gruppen mit Akupunktur fühlten sich nach Beendigung der Studie deutlich besser als die erste
Gruppe, die nur das Antidepressivum erhalten hatte. Zwischen den beiden Akupunkturgruppen gab es allerdings keinen Unterschied. Diese
Ergebnisse stimmen mit denen anderer Studien mit Akupunktur nach
einem ähnlichen Behandlungsplan, aber bei verschiedensten Indikationen, überein.

Wie ist das Ergebnis zu interpretieren? Die Nadelung selbst hat einen
großen Effekt, nicht aber die spezifische Akupunktur. In der besonderen
Beschäftigung mit dem Patienten liegt offensichtlich eine Wirkungs-
komponente. Es wird spannend sein zu erfahren, welche Ergebnisse
weitere Depressionsstudien mit Akupunktur bringen werden.

Auch wenn die spezifische Wirkung der Akupunktur in diesen Studien nicht bewiesen werden konnte, lohnt es sich immer, auf die Heil-
methoden anderer Kulturen zu sehen. Unsere Wissenschaft und unsere
Schulmedizin sind nur einer von mehreren Wegen.

Unabhängig von den alternativen Methoden ist die therapeutische Beziehung zwischen Patient und Arzt oder Psychologe bei der Depression nicht hoch genug einzuschätzen. Das einfühlsame Gespräch, die Empathie und die Fürsorge sind der Grundstein für einen Erfolg. Der depressive Mensch braucht einen Partner, mit dem er über seine Ängste und Sorgen reden kann. Erst wenn der Patient Vertrauen zum Therapeuten gefasst hat, gewinnt auch die weitere Behandlung an Bedeutung. Die Analyse der Stressfaktoren beim Entstehungsprozess der Depression bietet eine weitere gute Möglichkeit, sich in die Probleme des Patienten tiefer hineinzuversetzen und ihm Hoffnung zu geben.

Anhang

Literaturhinweise

1 Agelink, M.W. et al., Relationship between major depression and heart rate variability: clinical consequences and implications for antidepressive treatment, Psychiatry Res., 113, 139, 2002

2 Allensbach Archiv, Nr. 7020, 2002

3 Amelang et al. 1989, aus Asendorpf 2004

4 Anderson, K.M. et al., The prevalence of comorbid depression in adults with diabetes: A meta-analysis. Diabetes Care, 24, 1069, 2001

5 Antonovsky, A. et al., Twenty-five years later. A limited study of the sequelae of the concentration camp experience, Social Psychiatry, 6, 186, 1971

6 Antonovsky, A., Unravelling the mystery of health. How people manage stress, Josey-Bass, 1988

7 Asendorpf, J.B., Psychologie der Persönlichkeit, Springer, 2004

8 Auhagen, E., Das Positive mehren. Herausforderung für die Positive Psychologie, in: Auhagen, Positive Psychologie, Beltz, 2004

9 Baeriswyl, B., Das Hexeneinmaleins des Zeitmanagements und die Angst, etwas zu verpassen, in: Kemper, P./Sonnenschein, U., Globalisierung im Alltag, Suhrkamp, 63, 26, 2002

10 Bair, M.J., Impact of pain on depression treatment response in primary care, Psychosom. Med., 66, 17, 2004

11 Bamberg, E./Busch, C./Ducki, A., Stress- und Ressourcenmanagement, Huber, 2003

12 Bandelow, B., Panik und Agoraphobie. Diagnose, Ursachen, Behandlung, Springer (Wien), 2001

13 Bandura, B., Self-efficacy: Toward a unifying theory of behavioral change, Psychol. Review, 84, 191, 1977

14 Barrios-Choplin, B. et al., An inner quality approach to reducing stress and improving physical and emotional well-being at work, Stress Medicine, 13, 193, 1997

15 Barth, J. et al., Depression as a risk factor for mortality in patients with coronary heart disease: a meta-analysis, Psychosom. Med., 66, 802, 2004

16 Bech, S., Adjuvante Akupunktur bei Depression, Inauguraldissertation, Mainz, 2003

17 Benkert, O., Psychopharmaka, C.H. Beck, 2001

18 Benkert, O./Hippius, H., Kompendium der Psychiatrischen Pharmakotherapie, 5. Auflage, Springer, 2005

19 Benkert, O./Kepplinger, H.M./Sobota, K., Psychopharmaka im Widerstreit, Springer, 1995

20 Benkert, O./Lenzen-Schulte, M., Zwangskrankheiten, C.H. Beck, 2004

21 Berger, M., Psychiatrie und Psychotherapie, Urban&Schwarzenberg, 2. Auflage, 2004

22 Binder, E.B., Polymorphisms in FKBP5 are associated with increased recurrence of depressive episodes and rapid response to antidepressant treatment, Nature genetics, 2005, im Druck

23 Blumenthal, J.A., et al., Effects of exercise and stress management training on markers of cardiovascular risk in patients with ischemic heart disease, JAMA, 293, 1549, 2005

24 Bondy, B. et al., Combined action of the ACE D- and the G-protein beta-3-T-allele in major depression: a possible link to cardiovascular disease? Mol. Psychiatry, 7, 1120, 2002

25 Boston, P.F. et al., Cholesterol and mental disorder, Brit. J. Psychiatry, 169, 682, 1996

26 Bosworth, H.B. et al., The association of psychosocial factors and depression with hypertension among older adults, Int. J. Geriatr. Psychiatry, 18, 1142, 2003

27 Boyer, P., Do anxiety and depression have a common pathophysiological mechanism? Acta Psychiatrica Scandinavica, 102, 24, 2000

28 Brickman, P., et al., Lottery winners and accident victims: is happiness relative? J. Personality and Soc. Psychol, 36, 917, 1978

29 Brinkmann, R.D., Mobbing, Bullying, Bossing, Treibjagd am Arbeitsplatz, Sauer, 1995

30 Burton, R., Die Anatomie der Schwermut, Über die Allgegenwart der Melancholie, ihre Ursachen und Symptome sowie die Kunst, es mit ihr auszuhalten, Eichhorn, 2003

31 Calle, E.E. et al., Overweight, obesity, and mortality from cancer in a prospectively studied cohort of U.S. adults, New Eng. J. Medicine, 348, 1625, 2003

32 Carnegie, D., Sorge dich nicht, lebe!, Scherz, 1986

33 Carney, R.M., Depression is a risk factor for cardiac mortality and morbidity. A review of potential mechanisms, J. Psychosom. Research, 53, 897, 2002

34 Carney, R.M. et al., Change in heart rate and heart rate variability during treatment for depression in patients with coronary heart disease, Psychosom. Med., 62, 639, 2000

35 Carney, R.M. et al., Editorial, Depression is a risk factor for mortality in coronary heart disease, Psychosom. Med., 66, 799, 2004

36 Carpenter, K.M. et al., Relationship between obesity and DSM–IV major depressive disorder, suicide ideation, and suicide attempts: results from a general population study, Am. J. Public Health, 90, 251, 2000

37 Carrasco, G.A. et al., Neuroendocrine pharmacology of stress, Eur. J. Pharmacol., 463, 235, 2003

38 Caspi, A. et al., Influence of life stress on depression: moderation by a polymorphism in the 5-HTT gene, Science, 301, 386, 2003 und Kendler, K. S. et al., The interaction of stressful life events and a serotonin transporter poly-

morphism in the prediction of episodes of major depression, Arch. Gen. Psych., 62, 529, 2005
39 Cizza, G. et al. Depression: a major, unrecognized risk factor for osteoporosis? Trends Endocrinol. Metab., 12, 198, 2001
40 Connerney, I. et al., Relation between depression after coronary artery bypass surgery and 12-month outcome: a prospective study, Lancet, 358, 1766, 2001
41 Cooper, C. L./Smith, M., Stressoren am Arbeitsplatz. Report Psychologie, 1989
42 Costa, P.T. et al., Revised NEO PI/FFI manual supplement, Psychol. Assessment Ressources, 1992
43 Cross-National Collaborative Group, The changing rate of major depression, JAMA, 268, 3096, 1992
44 Croyle, R.T. et al., Mood disorder and cancer: a national cancer institute perspective, Biol. Psychiatry, 54, 191, 2003
45 Csikszentmihalyi, M., Flow, Das Geheimnis des Glücks, Klett-Cotta, 1992
46 Czeh, B. et al., Stress-induced changes in cerebral metabolites, hippocampal volume and cell proliferation are prevented by antidepressant treatment with tianeptin, Proc. Nat. Acad. Science USA, 98, 796, 2001
47 Danner, D.D. et al., Positive emotions in early life and longevity: findings from the Nun Study, J. Personality and Soc. Psychol., 80, 804, 2001
48 Davidson, J.R. et al., Posttraumatic stress disorder: acquisition, recognition, course, and treatment. J. Neuropsychiatry Clin. Neuroscience, 16, 135, 2004
49 DeRubeis, R.J. et al., Cognitive therapy vs medications in the treatment of moderate to severe depression, Arch. Gen. Psychiatry, 62, 409, 2005
50 Deuschle, M. et al., Erhöhtes kardiovaskuläres Risiko bei depressiven Patienten, Dt. Ärzteblatt, 99, 3332, 2002
51 Diagnostisches und Statistisches Manual Psychischer Störungen, DSM IV, Hogrefe, 1996
52 Diener, 2002, aus Auhagen 2004
53 Dörner, K., Das Gesundheitsdilemma, Ullstein 2002
54 Eaker, E.D. et al., Anger and hostility predict the development of atrial firillation in man in the Framingham Offspring Study, Circulation, 109, 1267, 2004
55 Eaton, W.W. et al., Depression and risk for onset of type II diabetes. A prospective population-based study, Diabetes Care, 19, 1097, 1996
56 Eaton, W.W., Natural history of DIS/DSM major depression: the Baltimore ECA follow-up, Arch. Gen. Psych., 5, 993, 1997
57 Ehrenberg, A., Das erschöpfte Selbst, Depression und Gesellschaft in der Gegenwart, Campus 2004
58 Epel, E.S. et al., Accelerated teomere shortening in response to life stress, PNAS, www.pnas.org/0407162101
59 Essex, M.J. et al., Maternal stress beginning in infancy may sensitize chil-

dren to later stress exposure: Effects on cortisol and behavior, Biol. Psychiatry, 52, 776, 2002

60 Everson-Rose S.A. et al., Depressive symptoms and mortality risk in a national sample: confounding effects of healthy status, Psychosom. Med., 66, 823, 2004

61 Farabough, A.H. et al., The potential relationship between levels of perceived stress and subtypes of major depressive disorder (MDD), Acta Psych. Scand., 465, 110, 2004

62 Ferketich, A.K. et al., Depression as an antecedent to heart disease among women and men in the NHANES I study, Arch. Intern. Med., 160, 1261, 2000

63 Ford, D.E. et al., Depression is a risk factor for coronary artery disease in men. The precursors study, Arch. Intern. Med., 558, 1422, 1998

64 Frank, M.G. et al., Clinical response augments NK cell activity independent of treatment modality: a randomized double-blind placebo controlled antidepressant trial, Psychol. Med., 34, 491, 2004

65 Frankfurter Allgemeine Zeitung, 16.4.2005

66 Frankl, V.E., Logotherapie und Existenzanalyse, Quintessenz, 1994

67 Frasure-Smith, N. et al., Depression and 18-month prognosis after myocardial infarction, Circulation, 91, 999, 1995

68 Frasure-Smith, N. et al., Major depression is associated with lower omega-3 fatty acid levels in patients with recent acute coronary syndromes, Biol. Psychiatry, 55, 891, 2004

69 Friedman, M./Roseman, R.H., Type A behavior and your heart, Knopf, 1974

70 Frodl, T. et al., Hippocampal changes in patients with first episode of major depression, Am. J. Psychiatry, 159, 1112, 2002

71 Frommberger, U. et al., Panikstörung und Schwindel. Zur psychopathologischen Differenzierung zwischen neurologischer und psychiatrischer Erkrankung, Nervenarzt, 64, 377, 1993

72 Fuchs, E. et al., Social stress in tree shrews: effects on physiology, brain function, and behavior of subordinates, Pharmacol. Biochem. Behav., 73, 247, 2002

73 Fuchs, E. et al., Alterations of neuroplasticity in depression: the hippocampus and beyond, Eur. Neuropsychopharm., 14, 482, 2004

74 Furmark, T. et al., Common changes in cerebral blood flow in patients with social phobia treated with Citalopram or cognitive-behavioral therapy, Arch. Gen. Psychiatry, 59, 423, 2002

75 Gallacher, J.E.J. et al., Is Typ A behavior really a trigger for coronary heart disease events? Psychosom. Med., 65, 339, 2003

76 Glassman, A.H. et al., Smoking, smoking cessation, and major depression, J. Am. Med. Assoc., 264, 1546, 1990

77 Glassman, A.H. et al., Depression and the course of coronary artery disease, Am. J. Psychiatry, 155, 4, 1998

78 Grawe, K., Neuropsychotherapie, Hogrefe, 2004

79 Hakkarainen, R. et al., Is low dietaty intake of omega-3 fatty acids associated with depression? Am. J. Psychiatry, 161, 567, 2004

80 Hall, M. et al., Acute stress affects heart rate variability during sleep, Psychosom. Med., 66, 56, 2004

81 Härter, M.C., Associations between anxiety disorders and physical illness, Eur. Arch. Psych. Clin. Neuroscience, 253, 313, 2003

82 Hautzinger, Kognitive Verhaltenstherapie bei Depressionen, 6. Aufl., Beltz 2004

83 Heim, C. et al., The role of childhood trauma in the neurobiology of mood and anxiety disorders: preclinical and clinical studies, Biol. Psychiatry, 49, 1023, 2001

84 Hettema, J.M. et al., The effects of anxiety, substance use and conduct disorder on risk of major depressive disorder, 33, 1423, 2003

85 Heufelder, A.E., Hormonstoffwechsel des Mannes – Präventive und therapeutische Konzepte, in Jacobi, G. et al. (Hg.), Kursbuch Anti-Aging, Thieme, 2004

86 Hodel, L. et al., Psyche und Immunologie, Schweiz. Med. Wochenschrift, 123, 2323, 2004

87 Hofmann, E., Progressive Muskelentspannung. Ein Therapieprogramm, Hogrefe, 2003

88 Hollon, S.D. et al., Prevention of relapse following cognitive therapy vs medications in moderate to severe depression, Arch. Gen. Psychiatry, 62, 417, 2005

89 Holmes, T.H./Rahe, R.H., The social readjustment rating scale, J. Psychosom. Research, 11, 213, 1967

90 Holsboer, F. et al., Corticotropin-releasing-factor induced pituitary-adrenal response in depression, Lancet, I, 55, 1984

91 Holsboer, F., High-quality antidepressant discovery by understanding stress hormone physiology, Ann. NY Acad. Sci., 1007, 394, 2003

92 Hope and Hope-Too-trials investigators, Effects of long-term Vitamin E supplementations on cardiovascular events and cancer, JAMA, 293, 1338, 2005

93 Houdenhove, v. B. et al., Fibromyalgia: A stress disorder? Piecing the biopsychosocial puzzle together, Psychoth. and Psychosomat., 73, 267, 2004

94 Hughes, J.W. et al., Depressed mood is related to high-frequency heart rate variability during stress, Psychosom. Med., 62, 796, 2000

95 Hughes, J.W., Depression and anxiety symptoms are related to increased 24-hour urinary norepinephrine excretion among healthy middle-aged women, J. Psychosom. Research, 57, 353, 2004

96 Internationale Klassifikation psychischer Störungen, ICD-10, Kapitel V, Huber, 2002

97 Jahnke, W. et al., Der Stressverarbeitungsfragebogen nach W. Janke, G. Erdmann und W. Boucsein, Hogrefe, 1985

98 Jeschke, D., et al., Altern und körperliche Aktivität, Dt. Ärzteblatt, 12, 789, 2004

99 Joynt, K.E. et al., Depression and cardiovascular disease: mechanisms of interaction, Biol. Psychiatry, 54, 248, 2003

100 Kaluza, G., Stressbewältigung, Trainingsmanual zur psychologischen Gesundheitsförderung, Springer, 2004

101 Kanner, A.D. et al., Comparison of two modes of stress measurement: daily hassles and uplifts versus major life events. Journal of Behavioral Medicine, 4, 1, 1981

102 Karasek, R.A./Theorell, T., Healthy work: Stress, productivity and the restriction of working life, Basic Books, 1990

103 Kawakami, N. et al., Depressive symptoms and occurrence of type 2 diabetes among Japanese men, Diabetes Car, 22, 1071, 1999

104 Kendler, K.S. et al., Stressful life events, genetic liability, and onset of an episode of major depression in women, Am. J. Psych., 152, 833, 1995

105 Kendler, K.S. et al., The interrelationship of neuroticism, sex, and stressful life events in the prediction of episodes of major depression, Am. J. Psychiatry, 161, 631, 2004

106 Kennedy, S.H. et al., Changes in regional brain glucose metabolism measured with positron emission tomography after paroxetine treatment of major depression, Am. J. Psych., 158, 899, 2001

107 Keßler, R.C., The effects of stressful life events on depression, Annu. Rev. Psychol., 48, 191, 1997

108 Kiecolt-Glaser, J.K. et al., Marriage and health: His and hers, Psychol. Bulletin, 127, 472, 2001

109 Kivimaki, M. et al., Workplace bullying and the risk of cardiovascular disease and depression, Occup. Environ. Med., 60, 779, 2003

110 Klein, S., Die Glücksformel, Rowohlt, 2002

111 Kobasa, S.C. et al., Hardiness and health: a prospective study, J. Personality and Soc. Psychol., 42, 168, 1982

112 Kop, W.J. et al., Inflammation and coagulation factors in persons >65 years of age with symptoms of depression but without evidence of mycardial ischemia, 89, 419, 2002

113 Kop, W.J. et al., Risk factors for myocardial infarction during vacation travel, Psychosom. Med., 65, 396, 2003

114 Kopf, D. et al., Lipid metabolism and insulin resistance in depressed patients: significance of weight, hypercortisolism, and antidepressant treatment, J. Clin. Psychopharmacol., 24, 527, 2004

115 Kraepelin, E., Das manisch-depressive Irresein, Kap. XI aus Psychiatrie. Ein Lehrbuch für Studierende und Ärzte, 8. Auflage, Barth, 1913

116 Kubzansky, L.D. et al., Is the glass half empty or half full? A prospective study of optimism and coronary heart disease in the normative aging study, Psychosom. Med., 63, 910, 2001

117 Kühn, K.U. et al., Chronicity and psychosocial disability in depressed patients in primary care, 1-year follow-up, Nervenarzt, 73, 644, 2002

118 Kuper, H. et al., Job strain, job demands, decision latitude, and risk of co-

ronary heart disease within the Whitehall II study, Epidemiol. Comm. Health, 57, 147, 2003
119 Küstenmacher, T., Simplify your life, Campus 2002
120 Lampinen, P. et al., Changes in intensity of physical exercise as predictor of depressive symptoms among older adults: an eight-year follow-up, Prev. Med., 30, 371, 2000
121 Langen, D., Autogenes Training, GU, 2003
122 Lariviere, W.R. et al., The role of corticotropin-releasing factor in pain and analgesia, Pain, 81, 1, 2000
123 Larson, S.L. et al., Depressive disorder as a long-term antecedent risk factor for incident back pain: a 13-year follow-up study from the Baltimore epidemiological Catchment area sample, Psychol. Med., 34, 211, 2004
124 Laux, L. et al., Bewältigung von Emotionen, in: Scherer, K.R. (Hg.), Psychologie der Emotion, 560, Hogrefe 1990
125 Lawlor, D.A. et al., The effectiveness of exercise as an intervention in the management of depression: systematic review of a meta-regression analysis of randomised controlled trials, Brit. Med. Journal, 322, 763, 2001
126 Lazarus, R.S., Stress and emotion, Springer, 1999
127 Lazarus, R.S./Folkman, S., Stress, appraisal and coping, Springer, 1984
128 Leinemann, J., Höhenrausch. Die wirklichkeitsleere Welt der Politiker, Blessing 2004
129 Lepine, J.P. et al., Depression in the community: the first pan-European study DEPRES (Depression Research in European Society), Int. Clin. Psychopharmacol. 12, 19, 1997
130 Litzke, S.M./Schuh, H., Stress, Mobbing und Burn-out am Arbeitsplatz, Springer 2005
131 Löllgen, H., Primärprävention kardialer Erkrankungen, Stellenwert der körperlichen Aktivität, Dt. Ärzteblatt, 15, 987, 2003
132 Macan 1994, aus Bamberg/Busch/Ducki 2003
133 Maier, W. et al., The impact of the endogenous subtype on the family aggregation of unipolar depression, Eur. Arch. Psychiatry Clin. Neuroscience, 240, 355, 1991
134 McCraty, R., The effects of emotions on short-term power, J. Cardiology, 76, 1089, 1995
135 McCraty, R. et al., Analysis of twenty-four hour heart rate variability in patients with panic disorders, Biol. Psychol., 56, 131, 2001
136 McEwen, B.S., Mood disorders and allostatic load, Biol. Psychiatry, 54, 200, 2003
137 Melle, van J.P. et al., Prognostic association of depression following myocardial infarction with mortality and cardiovascular events: A meta-analysis, Psychosom. Med., 66, 814, 2004
138 Mensink, G.B.M. et al., Die Ernährung in Deutschland 1998, Gesundheitswesen, 61, Sonderheft 2, 200, 1999
139 Merikangas, K.R. et al., Comorbidity and boundaries of affective disorders

with anxiety disorders and substance misuse: results of an international task force, Brit. J. Psychiatry, 168, 53, 1996

140 Meston, C.M., et al., The neurobiology of sexual function, Arch. Gen. Psychiatry, 57, 1012, 2000

141 Meyer, C.M. et al., Incident hypertension associated with depression in the Baltimore Epidemiologic Catchment area follow-up study, J. Aff. Disorder, 83, 127, 2004

142 Miller, G.E., How does stress get inside the body to influence depression? Cognitive and affective neuroscience of psychopathology, in: Barch, D.M./Miller, G.E. (eds.), Oxford University Press, im Druck

143 Mohr, G., Arbeit und Gesundheit, in: Schwarzer, R. (Hrsg.), Gesundheitspsychologie, Hogrefe, 1990

144 Monroe, S.M. et al., Life stress and the symptoms of major depression, J. Nerv. Ment. Dis. 189, 168, 2001

145 Mukamal, K.J. et al., Prospective study of alcohol consumption and risk of dementia in older adults, JAMA, 289, 1405, 2003

146 Musselman, D.L., The relationship of depression to cardiovascular disease, Arch. Gen. Psychiatry, 55, 580, 1998

147 Nahshoni, E. et al., Heart rate variability in patients with major depression, Psychosomatics, 45, 129, 2004

148 Nawacki, I. et al., Symptoms of anxiety and risk of coronary heart disease. The normative aging study, Circulation, 90, 2225, 1994

149 Nuber, U., Die Kunst «richtig» zu scheitern, Psychologie heute, 1, 20, 2004

150 Olschewski 1995, aus Litzke/Schuh 2005

151 Overmier, J.B. et al., Effects of inescapable shock upon subsequent escape and avoidance responding, J. Comp. Physiol. Psychol., 63, 28, 1967

152 Pasic, J. et al., Cytokines in depression and heart failure, Psychosom. Med., 65, 181, 2003

153 Paterniti, S. et al., Psychosocial factors at work, personality traits and depressive symptoms. Longitudinal results from the Gazel study, Brit. J. Psychiatry, 181, 111, 2002

154 Paykel E.S., Stress and affective disorders in humans, Semin. Clin. Neuropsychiatry, 6, 4, 2001

155 Peeters, F. et al., Levels and variability of daily life cortisol secretion in major depression, Psychiatry Res., 126, 1, 2004

156 Pfaus, J.G. et al., What can animal models tell us about human sexual response? Annu. Rev. Sex Res., 14, 1, 2003

157 Pinder, R.M., et al., Alcohol, wine and mental health: focus on dementia and stroke, J. Psychopharmacol., 18, 449, 2004

158 Retana-Marquez, S. et al., Changes in masculine sexual behavior, corticosterone and testosterone in response to acute and chronic stress in male rats, Hormones and Behavior, 44, 327, 2003

159 Rinne, T. et al., Hyperresponsiveness of hypothalamic-pituitary-adrenal axis to combined dexamethasone/corticotropin-releasing hormone chal-

lenge in female borderline personality disorder subjects with a history of sustained childhood abuse, Biol. Psychiatry, 52, 1102, 2002

160 Rocheleau, C.A. et al., Moderators of the relationship between exercise and mood changes: gender, exertion level, and workout duration, Psychology and Health, 19, 491, 2004

161 Rogers, C.R., A way of being, Houghton Mifflin, 1980

162 Röggla, K., wir schlafen nicht, S. Fischer, 2004

163 Röhrle, B., Soziale Netzwerke und soziale Unterstützung, Psychologie Verlags Union, 1994

164 Rosengren, A. et al., Association of psychosocial risk factors of acute myocardial infarction in 11119 cases and 13648 controls from 52 countries (the INTERHEART study): case-control study. Lancet, 364, 953, 2004

165 Rosenstiel, L., Grundlagen der Organisationspsychologie, Poeschel, 1987

166 Rozanski, A. et al., Impact of psychological factors on the pathogenesis of cardiovascular disease and implications for therapy, Circulation, 99, 2217, 1999

167 Rudisch, B. et al., Epidemiology of comorbid coronary artery disease and depression, Biol. Psychiatry, 54, 227, 2003

168 Rugulies, R., Depression as a predictor for coronary heart disease. A review and meta-analysis, Am. J. Prev. Med., 23, 51, 2002

169 Rumsfeld, J.S et al., Depression and cardiovascular disease. A call for recognition, Circulation, 111, 250, 2005

170 Rusting, C.L. et al., Regulating responses to anger: effects of rumination and distraction on angry mood, J. of Personality and Soc. Psychol., 74, 790, 1998

171 Rutledge, T., A quantitative review of prospective evidence linking psychological factors with hypertension development, Psychosom. Med., 64, 758, 2002

172 Sachar, B.J. et al., Cortisol production in depressive illness, Arch. Gen. Psychiatry, 23, 289, 1970

173 Sachdev, P., Relationships of homocysteine, folic acid and vitamin B 12 with depression in a middle-aged community sample, Psychol. Med., 35, 529, 2005

174 Sala et al., Stress and hippocampal abnormalities in psychiatric disorders, Eur. Neuropsychopharm., 14, 393, 2004

175 Salovey, P. et al., Emotional Intelligence, Imagination, Cognition and Personality, 9, 185, 1990

176 Sapolsky, R.N., Glucocorticoids and hippocampal atrophy in neuropsychiatric disorders, Arch. Gen. Psych., 57, 925, 2000

177 Sauro, M.D. et al., Stress, glucocorticoids, and memory: a meta-analytic review, Stress, 6, 235, 2003

178 Schlienger, R.G. et al., Effect of selective serotonin reuptake inhibitors on platelet activation: can they prevent acute myocardial infarction?, Am. J. Cardiovasc. Drugs, 3, 149, 2003

179 Schmidt, P.J. et al., Dehydroepiandrosterone monotherapy in midlife-onset major and minor depression, Arch. Gen. Psychiatry, 62, 154, 2005
180 Schuler, H., Emotionale Intelligenz – ein irreführender und unnötiger Begriff, Zeitschr. für Personalpsychologie, 1, 138, 2002
181 Schulz, R. et al., Depression as a risk factor for non-suicide mortality in the elderly, Biol. Psychiatry, 52, 205, 2002
182 Schwarzer, R. et al., Sozialer Rückhalt und Gesundheit. Eine Metaanalyse, Hogrefe, 1989
183 Schweiger, U. et al., Low lumbar mineral density in patients with major depression, Am. J. Psychiatry, 151, 1691, 1994
184 Schweiger, U. et al., Testosterone, gonadotropin, and cortisol secretion in male patients with major depression, Psychosom. Medicine, 61, 692, 1999
185 Seiwert 1988, aus: Litzke/Schuh 2005
186 Seligmann, M.E.P. et al., Positive Psychology. An introduction, Am. Psychologist, 55, 5, 2000
187 Selye, H., A syndrome produced by diverse nocuos agents, Nature, 1936
188 Selye, H., Geschichte und Grundzüge des Streßkonzepts, in: Nitsch, J. R. (Hg.), Streß, Theorien, Untersuchungen, Maßnahmen, Huber, 1981
189 Sennet, R., Der flexible Mensch, Die Kultur des neuen Kapitalismus, Berlin Verlag 1998
190 Servin-Schreiber, D., Die neue Medizin der Emotionen, Kunstmann, 2004
191 Shalev, A.Y. et al., Longitudinal development of traumatic stress disorder, in: Yehuda, R. (ed.), Psychological trauma, American Psychiatric Press, vol. 17, 1998
192 Shapiro, F., EMDR 12 years after its introduction: Past and future research, J. Clin. Psychol., 58, 1, 2002
193 Siegrist, J., Soziale Krisen und Gesundheit, Hogrefe, 1996
194 Sommer, F. et al., Einfluß von körperlicher Bewegung auf das Altern und umgekehrt, in: Jacobi, G., et al. (Hg.), Kursbuch Anti-Aging, Thieme, 2004
195 Sotile, W.M./Sotile, M.O., Beat stress together, Wiley, 1998
196 Stahl, S. et al., Understanding pain in depression, Human Psychopharmacology Clin. Exp., 19, 9, 2004
197 Stunkard, A.J. et al., Depression and obesity, Biol. Psych., 54, 330, 2003
198 Szegedi, A. et al., Early improvement under mirtazapine and paroxetine predicts later stable response and remission with high sensitivity in patients with major depression, J. Clin. Psychiatry 64, 413, 2003
199 Takeshita, J. et al., Are depressive symptoms a risk factor for mortality in elderly Japanese American men? The Honolulu-Asia aging study, Am. J. Psychiatry, 159, 1127, 2002
200 Theorell T., Stress at work and risk of myocardial infarction, Postgraduate Medical Journal, 62, 791, 1986
201 Timonen, M. et al., Fish consumption and depression: the Northern Finland 1966 birth cohort study, J. Affective Disorders, 82, 447, 2004
202 Tolmunen, T. et al., Dietaty folate and the risk of depression in

Finnish middle-aged men, Psychotherapy and Psychosomatics, 73,334, 2004

203 Tsigos, C. et al., Hypothalamic-pituitary-adrenal axis, neuroendocrine factors and stress, J. Psychosom. Research, 53, 865, 2002

204 Turner, R.J. et al., Stress burden and the lifetime incidence of psychiatric disorders in young adults, 61, 481, 2004

205 Tylee, A. et al., Depress II: a patient survey of the symptoms, diability and current management of depression in the community, Int. Clin. Psychopharm., 14, 139, 1999

206 Udris, I./Frese, M., Belastung, Fehlbeanspruchung und ihre Folgen, in: Frey, D. et al. (Hg.), Angewandte Psychologie: Ergebnisse und neue Perspektiven, Urban & Schwarzenberg, 1988

207 Uvnäs-Moberg, K., Antistress pattern induced by oxytocin, News Physiol. Sci., 13, 22, 1998

208 Vaillant, G.E., Aging will: Surprising guideposts to a happier life from the landmark Harvard Study of adult development, Little Brown, 2002

209 Vaitl, D./Petermann, F. und Petermann, F./Vaitl, D., Handbuch der Entspannungsverfahren. Band 1 und 2, Beltz, 2000

210 Vester, F., Phänomen Streß, dtv, 2003

211 Wagner-Link 1995, aus: Litzke/Schuh 2005

212 Weber, A. et al., Frühinvalidität im Lehrerberuf: Sozial- und arbeitsmedizinische Aspekte, Dt. Ärztebl., 101, 850, 2004

213 Weber-Hamann, B. et al., Hypercortisolemic depression is associated with increased intraabdominal fat, Psychosom. Med., 64, 274, 2002

214 Weber-Hamann, B., Activity of the hypothalamus-pituitary-adrenal system and glucose tolerance in depressed patients, Neuroendocrinology, im Druck

215 Weiß, J. et al., Die Bedeutung von Ressourcen und Stressoren für die physische und psychische Gesundheit, Zeitschr. für Gesundheitspsychologie, 3, 165, 1995

216 Weiß, J., Stressbewältigung und Gesundheit, Huber, 1999

217 Weissmann, M.M. et al., Cross-national epidemiology of major depression an bipolar disorder, 276, 293, 1998

218 Wilson, R.S., et al., Proneness to psychological distress is associated with risk of Alzheimer's disease, Neurology, 61, 1479, 2003

219 Wirth, A., Lebensstiländerung zur Prävention und Therapie von arteriosklerotischen Krankheiten, Dt. Ärzteblatt, 24, 1745, 2004

220 Wittchen, H.U., Epidemiologie affektiver Erkrankungen, in: Helmchen, H. et al. (Hg.), Psychiatrie der Gegenwart 5, 4. Auflage, 357, 2000

221 Wulsin, L.R. et al., Do depressive symptoms increase the risk for the onset of coronary disease? A systematic quantitative review, Psychosom. Med., 65, 201, 2003

222 Yusuf, S. et al., Effect of potentially modifiable risk factors associated with myocardial infarction in 52 countries (the INTERHEART study): case-control study, Lancet, 364, 937, 2004

Register

240 **Anhang**